Thomas M. H. Bergner

Wie geht's uns denn?

Thomas M. H. Bergner

Wie geht's uns denn?

Ärztliche Kommunikation optimieren

Mit 37 Übungen und STEPS,
11 Tabellen und 8 Abbildungen

Schattauer Stuttgart New York

Dr. med. Thomas M. H. Bergner
Hackerstraße 8 b
82067 Ebenhausen
E-Mail: info@bergner.cc
www.bergner.cc

Bibliografische Information der Deutschen Nationalbibliothek
Die Deutsche Nationalbibliothek verzeichnet diese Publikation in der Deutschen Nationalbibliografie; detaillierte bibliografische Daten sind im Internet über http://dnb.d-nb.de abrufbar.

E-Mail: info@schattauer.de
Internet: http://www.schattauer.de
Printed in Germany

Lektorat: Marion Lemnitz, Berlin
Umschlagabbildung: Handshake with Doctor © Flashon Studio – Fotolia
Satz: Stahringer Satz GmbH, 35305 Grünberg
Druck und Einband: AZ Druck und Datentechnik GmbH, 87437 Kempten/Allgäu

ISBN 978-3-7945-2717-5

Vorwort

Wie geht's uns denn? – Noch immer sind solche Floskeln, diese Destruktion jeder fachgerechten und würdigen Kommunikation, bei Ärzten nicht ausgerottet.

Erstens *geht* es niemandem, zweitens *denn* erst recht nicht und drittens ist der Pluralis Majestatis *(uns)* als Ausdruck der Macht dem Pabst vorbehalten.

Eine solche Kommunikation wird zu Unklarheiten führen, dazu, dass Arzt und Patient aneinander vorbeireden; zumindest wird sie zu unnötigen Zeitverlusten beitragen. Der Vorteil solcher Floskeln für den Patienten ist, sagen zu können, was er mag – aber das steht den ärztlichen Zielen der Diagnoseklarheit und Compliance diametral gegenüber.

Die meisten Ärzte sprechen viel, entweder führen sie ärztliche Gespräche oder Gespräche als Arzt. Letztere sind Gespräche in der Rolle jenseits des originären Arztseins wie Gespräche als Chef (Entlassung oder Einstellung von Mitarbeitern, Jahresgespräche), als Kollege (konsiliarische Gespräche), als Anbieter (IGeL) oder als Kunde (Gespräche mit Vertriebspersonen).

Um solche Gespräche geht es in diesem Buch nicht, sondern um das Sprechen mit einem Patienten. Es geht darum, wie Sie Ihre ärztlichen Gespräche effektiver gestalten und ziel- und lösungsorientiert führen können.

Gespräche sind für fast alle Ärzte der Kernpunkt ihrer Tätigkeit mit Patienten, das Sprechen ist die alle ärztlichen Tätigkeiten verbindende Gemeinsamkeit. Sprache hat Bildekräfte. Das bedeutet, mit ihr kann ein Arzt Gesundheit oder Wohlbefinden bilden; leider ebenso Krankheit und Unwohlsein.

Sie werden viele Anregungen finden, wie Sie mit kranken oder genesenden Menschen oder deren Angehörigen sprechen können, damit Sie sich sicher und der Patient sich gut aufgehoben fühlen. Das meint die Optimierung der ärztlichen Kommunikation.

Als ich Anfang der 1980er Jahre an der Universität Erlangen mein Medizinstudium begann, hatte ich viel Glück, einen meiner besten akademischen Lehrer gleich ab dem ersten Semester erleben zu dürfen. Es war Professor Rohen. Zu diesem Zeitpunkt ließ er viele Präparate für seinen ersten fotografischen Anatomieatlas anfertigen. Dabei achtete er penibel darauf, dass die Präparate so weit wie möglich den Zeichnungen aus den vorhandenen Lehrbüchern entsprachen. Präparate mit größeren Abweichungen wurden entweder für das Buch nicht verwendet oder auf die Abweichung wurde explizit hingewiesen.

Das habe ich mir eingeprägt und lag meiner Entscheidung zugrunde, keine tatsächlich stattgefundenen Gespräche als Beispiele ins Buch aufzunehmen. Sie bekommen hier also Vorschläge für mögliche Gesprächsführungen oder einzelne Sätze, die in ihrer Diktion eine gewisse Standardisierung aufweisen. Das hat den Nutzen, das Prinzipielle zu verdeutlichen und auf diese Weise mit so wenig Subjektivem wie möglich zu verblenden. Diese Vorschläge als sprachliche Gerüste können Sie selbst mit Ihrem Leben, Ihrer Diktion, Ihrer Individualität füllen.

Das Buch ausschöpfen

Zur Vereinfachung des Lesens verwende ich die männliche Form, meine jedoch zugleich auch alle weiblichen Wesen damit.

Immer wenn ein Satz *kursiv* und eingerückt gedruckt ist, handelt es sich um das Beispiel der Aussage eines Arztes. Sie ist nicht in Anführungszeichen gesetzt und der Arzt wird als Sprechender nicht explizit angegeben. Wenn in einem Kontext mehrere Sätze vorschlagen werden, bedeuten sie eine Auswahl von Möglichkeiten.

Aussagen von ärztlichen Gesprächspartnern, in der Regel also von Patienten, sind in »Anführungszeichen« gesetzt.

Übungen

Sie finden insgesamt 22 Übungen in diesem Buch, denn die Wirkung praktischer Übungen gerade im Bereich der Kommunikation ist hoch. Nutzen Sie die Chancen, welche Ihnen die Übungen ermöglichen. Viele davon können Sie sofort bei Ihren nächsten ärztlichen Gesprächen einsetzen – ohne dass es Ihre Patienten merken.

Sie werden im Buch sehr viele Beispielsätze lesen. Verstehen Sie diese bitte als Vorschläge, wie Sie etwas in Ihren Gesprächen einsetzen können. Sie können so auch mit den Beispielsätzen Ihre persönlichen Übungen kreieren.

STEPS

Die Abfolge von Gesprächsschritten folgt einer inneren Logik: Für wichtige Gesprächsabläufe finden Sie in diesem Buch Ablaufschemata, STEPS benannt. Wenn Sie die damit vermittelten Techniken nutzen wollen, macht es durchaus Sinn, sich anfangs eng an die Schritte zu halten. Je routinierter Ihre Gespräche ablaufen, umso eher können Sie Ihre individuellen Varianten einsetzen. Im konkreten Kontext weniger sinnvolle STEPS können Sie überspringen.

Eine wichtige Kommunikationsregel gerade im ärztlichen Bereich konnten wir früher in den Telefonhäuschen lesen. Da stand: *Fasse Dich kurz!* Das will ich zumindest im Vorwort beachten.

Ebenhausen, im Juni 2009 **Thomas M. H. Bergner**

Inhalt

Zuerst heile durch das Wort,
dann durch die Arznei
und zuletzt mit dem Messer.
Asklepios

Das Wort verwundet leichter, als es heilt.
Johann Wolfgang von Goethe

1 Grundlagen der Kommunikation

Worte sind die wichtigsten Vermittler für den Einfluss, den ein Mensch auf den anderen ausüben will. Worte sind gute Mittel, um seelische Veränderungen bei dem hervorzurufen, an den sie gerichtet werden, und darum klingt es nicht länger rätselhaft, wenn behauptet wird, dass der Zauber der Worte Krankheitserscheinungen beseitigen kann. (Sigmund Freud, 1890)

1.1 Ärztliche Kommunikation

Ein Arzt führt im Laufe seines Berufslebens etwa 200 000 Gespräche mit seinen Patienten. Da es sich nicht um formale, klar vorgegebene Inhalte handelt wie: »Wie viel Wurstaufschnitt möchten Sie?«, sondern um besonders individuelle Abläufe, ist optimierte Gesprächsführung wichtig. Je besser der Arzt auf den Patienten eingeht und sich in sein Gegenüber versetzt, umso größer ist auch der Therapieerfolg, denn die Genauigkeit der Diagnose nimmt zu und Patienten zeigen eine höhere Compliance.

Die Auswirkungen insuffizienter Kommunikation reichen weit: Wenn Ärzte angeklagt werden, beklagen sich deren Patienten mindestens so sehr über deren schlechte Kommunikation wie über die unzureichende Behandlung [32].

Der Unterschied von Informations- und Kommunikationsbedürfnissen des Patienten und der tatsächlich erfahrenen kommunikativen Zuwendung vonseiten der Ärzte ist sowohl der am häufigsten geäußerte als auch ein empirisch eindeutig belegter Kritikpunkt. Nur 5 % der Ärzte interessieren sich mittels Nachfrage dafür, was deren Patienten über ihre Erkrankung denken, nehmen also am Weltbild der Patienten teil [40]. Bei Arzt-Patienten-Kontakten von 20 Minuten Dauer wird kaum mehr als eine Minute für die Informationsvermittlung an den Patienten genutzt [59]. Ärzte überschätzen die dafür aufgewendete Zeit um das Neunfache. In zwei Drittel aller Gespräche unterschätzen Ärzte das Informationsbedürfnis ihrer Patienten.

Ineffektive ärztliche Kommunikation führt zu schlechterer Compliance [51]. Wenn grundlegende Botschaften nicht adäquat vermittelt werden, ist die Therapietreue des Patienten ein Vabanquespiel, denn die Verbindung zwischen Arzt und Patient findet hauptsächlich über die Kommunikation statt. Effektive ärztliche Kommunikation sollte die folgenden wesentlichen Fähigkeiten [56] einschließen:

- zuhören
- sich einfühlen
- etwas durchsetzen
- souveränes Auftreten
- präsentieren
- Kritik austeilen und einstecken können
- Fehler zugeben
- nachgeben
- delegieren
- einfordern
- motivieren
- aufbauen
- unterstützen
- beraten
- Konflikte austragen und lösen können
- Kompromisse aushandeln

Die Systeme, in welchen Ärzte tätig sind, verlangen von ihm, innerhalb weniger Minuten fähig zu sein, ein stabiles Behandlungsbündnis aufzubauen. Dies kann ausschließlich mittels gelungener Kommunikation erreicht werden. Die grundsätzliche Herausforderung besteht darin, zunächst vollkommen Fremden – den Patienten – zu ermöglichen, genug Vertrauen aufzubauen, um sich dem Arzt ausreichend zu öffnen. Es sollte dabei beachtet werden, dass jede Erkrankung intim ist und damit intime Inhalte zum Gesprächsthema werden. Die Leistung eines Patienten ist daher regelhaft hoch. Aber auch die Herausforderungen an den Arzt sind hoch und werden immer höher, vorrangig weil der zunehmende Materialismus längst das Gesundheitswesen infiziert hat – die dadurch verkürzten Zeittakte verlangen nach zunehmend besseren kommunikativen und sozialen Kompetenzen beim Arzt.

Ärztliche Gespräche haben immer einen zentralen Bezugspunkt: Entweder geht es darum, Gesundheit, also Heilung zu erreichen, oder es ist das Bemühen, die bestehende Krankheit oder den Leidensweg erträglich zu gestalten.

> Krankheit ist niemals leicht.

Die Wahrheit dieses Satzes gilt unabhängig davon, ob Sie meinen, Krankheit sei eine Abweichung vom Normzustand der Gesundheit und insofern etwas, das korrigiert werden sollte, oder ob Sie Krankheit als etwas unabdingbar zum Menschsein

Gehörendes ansehen; damit definierten Sie Krankheit als einen notwendigen Prozess. Beide Weltsichten sind möglich und offenbaren den Sinn der Erkrankung, auf jeden Fall auch den Sinn der ärztlichen Tätigkeit und damit des ärztlichen Gesprächs.

Jede Krankheit hat ihr Gewicht, sie ist niemals banal oder sinnlos. Wer als Arzt eine Erkrankung seines Patienten als sinnlos betrachtet, entwertet sich selbst und auch seine Tätigkeit. Die Ernsthaftigkeit des Arztseins sollte im ärztlichen Gespräch seinen Niederschlag finden. **Ernsthaftigkeit** basiert auf **Eindeutigkeit**. Die verbale Sprache ermöglicht durchaus eindeutige Botschaften. Ein Problem bleibt dabei der Zweifel, weil auch eindeutige Botschaften nicht wahr sein müssen. Das ändert jedoch nichts an der Bedeutung der verbalen Sprache für Arzt und Patient.

Die **7-W-Formel** nach Lasswell [in 37] beschreibt, wie ein Gespräch grundsätzlich abläuft: Jemand (»wer«, der Sender) sagt was (Botschaft, Mitteilung) zu wem (Empfänger), womit (Sprache, Körpersprache), durch welches Medium (Technik, Ebene), mit welcher Absicht (Motivation, Intention) und mit welcher Wirkung (Entlastung, Belastung, Aufforderung).

In diesem Buch wird Kommunikation nicht nach solchen seit langem genutzten Kriterien beschrieben, sondern konzentriert aus der Sicht des Arztes und in Verbindung mit einem neuen Kommunikationsmodell. Auf die zweite Seite, die Sicht des Patienten, nur indirekt einzugehen, ist zwar eine Vereinfachung der Behandlung des Themas, aber dies soll eben kein Buch mit dem Inhalt »Wie spreche ich mit meinem Arzt« sein – obgleich es sinnvoll wäre, Patienten darin zu trainieren. Die Aufgabe eines suffizienten ärztlichen Gesprächs kann nicht nur auf den Schultern des Arztes ruhen. Aber der Arzt hat erheblich mehr Freiheit, den Gesprächsverlauf zu beeinflussen [33], damit größere Gestaltungsmöglichkeiten und eindeutig eine höhere Verantwortung.

Das Wenigste, was wir lebensnotwendig brauchen, bekommen wir einfach so wie die Luft zum Atmen. Gut, das Wasser kommt noch irgendwie aus der Leitung, aber schon bei der Beschaffung von Essen sind wir auf Kommunikation angewiesen.

> Zum Überleben ist nach Luft und Wasser die Kommunikation mit unseren Mitmenschen das Wichtigste.

Man kann nicht genug darüber lernen. Technische Fertigkeiten werden im Medizinstudium und der Weiterbildung von Ärzten qualitätsgemanagt vermittelt, strikt kontrolliert und in Prüfungen überprüft. Ärztliche Kommunikationsfähigkeiten werden jedoch nicht entsprechend gewürdigt [54]. Dabei ist das ärztliche Gespräch zusammen mit der körperlichen Untersuchung das wichtigste diagnostische Instrument, mit dem bis zu 90 % aller Diagnosen korrekt gestellt werden [39].

Es gibt kaum etwas so Subjektives wie Kommunikation; überprüfen Sie deshalb kritisch die Idee, einen Patienten objektiv über etwas informieren zu wollen. Es gibt nur ausnahmsweise wirklich objektive Äußerungen wie die Vermittlung technischer, vom Patienten vollkommen unabhängiger Inhalte, z. B.:

Die Temperatur in Honolulu beträgt aktuell 28 Grad.

Aber bereits die Vermittlung von Laborwerten oder anderen Befunden ist mit Erwartungen und Ängsten aufseiten des Patienten verbunden und damit niemals ohne Beziehungsaspekte:

Ihre Körpertemperatur beträgt 37,2 Grad.

Diese Aussage führt zu Erleichterung oder Ungewissheit, je nach Wissensstand des Patienten, obgleich die Äußerung objektiv sein mag.

Auch wenn Ärzte der festen Überzeugung sind, ihr Gespräch mit den Patienten verliefe gut, trifft dies oft nicht zu [7]. Die **Fehlwahrnehmungen** gerade in diesem Bereich sind ausgeprägt, beispielsweise beziehen Ärzte in der Regel ihre Patienten nicht in die medizinische Entscheidungsfindung ein [24].

Die meisten Menschen sind davon überzeugt, dass sie sozusagen mit der Geburt zu einem Kommunikationsprofi geworden sind [41] oder sich im Laufe ihres Lebens zu einem entwickeln. Fast jeder Arzt hält seine Kommunikationsfähigkeiten für zumindest ausreichend. Das kann so zutreffen, aber diesen Ärzten könnte ihre Inkompetenz unbewusst sein (Abb. 1-1). In diesem Fall fehlte ihnen jede Motivation, das zu ändern. Wenn es so wäre, käme es auch darauf an, sich die Inkompetenz bewusst zu machen, um daraus eine **bewusste Kompetenz** zu bilden. Durch fortlaufendes Training geht diese dann in eine **unbewusste Kompetenz** über. Es ist der übliche Lernweg: Start ist die unbewusste Inkompetenz, die bewusst wird, aufgrund der man mit Übungen und dem Studieren beginnen kann, und das bedeutet, zu handeln, sich anders als bisher zu verhalten. Wenn – und davon ist auszugehen – das veränderte Verhalten auf ein positives Echo beim anderen stößt, wird es positiv verstärkt und beibehalten. Irgendwann ist man sich dieses geänderten Verhaltens nicht mehr bewusst. Deshalb ist die höchste Ebene die unbewusste Kompetenz, sie steht für Automatismen. Diese sind für Kommunikation unabdingbar – wer will schon dauerhaft mit einer Checkliste wie den STEPS im Buch sprechen?

Weiterhin kann festgestellt werden [40]:

- Ärztliche Gespräche werden von Ärzten selbst als überaus wichtig bewertet, diese Bewertung findet jedoch keinen Niederschlag im tatsächlichen Verhalten. Es existieren also Widersprüche zwischen vorgegebener Patientenorientierung und ungenügender Kommunikationsfähigkeit.
- Ein arztzentrierter, direktiver Kommunikationsstil überwiegt. Wenn Ärzte Kommunikationstrainings besuchen, dann vorrangig mit dem Ziel, das Gespräch besser steuern zu können, also die Macht in der Hand zu behalten. Das aber ist Kommunikation im eigentlichen Sinn gerade nicht.
- Ärztinnen schätzen den Wert der Kommunikation höher ein als ihre männlichen Kollegen und versuchen intensiver, einen Einblick in die soziale Situation ihrer Patienten zu bekommen.

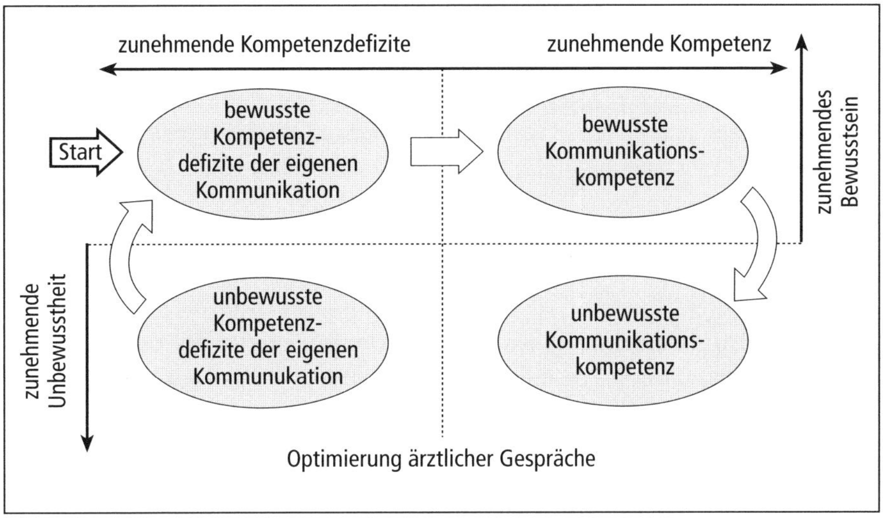

Abb. 1-1 Der Weg zur unbewussten Kommunikationskompetenz

- Laien nehmen Forschungsergebnisse über Therapien oder Arzneimittel ganz anders wahr als Ärzte. Ihre Entscheidung hängt nicht direkt von quantitativen Unterschieden wie beispielsweise einer relativen Risikosenkung ab [50]. Das bedeutet: Selbst reine Sachaussagen wissenschaftlicher Natur können regelhaft vom Arzt an den Laien nicht korrekt weitergegeben werden.

Kommunikation ist ein facettenreiches Thema. Stimmen Sie sich mit folgender Geschichte darauf ein, wie markant sich die Optimierung von Gesprächskunst auswirken kann:

Beispiel

Vor langer Zeit hatte ein Herrscher einen schlimmen Traum, in dem ihm alle Finger abfielen und er nichts mehr tun konnte. Sehr beunruhigt rief er einen Traumdeuter herbei. Nachdem ihm der Herrscher den Traum erzählt hatte, schaute er sorgenvoll, legte die Stirn in Falten und sagte mit Grabesstimme: »Ich muss Ihnen eine schlimme Nachricht mitteilen: So wie die Finger im Traum werden Sie in Wirklichkeit alle engen Angehörigen nacheinander verlieren.« Der Herrscher wurde zornig und ließ den Traumdeuter in den Kerker werfen. Mit dieser Aussage wollte er sich nicht zufrieden geben. So ließ er einen anderen Traumdeuter holen. Nachdem der den Traum gehört hatte, sagte er: »Ich bin überglücklich, Ihnen eine wundervolle Nachricht überbringen zu dürfen: Sie werden älter werden als alle Ihre Angehörigen. Sie werden alle überleben.« Der Herrscher war hoch erfreut und belohnte den zweiten Traumdeuter reich.
Ein Höfling nahm daraufhin den zweiten Traumdeuter zur Seite und fragte ihn: »Ich verstehe das nicht. Du hast nichts anderes gesagt als dein Vorgänger. Aber wieso wurde er

bestraft, während du reich belohnt wirst?« Der Traumdeuter antwortete ihm: »Wir haben beide den Traum gleich gedeutet. Aber es kommt nicht so sehr darauf an, *was* man sagt, sondern *wie* man es sagt.«

Diese Fabel beschreibt die Wirkungsunterschiede von unüberlegter und optimierter, effektiver Gesprächsführung.

Was Sie als Arzt sagen, liegt letztlich an der Macht der Krankheit, auf die Sie keinen wirklichen Einfluss haben – deshalb ist es so wichtig, **wie** Sie das sagen, wofür Sie Ihr Amt als Arzt gewählt haben und ausüben.

1.2 Kommunikationstheorien

Paul Watzlawick

Watzlawick (1921–2007) machte plausibel, dass Verhalten kein Gegenteil hat – es gibt kein Nicht-Verhalten oder *Man kann sich nicht nicht verhalten.* Jedes Verhalten in einer Dyade, einer zwischenmenschlichen Situation, hat Mitteilungscharakter (lass mich in Ruhe; komm mir näher; was wollen wir nun tun; ich langweile mich; hilf mir da raus). Aus dieser Erkenntnis leitete Watzlawick ab, dass man nicht *nicht* kommunizieren kann [40].

Er wies auch nach, dass jede Mitteilung nicht nur eine inhaltliche Information hat, sondern zugleich einen Hinweis darauf, wie der Sender sie vom Empfänger verstanden haben möchte. Jeder Satz legt also auch fest, wie der Sprechende die Beziehung zwischen sich und dem Empfänger sieht und ist so eine persönliche Stellungnahme zum anderen.

Watzlawicks Kommunikationsmodell definiert folgende fünf Grundregeln [37]:

1. **Man kann nicht *nicht* kommunizieren.**
   Kommunikation braucht nur eines: einen Menschen und seinen Körper. Allein was dieser preisgibt und ausstrahlt bedeutet Kommunikation. Sprache ist also für Kommunikation nicht notwendig. Kommunikation ohne Sprache kann sogar eine besonders wirksame Methode sein; beispielsweise ist durch Entzug (Weggehen) eine sprachliche Kommunikation unmöglich – eine der stärksten Handlungen überhaupt. Auch Schweigen und Pausen setzen sind starke Kommunikationsvarianten.
2. **Kommunikation hat einen inhaltlichen und einen Beziehungsaspekt.**
   Der inhaltliche Aspekt ist derjenige, welcher meistens als wesentlich definiert

wird, was falsch ist. Die Beziehungskomponenten in einer Kommunikation sind wichtiger und wirksamer. Gewiss, den Inhalt zu vermitteln, Ihr Patient leide an einer schweren Erkrankung, ist für ihn von höchster Bedeutung; aber selbst in solchen Extremsituationen spielt für die Aufnahme und Verarbeitung des Inhalts Ihre Beziehung zum Patienten eine entscheidende Rolle. Bei weniger eingreifenden Mitteilungen ist dies ebenso. Da Kommunikation dem Austausch zwischen Arzt und Patient dient und eben nicht nur der Weitergabe von Inhalten, dominiert besonders beim ärztlichen Gespräch die Beziehung den Sachinhalt.

3. **Die Abfolge definiert die Beziehung.**
   Aufgrund des zeitlichen Verlaufs wird festgelegt, wie die Beziehung abläuft und wie etwas aufgefasst oder verstanden wird. Bereits die Tatsache, dass in aller Regel der Arzt das Gespräch beginnt, definiert seine Machtpositionen in einem typischen ärztlichen Gespräch. Manchmal wird das Prinzip vom Patienten durchbrochen, indem dieser gleich zu Beginn der Konsultation den Arzt unvermittelt etwas fragt – oftmals aus dessen Privatleben: »Herr Doktor, ich habe Sie neulich im Kino gesehen. Wie fanden Sie den Film ›Der Patientenkiller‹?« Schon ist der Arzt nicht mehr in der führenden Rolle, in der Beziehung folgt er dem Patienten. Das tut er meistens jedoch nur sehr kurze Zeit, um dann das Ruder zu übernehmen.
4. **Es gibt analoge und digitale Kommunikation bzw. Informationen.**
   Analoge Informationen bezeichnen die Gesamtheit der im Rahmen von Kommunikation geäußerten Signale, Sätze und deren Zusammenhang untereinander ebenso wie alle körpersprachlichen Botschaften. Analoge Informationen sind erheblich schwerer zu erfassen und zu interpretieren als digitale. Sie stellen eine mögliche Fehlerquelle per se dar. Piktogramme, Zahlen, Logos, auch einzelne Wörter werden zu den digitalen Informationen gerechnet. Sie lassen sich problemlos mit einem Computer erfassen und verarbeiten.
5. **Es gibt komplementäre und symmetrische Kommunikation.**
   Mit komplementärer Kommunikation ist Kommunikation mit einem Ranggefälle zwischen den Kommunizierenden gemeint.

> Ärztliche Gespräche ohne Ranggefälle gibt es nicht.

Auch wenn sich Arzt und Patient menschlich zutiefst auf gleicher Augenhöhe begegnen, wird durch den Wissensunterschied zwischen beiden und durch die Tatsache, dass der eine Hilfe braucht und verlangt (und somit der »Schwache« ist) und der andere Hilfe geben möchte und kann (und somit der »Starke« ist), ein Ranggefälle beschrieben. Das Gefälle besteht selbst dann, wenn sich ein Arzt von einem Arzt beraten oder behandeln lässt. Das Streben nach ärztlicher Hilfsleistung als solcher sorgt für das Ranggefälle. Dieses wird verändert, sobald eine Hilfsleistung als zusätzliche, mehr oder weniger sinnvolle Leistung vom Arzt angeboten und vom Patienten angenommen und bezahlt wird; die individuellen Gesundheitsleitungen (IGeL) gehören hierher. Nun tauscht der Arzt seine

Rolle hin zu einem Anbieter, einem Verkäufer ähnlich, und der Patient wechselt zu einem Kunden. Die hohe Ethik hinter dem verkauften Produkt, der verkauften Hilfsleistung, hindert nicht daran, den Arzt zu einem Anbieter zu machen. Auch Apotheker verkaufen hoch ethische Produkte – und sind Anbieter. Das ethische Niveau der Leistung bestimmt also nicht, ob es sich um eine Verkaufsleistung handelt. Das Angebot und die Verwirklichung individueller Gesundheitsleistungen kehren das Ranggefälle um, der Arzt nimmt das Geld – als ein Symbol für Macht, welche nun der Patient ihm gibt für eine individuell angebotene, angenommene, nicht solidarisch finanzierte Leistung. Der Patient wird in diesem Moment zum Stärkeren. Es bleibt also bei einer komplementären Kommunikation, wenngleich sich die Machtverhältnisse verdrehen.

Symmetrische Kommunikation ist eine Kommunikation auf gleicher Augenhöhe unter Ranggleichen. Sie kommt – außer auf der menschlichen Ebene – zwischen Arzt und Patient nicht vor. Sie ist selbst im Arztberuf rar, allenfalls Gespräche unter gleichrangigen Ärzten wie von Assistenzarzt zu Assistenzarzt oder innerhalb von Niedergelassenen erlauben eine symmetrische Kommunikation.

Friedemann Schulz von Thun

Eine Weiterentwicklung von Watzlawick sind die Arbeiten von Schulz von Thun (* 1944). Er definierte die folgenden vier Botschaften in einer Nachricht:

- Sachinhalt: Worüber ich informiere.
- Selbstoffenbarung oder Selbstkundgabe: Was ich von mir zu erkennen gebe.
- Beziehungsbotschaft: Was ich vom Gesprächspartner halte und wie ich zu ihm stehe.
- Appell: Was ich beim Gesprächspartner erreichen will.

Den **Sachinhalt** nannte Watzlawick die inhaltliche Information; die drei letztgenannten Bestandteile stellen letztlich eine Differenzierung seiner Erkenntnis dar, wie der Sender seine Botschaft verstanden wissen will.

Auf der Sachebene geht es um Fakten, Inhalte, Sachverhalte, Daten. Diese werden von beiden Gesprächsteilnehmern unter verschiedenen Gesichtspunkten beleuchtet:

- wahr oder unwahr und somit zutreffend oder nicht zutreffend
- von Belang oder nicht (Relevanz)
- ausreichend und somit klärend oder nicht

Die **Selbstoffenbarung** wird in die gewollte Selbstdarstellung und die unfreiwillige Selbstenthüllung untergliedert. Hier geht es darum, wie ich mich fühle, was in mir vorgeht, wie ich meine Rolle oder Aufgabe definiere. Als Ich-Botschaft

Ich finde die Änderungen im Gesundheitssystem fatal.

wird diese Selbstkundgabe explizit geäußert, sie kann genauso implizit zwischen den Zeilen vermittelt werden. Der Empfänger der Botschaft kann sich auf dieser Ebene ein Urteil über den anderen bilden: Welche Laune hat er? Was ist das eigentlich für einer?

Die **Beziehungsbotschaft** sagt dem Empfänger, wie der Sender zu ihm steht, was er von ihm hält und wie er die Beziehung zueinander einschätzt. Der Empfänger ist meistens auf diesem Ohr besonders empfindsam: Behandelt mich mein Gegenüber so, wie es mir gemäß ist? Steht er so zu mir, wie ich es brauche? Das gilt uneingeschränkt auch für Ärzte und deren eigene Wahrnehmung, was Patienten über sie sagen.

Der **Appell** soll Einfluss auf den Empfänger nehmen, ihn motivieren, etwas zu tun oder zu lassen, etwas Bestimmtes zu denken oder zu fühlen. Eine Botschaft soll eben nicht nur den anderen erreichen, sondern bei ihm auch etwas erreichen. Auf diesem Ohr stellt sich der Empfänger die Frage, was nun von ihm erwartet wird, was er denken, tun oder fühlen soll.

Ein einzelner Satz kann bereits auf diese vier Weisen gemeint sein und verstanden oder gehört und somit auf dem dafür offenen Ohr wahrgenommen werden:

- Das **Sachohr** nimmt die sachliche Botschaft wahr.
- Das **Selbstoffenbarungsohr** hinterfragt die Botschaft des anderen, worum es ihm wirklich geht.
- Das **Beziehungsohr** bezieht die gesendete Botschaft auf sich selbst und die eigene Beziehung zum Sender.
- Das **Appellohr** hört, was der Sender von mir will, wozu er mich bringen möchte.

Jede Botschaft kann explizit, also tatsächlich über die Sprache ausgedrückt werden. Sie kann aber auch implizit erfolgen, dafür werden vorrangig der para- und der nonverbale Kanal genutzt. Die implizite Bedeutung einer Botschaft kann auch vollkommen der Phantasie des Empfängers entspringen. Beispielsweise kann ein Appell vom Empfänger wahrgenommen (hineininterpretiert) werden, auch wenn der Sender keinen Appell im Sinn hatte. Umgekehrt kann der Empfänger aus dem vom Sender geäußerten Appell eine Selbstoffenbarung entnehmen (hineininterpretieren). Dieses Phänomen kann mit allen vier möglichen Botschaften ablaufen. Eine Sachbotschaft kann als solche oder als Beziehungsbotschaft wahrgenommen werden usw.

> Kommunikation ist ein äußerst stör- und interpretationsanfälliger Prozess.

Übung: Was ich höre

Zu Ihnen kommt ein Patient mit der Frage: »Weshalb wirkt das blutdrucksenkende Medikament noch immer nicht?«
Bitte überlegen Sie sich Ihre Vorstellungen, je nachdem, welche Botschaft Sie gerade wahrnehmen. Was würden Sie mit Ihrem Sachohr hören, was mit dem Selbstoffenbarungsohr, was mit dem Beziehungsohr und was mit dem Appellohr? Überlegen Sie sich Ihre Antworten, bevor Sie weiterlesen.

Mögliche Inhalte könnten sein:

Sachohr:	Der Patient sagt mir, dass sein Blutdruck noch nicht ausreichend gesenkt wurde.
Selbstoffenbarungsohr:	Der Patient ist enttäuscht oder verzweifelt.
Beziehungsohr:	Der Patient will ausdrücken, dass ich mich nicht genug für ihn einsetze.
Appellohr:	Der Patient will, dass ich ihm jetzt endlich helfe.

Übung: Wie ich antworte

Stellen Sie sich einen Patienten vor, der angespannt auf einen postoperativen Befund wartet. Ihnen sind die Werte und Befunde bekannt und Sie wissen, es ist alles in Ordnung. Die Operation ist erfolgreich verlaufen.
Der Patient sitzt Ihnen nun gegenüber und fragt: »Ist der Befund endlich da?« Was antworten Sie auf welche von Ihnen verstandene Botschaft, wenn Sie die vom Patienten Ihrer Meinung nach genutzte Ebene nicht verändern? Überlegen Sie sich Ihre Antwort, bevor Sie weiterlesen.

- Sie antworten auf die Sachbotschaft des Patienten mit: *Ja, der Befund ist da.* Der Inhalt dieser Botschaft ist an Distanziertheit kaum zu überbieten, kann allenfalls durch einen besonders freundlichen Tonfall gemildert werden.
- Sie antworten ihm auf seiner Selbstoffenbarungsebene, weil Sie vermuten, er hat Angst und will eine Entwarnung hören: *Es darf Sie freuen, es ist alles in Ordnung.*
  Sie wirken erheblich offener, mitmenschlicher und sympathischer, wenn Sie auf dieser Ebene antworten.
- Auf der Beziehungsebene antworten Sie als Arzt, der dem Patienten etwas zu sagen hat, beispielsweise so: *Die Ergebnisse der histologischen Untersuchungen liegen vor. Der Befund ist gutartig.*
- Wenn Sie auf seinen impliziten Appell (»Ich habe Angst, ob alles in Ordnung ist. Bitte nehmen Sie mir unverzüglich meine Angst!«) antworten, dann sagen Sie vielleicht: *Es ist alles in Ordnung, es ist gut ausgegangen.*

Nachfrage: Was würden Sie antworten, wenn Sie dem Patienten selbst einen Appell zukommen lassen wollten? Vielleicht sagten Sie dann: *Es ist noch einmal gut gegangen. Wenn Sie jemals wieder entsprechende Beschwerden bekommen, suchen Sie schneller Hilfe!*

Wer als Arzt meint, nur Sachbotschaften zu senden und die Äußerungen seiner Patienten mit seinem Sachohr wahrzunehmen, täuscht sich. Viel zu oft bewegt sich der Arzt ziellos auf den anderen Ebenen hin und her – das verunsichert den Patienten und zuallererst den Arzt selbst. **Zielgerichtetes Ändern der Ebenen** hat starke Wirkungen; das können Sie bei vielen guten Vorträgen nachvollziehen, wenn der Redner nach einigen Tatsachen den Tonfall und die Ebene der Botschaft ändert, indem er Sie persönlich anspricht.

Wahrscheinlich ist beim ärztlichen Gespräch die Selbstoffenbarungsebene des Patienten die wichtigste. Damit offenbart er, worum es ihm tatsächlich geht. Da der Patient Sie als Arzt aufsucht und nicht den Kollegen Kannwenig von nebenan, ist es wohl so, dass die Beziehungsbotschaft, die er Ihnen sendet, an zweiter Bedeutungsstelle steht. Die Sachebene läuft mit, sie war schließlich der Grund, Sie aufzusuchen. Sie ist wichtig, um beim Thema zu bleiben.

Das 9-Ebenen-Modell® der Kommunikation

Das Modell von Schulz von Thun kann weitergedacht werden. Erstens stört mich zunächst dessen Nomenklatur: Im Rahmen von ärztlichen Gesprächen von einem Sender und Empfänger zu sprechen, hat eine stark technische Note, obgleich bei Kommunikationswissenschaftlern üblich. Auch Wörter wie »Selbstoffenbarung« oder ein »Appellohr« sind für mein Empfinden nicht gemäß. Zweitens fehlen in diesem vierstufigen Modell wichtige Elemente eines üblichen Gesprächs.

Ich spreche vom **Aussprechenden** (bisher »Sender«) und vom **Aufnehmenden** (bisher »Empfänger«) (Abb. 1-2), der Aufnehmende ist zugleich ein **Zuhörender,** ein **Zusehender** und ein **Fühlender**.

Das, was der Aussprechende von sich gibt (bisher die Botschaft), nenne ich seine **Äußerung.** Für mich ist Botschaft ein für übliche Sätze zu weitgehender Begriff.

Die Äußerung ist das, was der Aussprechende verbal, paraverbal und nonverbal ins Außen gibt, deshalb Äußerung. Es gibt zwei **Grundformen**: Fragen und Aussagen. Das Außen ist ein bestimmter Raum, den ich »Das Zwischen« nenne, eine Kurzform vom »zwischenmenschlichen Beziehungsraum«. Denn die Äußerung wird dem Aufnehmenden nicht nativ injiziert, sondern sie steht erst einmal quasi

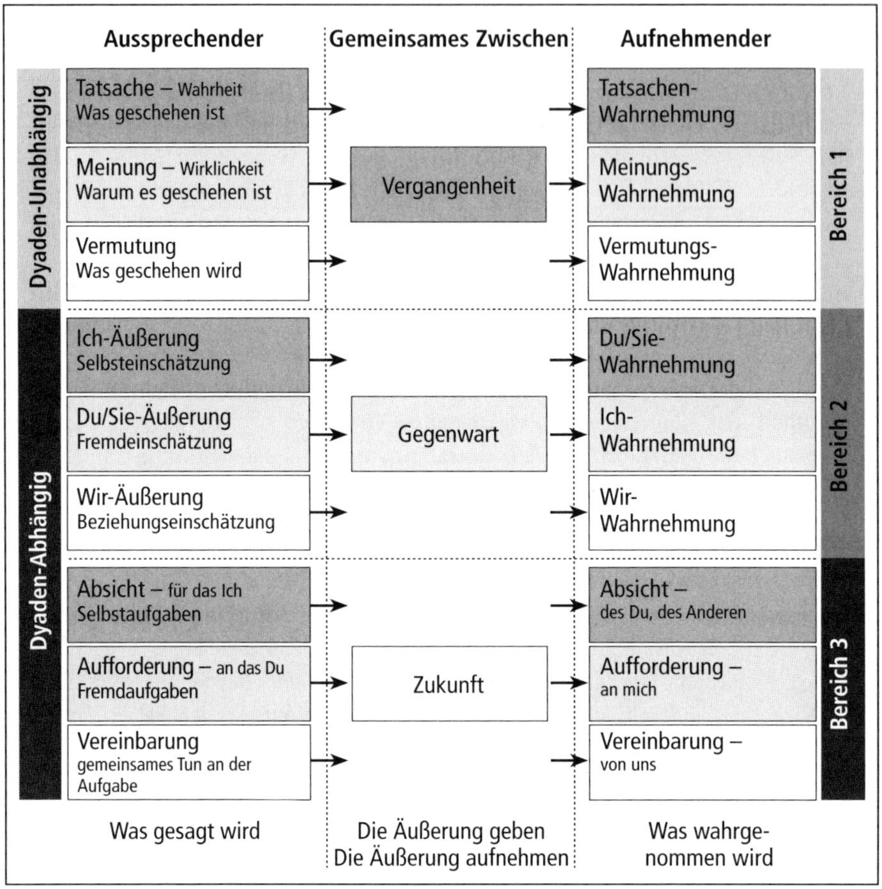

Abb. 1-2 Das 9-Ebenen-Modell® der Kommunikation

zur Entgegennahme oder Abholung im Raum. Dieser Raum ist kein Reinraum, er beeinflusst die Kommunikation. Das geschieht im einfachen Fall über physikalische Faktoren wie Lärm oder die Tatsache, ob der Raum von einem der zwei Kommunizierenden zur Verfügung gestellt wird (Heimvorteil), im regelhaften jedoch durch das, was als Beziehungsthematik (u. a. Ranggefälle) und Vorgeschichte zwischen Aussprechendem und Aufnehmendem bereits aufgebaut wurde. Auch die Inhalte des aktuell geführten Gesprächs beeinflussen den Raum: Es macht einen Unterschied, ob über eine Erkrankung oder über die neue Schuhkollektion gesprochen wird.

Das Zwischen kann von Offenheit und Ehrlichkeit geprägt sein, genauso von Angst oder Scham, von Dankbarkeit und Erleichterung; praktisch jedes Gefühl kann diesen Raum durchdringen.

Bis es beim Aussprechenden zu einer Äußerung kommen kann, die eine Art Möglichkeit oder Angebot an den Aufnehmenden bedeutet, läuft in ihm eine komplette Kaskade ab, deren für eine Kommunikation wichtige Anteile sind [6]:

Entweder bekommt der Aussprechende von außen eine Art Aufforderung (»Frau Doktor, bitte helfen Sie mir«) oder in ihm entsteht eine Idee, eine Erinnerung, ein Impuls. Dadurch wird ein Gefühl initiiert, das in der Regel unbewusst bleibt, aber mit neuen neurophysiologischen Methoden einwandfrei nachweisbar ist. Dieser affektive Anteil der sich aufbauenden, noch nicht getätigten Äußerung initiiert den Gedanken. Gedanken entstehen im Menschen in Folge von Gefühlen, nicht umgekehrt: Wer nicht fühlen kann, kann nicht denken (zumindest nur sehr eingeschränkt und sicher nicht im Rahmen ärztlicher Gespräche).

Auf der Basis der Affektion wächst die Kognition.

Noch kann es zu keiner Äußerung kommen, der Gedanke wird nun mittels eines Wunsches und einer Motivation (»Es ist meine Aufgabe, dass ich …«, »Ich möchte dem Patienten antworten«, »Der Patient hat eine Antwort verdient«, »Meine Aufgabe ist, zu helfen« usw.) oder eines Ziels (»Der Patient soll wieder gesund werden«, »Meinen Patienten muss es bestmöglich gehen«) über den Körper als Sprache und Körpersprache nach außen gebracht. Die Motivation führt zum Verhalten und damit zur Handlung, im Fall eines Gesprächs ist die Handlung die Äußerung an sich, »es« auszusprechen.

Diese Äußerung wird in den Raum, das Zwischen, gestellt und kann von dort aus vom Aufnehmenden genommen werden.

Das, was ins Zwischen gegeben wird, besteht zu 7 % aus den Wörtern und Sätzen und zu 38 % aus paraverbalen Inhalten. Das bedeutet, rund 80 % dessen, was über Sprache geäußert wird und Wirkung zeigt, sind Tonfall, Modulation, Redefluss, Sprechtempo usw. Nur etwa 20 % der Informationen beim Sprechen sind die Wörter. Insgesamt sind 55 % und damit mehr als die Hälfte aller vom Aussprechenden geschickten Signale nonverbal, also körpersprachlich.

Im Grunde genommen kann jede Äußerung Anteile aus Vergangenheit, Gegenwart und Zukunft enthalten – oder solche können hineingehört werden. Auf diese Weise können die **neun Ebenen**

- Tatsache,
- Meinung,
- Vermutung,
- Selbsteinschätzung,
- Fremdeinschätzung,
- Beziehungseinschätzung,
- Absicht,
- Aufforderung und
- Vereinbarung

in den folgenden drei Bereichen benutzt werden (s. Abb. 1-2).

Bereich der Vergangenheit: Die Ebenen des fachlichen oder sachlichen Inhalts

Die Vergangenheit ist immer der Anlass eines Gesprächs. Beim ärztlichen Gespräch im Rahmen eines Wiedervorstellungstermins ist es zumindest das vorhergehende Gespräch; bei einem Erstgespräch ist es das, was der Patient bisher (= vergangen) an Symptomen bemerkt hat. Selbst ein rein präventiver und damit vorgeblich zukünftiger Anlass für die Konsultation beim Arzt (»Ich möchte vorsorglich eine Darmspiegelung machen lassen«) hat Gründe in der Vergangenheit (»... weil meine Mutter an Darmkrebs gestorben ist«, »... weil mein Arbeitskollege daran erkrankt ist«, »... weil ich neulich einen Artikel darüber gelesen habe und nun besorgt bin«).

Sobald wir etwas erkennen, ist es ganz oder teilweise bereits geschehen und damit immer auch vergangen; was nicht ausschließt, dass es bis in die Gegenwart fortbesteht oder wirkt. Wenn wir etwas ändern wollen, richten wir den Blick in die Zukunft.

Der Bereich der Vergangenheit ist also Grund oder Anlass für den Patienten, das ärztliche Gespräch zu suchen. Damit kommt der Vergangenheit die Rolle der **objektiven Ebene** zu. So subjektiv die Wahrnehmung des Patienten war, so objektiv war sie der Grund, den Arzt zu konsultieren.

In diesem Bereich stehen dem Aussprechenden immer drei Äußerungsmöglichkeiten offen: die objektive, seine subjektive und die in die Zukunft gerichtete Sachäußerung. Dies gilt für jede Äußerung vollkommen unabhängig von der Arzt-Patienten-Dyade. Es existieren folgende Äußerungstypen:

- Sachäußerung in sensu strictiori, die objektive Sachäußerung oder die **Tatsache**. Hier geht es darum, was geschehen ist und somit vorliegt. Histologische Befunde oder Laborparameter sind beispielsweise Tatsachen.
- Sachäußerung auf dem individuellen Hintergrund des Aussprechenden von seinen Einstellungen, Erfahrungen, Weltsichten, Ideen, Vorstellungen usw., die subjektive Sachäußerung oder die **Meinung**. Hier geht es darum, warum es geschehen ist, es handelt sich um die individuelle Tatsachen-Einschätzung. Dieser Äußerungstyp ist einer von fünf, welcher im Modell nach Schulz von Thun nicht beachtet wird. Die »Meinung« über einen anderen Menschen, dessen Verhalten oder Ideen ist keine Meinung, sondern eine Fremdeinschätzung (s. u.).

> Die Meinung spiegelt das Ich in Beziehung zur Tatsache.

- Sachäußerung unter Einbeziehung der erwarteten Zukunft, die **Vermutung**. Hier geht es darum, was ab jetzt geschehen wird.

> Die Vermutung basiert auf dem Ich in Beziehung zur Vergangenheit, projiziert auf die Zukunft.

Gerade beim zweiten Typ, der Meinung, wird offenkundig, wie stark eine Sachäußerung der Vergangenheit verhaftet ist. Alles, was diese Äußerung zur subjektiven Einfärbung bringt, ist längst geschehen und im Aussprechenden verankert.

Das gilt aber auch für die objektive oder eigentliche Sachäußerung, die Tatsache, was sich gut am Beispiel eines Laborwertes erläutern lässt:

Fallbeispiel

Als ich vor langer Zeit innerhalb meines Praktischen Jahres auf einer chirurgischen Intensivstation arbeitete, war eine meiner Aufgaben, den Blutsauerstoffgehalt der Patienten zu messen. Einem polytraumatisierten Patienten hatte ich eine entsprechende Probe abgenommen, dann musste ich in einen anderen Raum wechseln, wo das Messgerät stand. Der Blutsauerstoffwert war im Normbereich – und mit diesem Befund, der wirklich richtig aktuell war und dennoch bereits vergangen, kam ich nach kurzer Zeit in den Raum zurück, wo der Patient lag. Der Befund war Makulatur geworden, weil der Patient inzwischen verstorben war.

Ich will Ihnen weitere Beispiele aufführen, weil wichtig ist, dass Sie verstehen, mit jedem Befund in der Vergangenheit zu arbeiten.

Fallbeispiel

Sie sind als Allgemeinarzt tätig und ein Patient kommt mit Angina-pectoris-Beschwerden zu Ihnen. Sie machen ein EKG, das einen Normalbefund zeigt. Sie geben dem Patienten wichtige Ratschläge und bestellen ihn in einer Woche wieder ein. Der Patient erscheint nicht zum Termin, Sie lassen nachtelefonieren und erfahren von seiner Frau, dass er seit sechs Tagen wegen eines Herzinfarkts im Krankenhaus liegt.

So ist es einer mir bekannten Ärztin ergangen. Ihre EKG-Auswertung wurde später von einem Gutachter kontrolliert, der ihre Auswertung als korrekt bestätigte: Nach einem Tag war der Befund Makulatur und Geschichte.

Auch der Röntgenbefund, den Sie frisch in der Hand halten, stellt etwas dar, was bereits vergangen ist. Er zeigt das, was vor wenigen Minuten gewesen ist. Im Moment des Betrachtens des Befundes ist Ihnen ein wirklich gegenwärtiger Befund nicht verfügbar. Scheinbare Ausnahmen sind Just-in-time-Befunde, wie sie bei bestimmten Herzeingriffen röntgenologisch verfügbar sind – aber genauer betrachtet sehen Sie selbst da die Folgen des frisch geplatzten Herzkranzgefäßes erst dann, wenn es geplatzt ist, das heißt minimal in der Vergangenheit.

Aus dem Bereich der Vergangenheit stammen also Tatsachen und Meinungen. Auch die Vermutung, diese scheinbar zukunftsbesetzte Äußerung, basiert ausschließlich auf der Vergangenheit.

> Eine Vermutung ist eine Sachäußerung in die Zukunft.

Kein Mensch ist fähig zu wissen, was morgen sein wird. Eine Vermutung fußt ausschließlich auf dem, was wir bisher erlebt haben und an Erkenntnissen sammeln konnten. Daraus stricken wir unsere Hypothese für die Zukunft: Eine Vermutung hat fast ausschließlich mit unserer Vergangenheit zu tun, sehr wenig mit der Gegenwart und praktisch nichts mit der Zukunft.

Dies wird durch die **Truthahn-Theorie** (Nassim Nicholas Taleb) erklärt:

Ein Truthahn lebt angeblich 1000 Tage, bis er geschlachtet wird. In dieser Zeit lernt er, dass es äußerst liebevolle, ja zuvorkommende Wesen gibt, sogenannte Menschen, welche ihm Sicherheit schenken, Essen und Trinken und eine Schlafstätte. Mit jedem Tag wird die innere Sicherheit des Truthahns größer, das große Los gezogen zu haben. Am Vorabend des 1000. Tages befragt, wird er sagen: »Mein Segen, das sind die Menschen. Jeden Tag kann ich ihnen besser vertrauen.« Welche Überraschung: Kopf ab am nächsten Tag. Die Vermutung des Truthahns, weil es so lange schon gut ging, müsse es auch so bleiben, fußte auf seiner Erfahrung und seiner Vergangenheit mit den Menschen. Seine Vermutung hat nichts mit der Zukunft zu tun – für ihn eine Erfahrung, die zu spät kommt.

Tatsache, Meinung und Vermutung sind letztlich von der aktuellen Gesprächsdyade unabhängig, da sie sich auf die Sache oder Tatsache beziehen. Äußerungen in diesen drei Ebenen sind also sehr ähnlich, gleich mit wem wir sprechen. Sicher, wenn ein Zahnarzt einen Privatversicherten behandelt, wird er andere Maßnahmen vorschlagen können als bei einem Kassenversicherten. Aber das ändert nichts an seiner Einschätzung der Tatsache eines durch Karies zerstörten Zahns oder seiner Meinung, der Zahn muss gezogen werden, und seiner Vermutung, der Patient würde auch künftig keine ausreichende Zahnhygiene betreiben. Die Maßnahmen, welche er vorschlagen wird, hängen von seiner Fremdeinschätzung des Patienten (er ist privat versichert) ab. Darauf basiert seine Aufforderung an ihn:

Lassen Sie sich ein Implantat einsetzen!

Abhängig von der Dyade ist die Kommunikation der folgenden zwei Bereiche, der persönlichen und der Zielebene.

Bereich der Gegenwart: Die persönliche Ebene

In der Gegenwart, so kurz sie ist, finden wesentliche Teile (man könnte auch schreiben: *alle* wesentlichen Teile) von Kommunikation statt. Nachdem die Sachargumente und -inhalte nicht hierher gehören, geht es nun um das, was im Gespräch tatsächlich stattfindet, was *gegen-wärtig* ist. Das ist die Begegnung, das Sich verbinden, was **Kommunikation im eigentlichen Sinn** bedeutet.

> **Der Bereich der Gegenwart bedeutet das Gespräch im wesentlichen und eigentlichen Sinn.**

Emotionale Inhalte werden vorrangig in der Gegenwart ausgetauscht; eine emotionale Note ist ebenso in der Sach- und Meinungsäußerung möglich:

Die Befunde sind eindeutig: Sie haben ein metastasierendes Karzinom.

Das ist eine Sachbotschaft mit höchster emotionaler Auswirkung.

Zurück zum Bereich der Gegenwart. Diese kann im Gespräch in drei mögliche Ebenen verifiziert werden,

- indem der Aussprechende von sich selbst spricht: die Ich-Äußerung oder die **Selbsteinschätzung**;
- indem er vom anderen, dem Aufnehmenden also, spricht: die Du-(oder Sie-) Äußerung oder die **Fremdeinschätzung**;
- indem er von dem Gemeinsamen, dem Verbindenden oder auch Trennenden spricht: die Wir-Äußerung oder die **Beziehungseinschätzung**.

Wahrscheinlich fällt es Ihnen leichter, nachdem Sie die Ausführungen über Schulz von Thun bereits gelesen haben, sich der Tatsache zu öffnen, wie Kommunikation – und damit auch ärztliche Gespräche – ablaufen. Vielleicht haben Sie noch starke Ressentiments diesen Ausführungen gegenüber und halten an der Vorstellung einer möglichst sachlichen Gesprächsführung fest. Bedenken Sie bei Ihrer Einschätzung, dass Sie nichts daran ändern können, wie der Aufnehmende, Ihr Patient also, Ihre Äußerung auffasst. Das ist ein Grundphänomen jeder Kommunikation.

> **Damit Kommunikation scheitert, braucht es einen, damit sie funktioniert, braucht es beide.**

Die Ich-Äußerung des Aussprechenden wird vom Aufnehmenden logischerweise nicht als Ich-Äußerung (»Ich« ist der Aufnehmende selbst) wahrgenommen, sondern als Du-(oder Sie-)Wahrnehmung. Ebenso wird aus der ausgesprochenen Du-(oder Sie-)Äußerung eine Ich-Wahrnehmung. Nur die Wir-Äußerung bleibt im Prinzip das, was sie ist und wird zur Wir-Wahrnehmung transformiert (s. Abb. 1-2, S. 12).

Auch ein Satz wie

Alle Laborwerte waren normal.

kann und wird vom Patienten nicht unbedingt als das wahrgenommen, was es von Ihnen aus sein soll, eine objektive Sachbotschaft. Wenn Ihr Patient diesen Satz als eine Ihrer Ich-Äußerungen und damit als Du-Wahrnehmung auffasst, macht er einen Inhalt daraus wie: »Der Arzt wusste es bereits vorher. Er wollte die Laborwerte nicht wirklich kontrollieren. Er vertraut mir nicht.«

Und damit als Ich-Wahrnehmung und zugleich als ärztliche Fremdeinschätzung (was will mir der Arzt damit eigentlich sagen): »Ich soll mich nicht so anstellen und den Arzt wegen Banalitäten nerven.«

Der folgende dritte Bereich befasst sich nun mit dem, weshalb ein Gespräch offiziell tatsächlich stattfindet, was gleich bleiben oder sich ändern soll, mit der Zukunft und der Entwicklung, mit dem Ziel.

Bereich der Zukunft: Die Ebene der Ziele

Kein Gespräch findet einfach so statt, immer wird vom Aussprechenden und auch vom Aufnehmenden mit dem Gespräch ein Wunsch oder ein Verlangen für die Zukunft verbunden. Selbst banalster Small Talk auf einer Stehparty dient dazu, die Zeit bis zur Eröffnung des Buffets zu füllen.

Ärztliche Gespräche sind immer zukunftsorientiert: Entweder soll eine Krankheit in der Zukunft nicht auftreten (**Prävention**), nicht mehr auftreten oder heilen (**Heilung**) oder zumindest sollen die zukünftigen, zu erwartenden Leiden beherrschbar bleiben (**Linderung**).

Dafür nutzt der Arzt unter anderem Medikamente; das Wort bedeutet: durch den Geist heilen – und tatsächlich, die Zukunftsebene eines Gesprächs kann nur eine geistige sein, es ist nie wirklich vorhersehbar, wie eine Erkrankung ablaufen wird, wie sich der Mensch in seinem Wirkfeld entwickeln wird. Die Maßnahmen, welche der Arzt bespricht und empfiehlt, bewegen sich immer erst im geistigen Raum und werden dann in der Zukunft »materialisiert«, indem der Körper, die Seele und der Geist des Patienten in eine Wechselwirkung mit den ergriffenen Maßnahmen treten.

Die Ziele eines Gesprächs sind definitionsgemäß in die Zukunft gerichtet und können Inhalte und Absichten, Wünsche und Vermeidungsabsichten des Aussprechenden und des Aufnehmenden aufweisen. Es können auch hier drei Anteile erkannt werden:

- Das, was ich als Aussprechender selbst machen werde, sollte oder würde = die Selbstaufgabe oder **Absicht**: Im ärztlichen Bereich kann dies der nächste Konsultationstermin sein oder ein zu planender invasiver Eingriff, den der Arzt vorzubereiten hat, und vieles mehr.
- Das, was Du/Sie aus unserem Gespräch machen sollst/sollen = die Fremdaufgabe oder **Aufforderung**: Das kann in Form eines an den Aufnehmenden gerichteten Wunsches geschehen, ebenso als eindeutige Aufforderung bis hin zu einer Form von Befehl. Die Äußerung einer Aufforderung selbst kann explizit oder implizit erfolgen. Das Ausstellen eines Rezeptes ist eine implizite Aufforderung, sie bedeutet:
  Sie sollten das nun einnehmen.

  Beim Aufnehmenden wird aus der Fremd- die Selbstaufgabe und umgekehrt, aus der Absicht des Ich (Aussprechenden) wird beim Aufnehmenden die Wahrnehmung der Absicht des Du oder Sie und aus der Aufforderung des Aussprechenden wird die Aufforderung an mich als Aufnehmendem.

Oftmals endet hiermit die übliche Kommunikation, aber nicht im ärztlichen Gespräch. Die dritte, zukunftsgerichtete Form bedeutet:

- Was wir gemeinsam tun sollten = die **Vereinbarung**: Es ist nicht korrekt formuliert, wenn der Arzt sagt:
  Ich möchte mit Ihnen eine Vereinbarung treffen: Ab sofort beginnen Sie damit, täglich zweimal den Puls zu messen.

  Das ist eine Aufforderung. Eine Vereinbarung wäre, den Patienten den Puls messen zu lassen, damit ich als Arzt die Frequenzen anschauen und auf Auffälligkeiten hin kontrollieren kann.

> Kommunikation ist ein Prozess, der sich auf dem Sachverhalt und damit der Vergangenheit gründet und sich über das in der Gegenwart stattfindende Gemeinsame zu einem Ziel hin ausrichtet.

Es ist wichtig, zu erkennen, dass jede einzelne, noch so scheinbar eindeutige Äußerung vom Aussprechenden auf allen neun Ebenen gemeint sein kann und vom Aufnehmenden auf allen neun Ebenen wahrgenommen werden kann. Selbst wenn der Aussprechende einen Satz für sich als eindeutig und damit auch eindeutig einer Ebene zugeordnet empfindet, muss das der Aufnehmende nicht so einschätzen.

Beispiel

Der Arzt sagt: *Die Behandlung Ihrer Erkrankung ist eine Herausforderung.*
Dann kann er damit implizit sagen:

- Tatsache: *Die Behandlung Ihrer Erkrankung wird schwer.*
- Meinung: *Ihre Erkrankung kann einen Arzt vor therapeutische Probleme stellen.*
- Vermutung: *Möglicherweise wird es Rückschläge geben.*
- Selbsteinschätzung: *Ich bin mir nicht sicher, ob ich die Behandlung ohne konsiliarische Hilfe meistern werde.*
- Fremdeinschätzung: *Sie (Patient) könnten an Ihre Grenzen bei der Behandlung stoßen.*
- Beziehungseinschätzung: *Wir beide müssen Hand in Hand arbeiten.*
- Absicht: *Ich werde mich nochmals belesen.*
- Aufforderung: *Sie sollten unbedingt tun, was ich Ihnen rate.*
- Vereinbarung: *Wir müssen beide darauf achten, dass alles regelhaft abläuft.*

Das, was der Arzt implizit damit aussagen könnte, kann er auch explizit tun, indem er die dargestellten Inhalte äußert.

Übung: Auf eine andere Ebene bringen

Sie lesen nun zwei Sätze, die in einer bestimmten Ebene verfasst sind. Erkennen Sie zunächst, in welcher der neun Ebenen die Äußerung verfasst ist.
Ihre Aufgabe besteht anschließend darin, den Inhalt in die anderen Ebenen zu transformieren und entsprechend umzuformulieren.

Satz 1: Ein Cholesterinwert von über 300 weist auf ein Risiko hin.
Satz 2: Dreimal 30 Minuten Sport in der Woche werden heute angeraten.

Entscheiden Sie zunächst, auf welcher Ebene die Sätze formuliert wurden.
Wir stimmen überein, wenn Sie meinen, die zwei Sätze sind auf der Sachebene formuliert worden, es handelt sich um Tatsachen.
Überlegen Sie sich nun, wie Sie den gleichen Inhalt auf den acht anderen Ebenen

- Meinung,
- Vermutung,
- Selbsteinschätzung,
- Fremdeinschätzung,
- Beziehungseinschätzung,
- Absicht,
- Aufforderung und
- Vereinbarung

formulieren können.

Es kann sich lohnen, während eines Gesprächs die Ebene zu wechseln. Damit eröffnen Sie sich neue Spielräume, welche es Ihnen erleichtern, die eigenen Ziele selbstverständlicher zu erreichen. Das gilt besonders, wenn Sie bislang sehr einseitig die Sachebene bevorzugt hatten.

Auf welcher Ebene eine Äußerung verstanden wird, liegt völlig beim Aufnehmenden (Zuhörenden). Es ist ein Teil seiner Macht, indem er das, was der Aussprechende auf einer bestimmten Ebene meinte, auf eine ihm besser passende Ebene transformiert oder auf der gewollten beibehält.

Meinungsäußerungen als Aussagen der subjektiven Sachebene sind im ärztlichen Gespräch überaus häufig, wahrscheinlich halten sie sich mit echten Sachäußerungen die Waage. Das liegt im Fach begründet – auch wenn Humanmedizin vorgibt und anstrebt, möglichst objektive Tatsachen auszusprechen, gibt es kaum etwas Subjektiveres als die persönliche Erkrankung eines Menschen und deren Behandlung durch einen individuellen Arzt.

Meinungsäußerungen beziehen sich auf den Sachverhalt (die Erkrankung oder die Therapie); Meinungen über den Aufnehmenden wie:

Ich finde, Sie sollten öfter Sport treiben.

sind entweder Du-/Sie-Äußerungen, also Fremdeinschätzungen oder auch Aufforderungen.

Auf welcher oder welchen Ebene/n der Aussprechende seine Äußerungen gedacht oder getätigt hat, hat nichts damit zu tun, auf welcher Ebene der Aufnehmende die Äußerungen aus dem Zwischen aufnehmend zu seiner individuellen Wirklichkeit formt. Ihm stehen die neun Ebenen zur Verfügung, welche auch der Aussprechende nutzen kann. Nur, bei ihm ist es keine Äußerung, sondern die Äußerung wird via Sinnesorgane (beim Gespräch sind das vorrangig Ohren und Augen) inkorporiert und dem gleichen Prozess unterzogen, wie zuvor beim Aussprechenden erläutert. In dem Sinn ist die Äußerung beim Aufnehmenden der Impuls, welcher über die bereits dargestellte Kaskade zu seiner Äußerung führt.

Konfusion im Rahmen von Kommunikation ist somit nicht nur möglich, sondern wahrscheinlich.
Gelungene Kommunikation, bei der der Aufnehmende die gleichen Ebenen nutzt und erkennt, welche der Aussprechende meinte, ist ein Glücksfall.

Kommunikationsstörungen

Wenn Sie feststellen, ein Gespräch lief für Sie unbefriedigend, ist dies ein Hinweis auf eine Kommunikationsstörung. Misslungene Gespräche haben auch mehr als eine oder zwei Störquellen, stellen Sie sich bei genauer Analyse also darauf ein, dass nicht nur Kleinigkeiten nicht passten.

Ein typisches Grundproblem der ärztlichen Kommunikation ist, dass zunächst unklar bleibt, welche Ebene der Patient benutzt.

Beispiel

Der schwer kranke Patient fragt den Arzt: »Wann werde ich sterben?«
Diese Frage ist mangels okkulter Fähigkeiten nicht konkret zu beantworten, das kann dem Arzt Unwohlsein bereiten. Er interpretiert die Frage des Patienten wie folgt und antwortet dann:

- Tatsache: *In zwei Monaten und drei Tagen.* Das sagt er natürlich nicht; auf manche Fragen kann praktisch nicht ehrlich geantwortet werden außer mit: *Ich weiß es nicht.*
- Meinung: *Es gibt Hilfen der Komplementärmedizin, die meiner Meinung nach nun sinnvoll sind.*

- Vermutung: *Ich befürchte, es wird nicht mehr lange gehen.*
- Selbsteinschätzung: *Sie haben Angst, wie es weitergeht.*
- Fremdeinschätzung: *Ich bin traurig, wenn Sie mich das fragen.*
- Beziehungseinschätzung: *Sie erwarten mehr Hilfe von mir.*
- Absicht: *Nutzen Sie die Zeit, die Ihnen noch bleibt, für das, was Ihnen wichtig ist.*
- Aufforderung: *Wie lange es auch sein wird, ich werde Sie auf jeden Fall weiter begleiten.*
- Vereinbarung: *Vor uns liegt ein schwerer Weg, den wir beide zusammen gehen werden.*

Wenn Sie sich nun sicher sind, der Patient meinte seine Frage nach dem Zeitpunkt seines Todes auf der Tatsachenebene, dann antworten Sie ihm entsprechend konkret mit: *Ich weiß es nicht.*
Wenn der Patient Sie jedoch damit um seelischen Beistand via Vereinbarungsäußerung bat, wird er enttäuscht sein und sich denken: »So ein distanzierter Arzt, der hat seinen Beruf verfehlt.«

Störungen beim Sprechen können auf allen Ebenen ablaufen:

- Tatsachenebene
  - Fixierung auf diese Ebene, Unwille oder Unfähigkeit, die Botschaften auf den anderen Ebenen zu realisieren (»Fakten, Fakten, Fakten«; »Hier geht es um Sachlichkeit«, »Für dieses Geschwätz ist jetzt keine Zeit«, »Sehen wir den Tatsachen ins Auge«)
  - einer oder beide sagen etwas Unwahres oder verheimlichen Informationen
  - Ablenkung auf Unwesentliches, beispielsweise über »Humor«
  - Informationen können wegen zeitnah vorgetragener Angriffe nicht klar identifiziert werden
- Meinungsebene
  - auf der eigenen Meinung beharren
  - die Sicht des anderen nicht zulassen oder überhaupt anhören
  - Scheuklappendenken
- Vermutungsebene
  - sich nicht im Klaren sein, dass es sich um eine Vermutung handelt
  - der Aufnehmende will nichts hören, was seine Zukunft angeht
- Selbsteinschätzungsebene
  - Imponier- oder Fassadenverhalten
  - Demutsgehabe, um sich vor Aggression zu schützen
  - Überspielen von negativen Emotionen durch ihr Gegenteil (bei Schuld Gewissenlosigkeit, bei Angst Tollkühnheit)
- Fremdeinschätzungsebene
  - Bewertung oder Abwertung des Gesprächspartners
  - Missachtung des Aufnehmenden
  - Abwertung anderer, nicht anwesender Personen

- Beziehungseinschätzungsebene
  - Unwissen über eigene soziale Wünsche
  - nicht wahrnehmen von Wünschen und Bedürfnissen des anderen, obgleich er sie – versteckt – signalisiert
  - nicht wahrnehmen des Veränderungswunsches der Beziehung (der andere will mehr Distanz oder sich jetzt nähern)
  - zu starker Annäherungswunsch eines Gesprächsteilnehmers
  - Verkennen der wahren Stimmung des anderen
  - darauf bestehen, dass mit dem Gespräch Informationen vermittelt werden sollen
  - als bedrohlich empfundener Gesprächspartner
  - abgewerteter Gesprächspartner
- Absichtsebene
  - Verzicht auf eigenen Beitrag
  - eigene Aufgaben dem anderen zuweisen
- Aufforderungsebene
  - zu sehr versteckte Aufforderungen (eben kein Wink mit dem Zaunpfahl)
  - zu aufdringliche Aufforderungen
  - Aufforderung hat mit dem tatsächlichen Inhalt zu wenig zu tun
  - keine Aufforderung beabsichtigt, aber eine gehört
  - Inakzeptanz der Aufforderung
- Vereinbarungsebene
  - Beziehung mit dem aktuellen Gespräch beenden wollen
  - keine Perspektive aufbauen oder anbieten

Herausforderungen ärztlicher Kommunikation

Wesentlich für das Verständnis des ärztlichen Gesprächs ist, dass durch die Tatsache des gesprächsführenden Arztes der Patient in aller Regel der Aufnehmende ist. Genau dieser Aufnehmende ist es, der festlegt, welche Bedeutung er der Aussage gibt. Er ist es, welcher der Äußerung auf der objektiven Sachebene eine Beziehungsbedeutung gibt oder aus einer Selbsteinschätzung eine Aufforderung strickt.

Damit hat im Gegensatz zur landläufigen Meinung der Patient auch zu einem wirksamen Teil Einfluss oder die Macht, zu entscheiden, was aus den ärztlichen Äußerungen wird. Wenn dann der Arzt aufgrund seines fachlichen Mehrwissens meint, den Verlauf und Ausgang des Gesprächs steuern oder diktieren zu können, können Probleme entstehen.

Ein Arzt sollte mittels seiner Fremdeinschätzungswahrnehmung selbstverständlich versuchen, zu verstehen, was der Patient wirklich will und meint, sich somit in die Gefühls- und Gedankenwelt des Patienten hineinversetzen, aber er darf dabei sein eigenes Wissen, seine eigene Sachebene nicht vernachlässigen. So ist ein ärztliches Gespräch ein mehrfacher Spagat.

Wichtig ist für den Arzt auch zu erkennen, wie unterschiedlich jede seiner Äußerungen interpretiert werden kann und wie anders er jede Äußerung eines Patienten aufnehmen kann. Die Problematik wird dann verstärkt, wenn Arzt und Patient aus unterschiedlichen Sprachmilieus stammen. Nicht zuletzt hängt Kommunikation davon ab, welches Selbst- und Fremdbild Aussprechender und Aufnehmender haben. Wer ein negatives Selbstkonzept hat [40], neigt dazu, Äußerungen unabhängig von deren wirklichen Inhalten so auszulegen, dass sie sein negatives Selbstbild bestätigen. Aufseiten des Patienten ist das Lehrbuchbeispiel der Kassenversicherte, der eine schlechtere Behandlung erwartet und bisher in aller Regel nicht bekommt.

Als Arzt kommen Sie nie umhin, auch eine andere Ebene als die Sachebene beim Patienten anzusprechen. Das heißt, wenn Sie noch so sachlich sind und argumentieren, wird es beim Patienten nicht nur die Sachebene oder überhaupt nicht die Sachebene erreichen, weil jede ärztliche Botschaft den Patienten betrifft. Das ist von großer Bedeutung, weil Kommunikation nur dann ihre vollen Möglichkeiten ausschöpft, wenn die Wahrnehmungs- und Interpretationsvorgänge bei Arzt und Patient ähnlich ablaufen [33]. Das Ziel funktionierender Kommunikation ist es, die subjektiven Welten, Realitäten einander anzunähern. Das ist vorrangig Aufgabe aller Dyaden-abhängigen Gesprächsebenen.

Dazu gehört der wechselseitige Austausch von Wahrnehmungen und Interpretationen. Deshalb müssen beim ärztlichen Gespräch beide als Aussprechende und als Aufnehmende auftreten. Ihnen als Arzt sollte klar sein, in welcher Funktion Sie gerade im Gespräch sind.

Tiefe und Bedeutung von Kommunikation

Die Bedeutung oder Tiefe einer Äußerung ist unabhängig von den neun Ebenen. Es ist möglich, jemanden auf der Sachebene zutiefst zu treffen:

Ihre Form von Bauchspeicheldrüsenkrebs ist als besonders aggressiv bekannt. Weniger als 5 % der Betroffenen überleben die Diagnose um mehr als fünf Jahre.

Diese Äußerung ist zwar sachlich und inhaltlich korrekt, auch auf eine Meinung verzichtete der Arzt – eine solche Äußerung würde aber als besonders hart aufgenommen werden.

> Die Betroffenheit, welche eine Äußerung beim Aufnehmenden auslöst, ist vollkommen unabhängig von der Ebene der Äußerung.
> Die Betroffenheit wird vorrangig durch den Inhalt verursacht, nicht durch die Ebene.

Echte Zeitverschwendung ist es, wenn der Arzt Fragen stellt, deren Antwort keine Bedeutung für den Patienten haben. Wenn er beispielsweise aus scheinbarem Interesse den Patienten nach der Wurmkur seines Hundes fragt, hat das für den Patienten und seinen Anlass, ihn aufzusuchen, keine Relevanz. Allenfalls als Einstiegsfrage sind entsprechende Fragen von gewissem Wert; aber es kann eigentlich ganz auf sie verzichtet werden. Wer diese Art Fragen nutzt, ist in einer oberflächlichen Ebene unterwegs, die niemals die korrekte Ebene für ein ärztliches Gespräch ist. Er sollte die Ebenentiefe wechseln, um zum tatsächlichen Grund der Konsultation zu kommen.

Es mag für manche Ärzte durchaus verlockend sein, sich eine gewisse Zeit an der Oberfläche aufzuhalten, es mag auch als weniger anstrengend empfunden werden – und je nach Inhalt – eine gewisse Neugier beim Arzt befriedigen oder ihm »unterhaltsamer« erscheinen. Das Risiko, damit bei sensitiven Patienten anzuecken, ist groß.

Sobald ein Arzt in der oberflächlichen Ebene verhaftet bleibt, sollte er seine Impulse anders kontrollieren, was bedeutet, mittels seines Willens einen raschen Ebenenwechsel zu vollziehen. Die anzustrebende Ebene ist die, welche ich die professionelle nenne und die von Empathie getragen wird. In ihr finden echte ärztliche Gespräche statt.

Die sachliche Ebene ist die der Informationsvermittlung; aber es ist zu bedenken, mit welchen Gefühlen selbst für den Arzt übliche oder unaufregende Untersuchungen beim Patienten einhergehen. Damit wird die Mitteilung eines Standard-Normalbefunds beim Patienten durchaus zu einem emotional belasteten, zumindest emotional gefärbten Vorgang.

> Jedes ärztliche Gespräch berührt emotionale Ebenen beim Patienten.

Auch deshalb ist die für sonstige Gespräche vielleicht immer wieder mögliche rein kognitive Ebene keine, welche beim Arzt möglich ist. In der Regel wird es die emotionale Ebene sein, auf welcher der Patient agiert. Und diese Ebene ist vom Arzt mit kognitiven Elementen (Wissen) und mentalen Anmerkungen (Meinungen und Gedanken) anzureichern und mit emotionalen Inhalten als Beziehungsäußerungen abzurunden.

Ebenen der Sinne

Es gibt Situationen, in denen ist Ihr Patient überfordert, er *will* Sie nicht mehr verstehen. Dann lassen Sie ihn zunächst in Ruhe. Aber es gibt auch Situationen, da *kann* Sie Ihr Patient nicht verstehen, Sie benutzen die falschen Worte. Vielleicht ist er ein auditiver Typ und Sie versuchen, seine visuellen Kanäle anzusprechen: vergebliche Mühe, Sie sollten die Sinnebene wechseln.

Achten Sie auf die Sinnesebene Ihrer Patienten. Es gibt Kennwörter, die Ihnen zeigen, in welchem Raum (visuell, taktil, akustisch oder olfaktorisch) sich Ihr Patient gerade befindet.

Beispiel

Sie fragen: *Wie geht's uns denn?*
Patient 1 sagt: »Ich fühle mich besser.« (taktil)
Patient 2 sagt: »So wie's aussieht, wird es besser.« (visuell)
Patient 3 sagt: »Mir wurde gesagt, ich sehe besser aus.« (akustisch)
Patient 4 sagt: »Haben Sie noch immer nicht gelernt, auf das ›Wie geht's uns denn‹ zu verzichten?« (ehrlich)

Auf die **Sinnebene** weisen Wörter hin wie [5]:

- **Sehen:** wahrnehmen; vorhersehen; sehen, wie eine … (Wolke, Eiche …); kurz-/weitsichtig; in Aussicht stellen; großes Spektrum; zeichnen; ausmalen
- **Hören:** diskutieren; sagen; rufen; fragen; anstimmen; lachen; vorhersagen; harmonieren; Einklang
- **Fühlen:** berühren; fühlen; beeindrucken; bewegen(d); empfinden; schlagen; (zu-)treffen; auswirken; schmecken

1.3 Paraverbale Körpersprache

Ihre Äußerungen bekommen ihre Gewichtung nicht aufgrund dessen, *was* Sie sagen, sondern *wie* Sie das tun.

> Die Bedeutung einer Äußerung wird aus dem **Wie** genährt. Das Wie sind vorrangig die paraverbalen Anteile der Sprache.

Stimmlage

Bei der Stimme kommt es auf ein Mittelmaß an: nicht zu leise, nicht zu laut, nicht zu tief und nicht zu hoch. Den besten Klang bekommt die Stimme in der **Indifferenzlage** [56], dem Tonbereich, den Sie nutzen, wenn Sie »hm« oder »aha« sagen. Mit dieser Tonlage bekommt man den vollsten Klang bei geringstem Aufwand. Das ist für Ärzte wichtig, weil sie oftmals den ganzen Tag sprechen.

Übung: Hm

Versuchen Sie, aus Ihrem »hm« oder »aha« heraus zu sprechen und hören Sie sich dabei zu. Ist das die Tonlage, die Sie auch sonst nutzen? Viele sprechen angestrengt in anderen Lagen, meistens zu hoch.
Üben Sie Ihre Hm-Lage mit für sich selbst offenen Ohren. Beim Sprechen ist aufrechtes, lockeres Sitzen gut. Verspannungen im Körper können sich in der Sprache niederschlagen. Auch die Bereiche, die für die Stimme maßgeblich sind (Mund, Rachen, Hals), sollten Sie lockern, z. B. Leerkauen, Zunge herausstrecken, Hals weich hin und her in kreisenden Bewegungen lockern und gähnen. Und wieder das Hm.

Lautstärke

Die Lautstärke hängt von der Situation und innerhalb einer Situation von der emotionalen Aufgeladenheit ab. Wenn Sie grundsätzlich leise sprechen, kann das andere nerven oder anstrengen. Die beste Weise, mit einer leisen Stimme umzugehen, ist es, auf eine besonders exakte Aussprache zu achten. Das kompensiert zu einem gewissen Maß.

Artikulation

Uschimachkeinquatsch: Vielleicht kennen Sie das vor sich hin genuschelte Lied aus der Gründerzeit noch. Furchtbar! Achten Sie darauf, Laute, Wörter und Sätze klar zu artikulieren. Fragen Sie Freunde, ob Ihr Sprechen klar wahrgenommen wird. Ansonsten trainieren Sie eine klare Aussprache. Es ist unnötig, dass sich Patienten mit dem Entschlüsseln Ihrer Botschaften quälen müssen statt sich um die Inhalte zu kümmern.

Modulation

Modulationen sind sehr sinnvoll, um die Inhalte zu unterstützen. Sie machen die Melodie des Sprechens aus.

Übung: Sprechmelodie

Sprechen Sie folgenden Satz laut aus, und zwar zuerst so, dass Ihre Stimme am Ende des Satzes nach unten geht, dann am Ende des Satzes in der Schwebe bleibt und zum Schluss nach oben geht. Welche Inhalte hören Sie bei den verschiedenen Varianten?
Satz: Frau Mustermann, nehmen Sie die Tabletten.
Wenn die Stimme am Ende nach oben geht, wird aus der Aussage eine Frage. Geht sie nach unten, wird es ein abschließender Hinweis. Bleibt die Stimme auf einem Level, hat man das Gefühl, es fehlt noch etwas und es kommen Zweifel auf.

Wenn Sie es noch nicht tun, trainieren Sie, Ihre Stimme am Ende eines Satzes auch wirklich nach unten zu lenken. Ihre Patienten können Ihre Aussagen so besser strukturieren und kommen mit den Inhalten leichter klar. Wenn Sie die Stimme auf gleichem Level halten, verursacht das eine Spannung, welche sich auf den Patienten übertragen und die Stimmung ungut beeinflussen kann.

Redefluss und Tempo

Es gibt Menschen, die hetzen sich selbst beim Sprechen. Wer seine Gespräche mit Patienten empathisch führt, beachtet, wie gut der Patient den Inhalten folgen kann. Es sollte für andere niemals Schwierigkeiten bereiten, den Worten des Arztes zu folgen.

Manche Menschen sprechen betont langsam, was ermüdend wirken kann. In der Regel wird das Sprechtempo schneller, wenn jemand aufgeregt ist. Viele Redner, Vortragende, können ein Lied davon singen.

Wer kennt nicht Menschen, bei deren Sprechverhalten Angst beim Zuhörer aufkommt. Angst, weil dessen Sprechen die Vorstellung nährt, der Aussprechende müsse gleich ersticken, weil er scheinbar keine Luft zwischen seinen Sätzen holt: Dauerfeuer.

Übung: Dauerfeuer

Nehmen Sie eine beliebige Zeitung oder Zeitschrift zur Hand oder gleich das Buch.
Sprechen Sie laut einen beliebigen Absatz ohne Pause zwischen den Sätzen. Danach machen Sie eine betonte Pause nach jedem Satz.
Fällt Ihnen auf, wie viel mehr an Informationen so vermittelt werden?

Wer seit Jahren oder länger darauf trainiert ist, möglichst viele Silben pro Minute unterzubringen, wer also schnell spricht, wird sich das nur sehr mühsam abtrainieren können. Meistens ist es leichter, zumindest die Pausen zwischen den einzelnen Sätzen zu beachten.

Betonung

Die Betonung oder der dynamische Akzent vermittelt den **Sinn des Satzes**. Wer monoton vor sich hin spricht, erschwert das Sinnverstehen des Zuhörers.

Übung: Den Sinn beeinflussen

Sprechen Sie laut den folgenden Satz und betonen Sie das jeweils **fett hervorgehobene** Wort. Empfinden Sie dabei zugleich mit, wie stark sich der Inhalt Ihrer Äußerung ändert:

	Das meint:
Frau Beispiel ist gestern im Krankenhaus gestorben.	Frau, nicht Herr
Frau **Beispiel** ist gestern im Krankenhaus gestorben.	Frau Beispiel, nicht Frau Etcetera
Frau Beispiel ist **gestern** im Krankenhaus gestorben.	gestern, nicht heute
Frau Beispiel ist gestern **im Krankenhaus** gestorben.	im Krankenhaus, nicht zu Hause
Frau Beispiel ist gestern im Krankenhaus **gestorben**.	gestorben, nicht operiert worden

Rhythmus

Der Rhythmus der Sprache hat fast keinen Informationswert, fällt aber sofort unangenehm auf, wenn er nicht wie erwartet erfolgt [8].

Tonfall

Der Tonfall kann einiges verraten [12] (Tab. 1-1).

Tab. 1-1 Der Tonfall und seine Bedeutung

Ton	Bedeutung
• abgehackt und laut	Wut, Verzweiflung, Aggression
• abrupt	Angst, Verteidigung
• hoch und gezogen	Unwissen, Ungläubigkeit
• schnell und eindringlich	Überzeugungswunsch, Begeisterung
• monoton	sich nicht einlassen wollen, Distanz wahren, Langeweile
• langsam und hoch	Depression (manchmal auch Anspannung)
• aufsteigend	Überraschung

Übung: Sprechen ändern

Teil I

Lesen Sie zunächst die folgenden vier Sätze und sprechen Sie sie dann so, wie Sie sie immer sprechen. Wenn Sie ein Diktiergerät haben, sprechen Sie diese Sätze darauf, sodass Sie sich besser kontrollieren können. Sollten Sie kein Diktiergerät haben, können Sie eventuell die Diktierfunktion Ihres Handys nutzen.

Sie können auch eine zweite Person bitten, Ihre Aussage nach folgenden Kriterien zu beurteilen:

- Tonhöhe
- Sprechfluss, Redetempo
- Pausen
- Klang der Stimme
- Modulation (Melodieführung)
- Expressivität (wie fühlbar ist Ihre Empathie dabei?)
- Lautstärke

Text: Frau Burgmüller, die Befunde Ihres Mannes liegen inzwischen vor. Leider kann ich Ihnen keine gute Botschaft übermitteln. Der Infarkt hat größere Bereiche seines Herzens erfasst und wir wissen noch nicht, wie der weitere Verlauf sein wird. Seien Sie sicher, wir tun alles für ihn, was in unserer Macht liegt.

Teil II a

Wenn Sie diese Übung gemacht haben, sprechen Sie den Text noch einmal. Diesmal versuchen Sie, ihn so neutral wie möglich auszudrücken. Kontrollieren Sie sich wieder selbst oder bitten Sie eine zweite Person.

Teil II b

Nun sprechen Sie den Text so, als seien Sie seit Jahrzehnten ein für seine mitreißenden und einfühlsamen Leistungen geehrter Schauspieler, der etwas zu theatralisch und zu exaltiert spricht.

Teil II c

Als Letztes sprechen Sie den Text noch einmal so, wie Sie ihn normalerweise sprechen würden.

Welchen Unterschied zur Version Teil I hören Sie? Meistens haben Sie einige Facetten des »Schauspielers« übernommen, weil es gut tut und klingt, Gefühl und Ausdruck in seine Sprache zu bringen.

2 Besonderheiten ärztlicher Gespräche

Bis zu 80 % aller Diagnosen lassen sich – bei guter Anamnesetechnik – allein aufgrund einer ausführlichen Anamnese stellen. [25]

Innere Vorbereitung

Was macht ein Chirurg vor jedem operativen Eingriff, also vor dem Moment, wo es ums Ganze geht? Er desinfiziert seine Hände, seine wichtigsten »Arbeitsmittel«. Das wichtigste »Arbeitsmittel« im täglichen Kontakt mit Patienten außerhalb des OP ist die Kommunikation, das Gespräch. Beginnen Sie deshalb, Ihrem Geist eine Art des Händewaschens zu schenken, das heißt:

- vor einem Gespräch die vorhergehende Tätigkeit wirklich beendet zu haben,
- sich vor einem Gespräch auf das zu konzentrieren, was Sie erwartet,
- sich vorher zu überlegen, was das bevorstehende Gespräch für Sie bedeutet,
- vor einem Gespräch mit sich zu klären, welche Gefühle in Ihnen sind – auch für oder gegen den Sie nun erwartenden Patienten.

Kein Gespräch kann vom Ablauf her mit letzter Sicherheit geplant werden, weil Reaktionen nicht vorhersehbar sind. Deshalb ist ein ärztliches Gespräch trotz aller Führung durch den Arzt immer auch ein **offener Prozess**. Dennoch können Sie über Ihre Gesprächsvorbereitung, Ihr Fachwissen, Ihre Empathie, Ihr Bewusstsein, was zu sagen und was nicht zu sagen ist, viel lenken.

Nur: Wie viele Ärzte bereiten sich wirklich auf ein Gespräch vor, außer sich noch einmal schnell den Namen des Patienten zu vergegenwärtigen? Zwar muss nicht jedes ärztliche Gespräch intensiv vorbereitet sein, aber erheblich mehr Gespräche als die schweren sollten adäquat angegangen werden. Dazu dient, sich vorher die in Tabelle 2-1 aufgelisteten Fragen zu stellen und zu beantworten [6, 27].

Tab. 2-1 Fragen zur Gesprächsvorbereitung [nach 6, 27]

Ziel:	Was will ich mit dem Gespräch erreichen?
Inhalte:	Welche Themen oder Inhalte sollte ich ansprechen?
Entscheidungen:	Sind Entscheidungen zu treffen und welche passen für den Patienten?
Unterlagen:	Brauche ich Unterlagen für das Gespräch und welche?
Vermeidung:	Was möchte ich unbedingt vermeiden?
Einwände:	Was wird mein Gesprächspartner einwenden und wie werde ich darauf reagieren?
Vorgehen:	Ist eine bestimmte Gesprächsabfolge sinnvoll, wie werde ich vorgehen?
Beginn:	Was wird mein erster Satz sein?
Ende:	Womit sollte ich enden?

2.1 Grundlegende Aspekte eines ärztlichen Gesprächs

Die folgenden grundsätzlichen Bereiche bilden die Inhalte eines ärztlichen Gesprächs [35, 40]:

- das Problem bestimmen und überwachen
  - Grundlagenwissen über Krankheiten und Erkrankungen erwerben
  - psychosoziale Daten des Krankheitsverlaufs erhalten
  - Erhebung biomedizinischer, psychologischer und sozialer Daten
  - Verstehen biomedizinischer und psychosozialer Daten
  - Hervorbringen und Testen multipler Hypothesen im Verlauf des Gespräches
- die therapeutische Beziehung entwickeln, aufrechterhalten und abschließen
  - die Art der Beziehung definieren
  - professionelle Expertise kommunizieren
  - Interesse, Respekt, Unterstützung und Empathie kommunizieren
  - Kommunikationsbarrieren erkennen und überwinden
  - die Perspektive des Patienten erkennen und verstehen
- den Patienten aufklären und für die Einhaltung des Behandlungsplans Sorge tragen
  - Konfliktbereiche bestimmen und durch Verhandlung zu lösen versuchen
  - über die diagnostische Bedeutung des Problems sprechen
  - Verhandlung und Empfehlung geeigneter diagnostischer Verfahren und Behandlungen
  - Verhandlung und Empfehlung präventiver Maßnahmen wie Veränderungen der Lebensgewohnheiten
  - den Umgang mit der Krankheit verbessern

Wichtige Funktionen ärztlicher Gespräche

Vertrauen schaffen

Vorrangig für das ärztliche Gespräch ist es, Vertrauen zu schaffen. Vertrauen wird vom Arzt aus aufgebaut mittels

- Ehrlichkeit,
- Verständnis,
- würdevoller Umgebung,
- wertschätzenden Auftretens,
- Freundlichkeit,
- Offenheit,
- Verzicht auf Unterbrechung des Patienten (das macht ohnehin Sinn, weil jede ärztliche Unterbrechung die Gesprächsdauer eher verlängert als verkürzt) und
- Sprechen auf gleicher Augenhöhe (d. h. räumlich und menschlich).

Selbstdarstellung

Die wenigsten Ärzte werden für die Wahrung ihres persönlichen Stils geschätzt oder konsultiert. Ich erinnere mich, wie ich meine Vorliebe für auffallende Krawatten verlor und mich daraufhin viele Patienten fragten, wo denn die knalligen Krawatten hingekommen seien. Die Erwartungen meiner Patienten orientierten sich aber natürlich hauptsächlich an meinem Wissensstand und meinen ärztlichen Fähigkeiten, ebenso an meinem Wunsch, ihnen helfen zu wollen. Ärzte überzeugen nicht durch Ihren Stil, sondern durch sich selbst.

> Patienten wollen vom Arzt Aufgeschlossenheit und Kompetenz, keine Selbstdarstellung. Das gilt uneingeschränkt auch für das ärztliche Gespräch und ändert nichts an der Tatsache, dass der Arzt durch sich selbst überzeugt.

Angst abbauen oder nicht aufkommen lassen

In mehr als jedem dritten Gespräch (37 %) äußern Patienten ihre Sorgen oder Ängste und fordern den Arzt direkt oder mittelbar zu einer Reaktion auf [42]; nur 22 % der Ärzte gehen dann darauf ein, eine Dreiviertelmehrheit jedoch nicht.

Patienten leiden oftmals an Angst, wenn sie ihrem Arzt gegenübersitzen. Angst ist wohl einer der stärksten Stressfaktoren. Es gibt nur zwei Möglichkeiten, auf Angst zu reagieren: Flucht oder Angriff.

Beides ziemt sich nicht für den Patienten. Fliehen kann er kaum, er will ja behandelt werden, angreifen auch nicht. Also wird seine Aufmerksamkeit gesteigert sein, wenn die Angst nicht zu groß ist, zumindest wird er auf unerwartete Störungen oder Abläufe anders reagieren als ohne Angst. Ist die Angst zu groß, flieht er *innerlich,* was zur Aufmerksamkeitsminderung beiträgt.

Wenn Sie Angst bei Ihrem Patienten spüren, vermeiden Sie jeden Ausdruck von

- Überlegenheit: *Ich würde mich an Ihrer Stelle nicht so ängstigen.*
- Überraschung: *Deshalb regen Sie sich so auf?*
- Wertung: *Davor müssen Sie sich doch nicht fürchten.*
- Entrüstung: *Meine Güte, es gibt wirklich Schlimmeres.*
- Distanzierung: *Versuchen Sie doch bitte, sich zu beruhigen!*

Wer Angst hat, braucht enge Begleitung. Geben Sie Ihrem Patienten Mut, sofern es passt. Dafür können Sie eine der folgenden wertfreien Äußerungen verwenden:

Sprechen Sie mit mir darüber.
Gerne können Sie sich mir anvertrauen, wenn Sie mögen.

Um die Angst Ihrer Patienten zu verringern, gibt es eine Vielzahl von Kommunikationschancen für Sie [18].

■ **Erkennend statt zwingend:** Vermeiden Sie Fragen, welche den Patienten zu einer Aussage zwingen, insbesondere zu Aussagen, welche vermutlich schwer oder unangenehm sind.

- Nicht: *Sind Sie drogenabhängig?*
- Besser: *HIV-Infektionen treten in Risikogruppen wie bei Homosexuellen oder Drogenabhängigen gehäuft auf. Auch bei Menschen, die im Gesundheitswesen arbeiten, ist die Infektion möglich. Haben Sie eine Vorstellung, wie es bei Ihnen zur Infektion gekommen ist?*

■ **Neutral statt erwartungsvoll:** Vermeiden Sie, mit Ihren Fragen Erwartungen auszudrücken.

- Nicht: *Hat es mit der Medikamenteneinnahme geklappt?*
- Besser: *Wie ist es Ihnen mit der Medikamenteneinnahme ergangen?*

■ **Stärkend statt schwächend:** Vermeiden Sie Fragen, deren Beantwortung Ihren Patienten schwächt oder zu einer Art Negativ-Image führt.

- Nicht: *Können Sie bei Süßigkeiten und fetten Sachen nicht nein sagen?*
- Besser: *Wie ernähren Sie sich?* oder *Was wissen Sie über gesunde Ernährung?*

■ **Eigen statt fremd:** Vermeiden Sie Fragen, mit denen Ihr Patient Fremdbeurteilungen über sich selbst weitergeben soll.

- Nicht: *Was sagt Ihre Frau denn dazu, wenn Sie sich so verhalten?*
- Besser: *Wie sehen Sie Ihr Verhältnis zu Ihrer Frau?*

■ **Selbstverständlich statt schuldig:** Vermeiden Sie Fragen, welche Schuld- oder Schamgefühle hervorrufen können.

- Nicht: *Betreiben Sie Analverkehr?*

- Besser: *Bestimmte Sexualpraktiken erhöhen das Risiko für Feigwarzeninfektionen im Analbereich.* Eine kurze Pause einlegen und den Patienten anschauen.

▪ **Klären statt streiten:** Vermeiden Sie die aggressive Gegenüberstellung Ihres Patienten mit seinem eigenen Verhalten.
- Nicht: *Haben Sie nicht selbst bei unserem letzten Gespräch gesagt, Sie wollten sich in Zukunft an unsere Vereinbarungen halten?*
- Besser: *Wir hatten bei unserem letzten Gespräch eine Vereinbarung getroffen. Wie sehen Sie das?*

▪ **Interessiert statt wertend:** Vermeiden Sie Formulierungen, welche wertend klingen oder sind.
- Nicht: *Was haben Sie sich denn dabei gedacht?*
- Besser: *Was hat Sie zu der Entscheidung geführt?*

▪ **Grenzen wahrend statt Tabubruch:** Vermeiden Sie auch als Arzt Tabuthemen, welche für Ihre Diagnose oder Therapieüberlegungen ohne Belang sind.
- Nicht: *Wie viel Sexualpartner hatten Sie bisher/seit einem Jahr?*
- Besser: Schweigen und wichtigere Themen besprechen.

▪ **Neutral statt abwertend:** Vermeiden Sie Abwertungen.
- Nicht: *Ein normaler Mensch würde meine Empfehlungen einhalten.*
- Besser: *Welchen Grund hatten Sie, meine Empfehlungen nicht einzuhalten?*

▪ **Fließend statt fixierend:** Vermeiden Sie, dass sich Ihr Patient festbeißt oder festbeißen »muss«.
- Nicht: *Sie haben Ihren Mann sehr geliebt?* (wenn die Witwe bereits deshalb weint)
- Besser: *Sie sind sehr traurig. Wollen Sie zunächst über etwas anderes sprechen?*

Gehen Sie so konkret wie möglich auf den Patienten ein, das gilt auch bezüglich des unmittelbaren Ansprechens der Ängste des Patienten.

Was konkret macht Ihnen dabei Angst?
Was befürchten Sie genau?
Was genau finden Sie daran so schlimm?

Fehler im strukturellen Gesprächsaufbau

Grundfehler

Die folgenden drei Fehler treten öfter auf:
- Der Arzt meint vorab oder zu rasch zu wissen, worum es bei der Erkrankung oder den Symptomen geht.
- Der Arzt ist sich zu schnell sicher, zu wissen, worum es dem Patienten geht.
- Das Gespräch wird nicht konkret genug geführt.

Satzlänge

Es wird behauptet, Redakteure einer großen deutschen Boulevard-Zeitung hätten die Anweisung, keine Sätze zu produzieren, welche mehr als sieben Wörter haben. Nehmen Sie sich daran ein Beispiel – wenn ich es in diesem Buch schon nicht tue. Wenn Sie sprechen, bedenken Sie, wie häufig Patienten vor Ihnen sitzen, die angespannt sind. Deren Aufmerksamkeitsfähigkeit ist eingeschränkt oder auf besondere Weise aktiviert. Kommen Sie ihnen mit kurzen Sätzen entgegen.

Unterbrechung

Einen Patienten zu unterbrechen übt auf nicht wenige Ärzte einen scheinbar starken Reiz aus. Vielleicht ist das der am häufigsten gemachte Fehler bei ärztlichen Gesprächen. Wer die Antwort seines Patienten nicht vollständig abwartet, zeigt damit, dass er meint, mehr über die Erkrankungsauswirkungen bei seinem Patienten zu wissen als der Patient selbst. Das kann als eine Art Zurechtweisung angesehen werden oder auf Desinteresse des Arztes gegenüber seinem Patienten hindeuten. Der Arzt konterkariert auch den Wert der Frage, deren Antwort er nicht abwartet.

Mehr als eine Frage

Ein grundsätzlich häufiger Fehler ist, wenn der Arzt mehr als eine Frage gleichzeitig stellt:

Haben Sie die Medikamente eingenommen? Sind die Beschwerden denn besser geworden?

Der Patient kann sich nun aussuchen, welche Frage er beantwortet. Folge: Zwei oder mehr Fragen als Salve zu äußern, führt zum Rollentausch, der Patient führt nun. Darüber hinaus wird er höchstens eine der zwei Fragen beantworten.

Abrupter Themenwechsel

Ein weiterer Fallstrick ist, das Thema abrupt zu wechseln, ohne den Wechsel vorher kurz zu thematisieren. Der Patient kann dies als Desinteresse werten, auch als Unberechenbarkeit. Ein Themenwechsel findet auch dann statt, wenn nach der Beschreibung wichtiger Krankheitsdetails unmittelbar zur Therapie gewechselt wird. Hier würden zwei vermittelnde Sätze genügen:

Das war das Wichtigste zu Ihrer Erkrankung. Nun komme ich zu den Therapiemöglichkeiten.

Klärungssekunden für den Patienten

Wenn Sie die Antwort Ihres Patienten hören, sprechen Sie erst wieder, wenn der andere drei Sekunden schweigt. So lange dauert es bei einem normalen Menschen, für sich zu klären, ob er noch etwas sagen möchte oder ob alles gesagt ist.

Unbegrenzte Gespräche

Ein weiterer Fehler, der allerdings selten auftritt, besteht darin, den Patienten zu lange sprechen zu lassen (Verbalonanie; s. Kap. 9.6, S. 154). Viel öfter antwortet oder spricht der Arzt von sich aus in ungebührlicher Länge, führt Selbstgespräche in Anwesenheit des Patienten. Ärztliche Fragen, Antworten und Erläuterungen sollten kurz und genau sein.

> Je mehr unnötige Informationen ausgebreitet werden, umso unsicherer kann der Patient werden.
> Je mehr nötige Informationen unausgesprochen blieben, umso mehr wird der Patient gelenkt.

Unmittelbares Antworten

Ein struktureller Fehler ist es, wenn der Arzt jede Frage des Patienten unmittelbar beantwortet. Eine Pause, auch eine ganz kurze, nachdem der Patient ausgesprochen hat, zeigt, dass er nachdenkt. Fällt der Arzt dem Patienten in sein letztes Wort, kann dieser das als Abspulen vorbereiteter Antworten interpretieren. Das degradiert den Patienten zu einem gewissen Teil. Es geht hier nicht darum, lange Pausen zu setzen und auszuhalten. Es geht einfach um eine Art Verschnaufsekunden.

2.2 Rollen des Arztes

Immer, wenn Sie sprechen, sprechen Sie auch über sich. [34]

So wie es unmöglich ist, nicht zu kommunizieren, ist es auch nicht möglich, ohne eine Rolle zu kommunizieren. Das Arztsein als solches kann als eine Art **Meta-Rolle** angesehen werden, von der aus sich sehr unterschiedliche Rollen einnehmen lassen. Der einzelne Arzt bevorzugt ein eher geringes Spektrum an Rollen, insgesamt ist die Rollenvielfalt jedoch fast unüberschaubar.

> Die Rolle beeinflusst das Format und den Ablauf des Gesprächs.

Die Gefahr für den Arzt, sich in seiner Rolle über den Patienten zu stellen, existiert; der Verlockung des Wissensvorsprungs und des hohen Status ist manchmal schwer zu widerstehen.

Ein Patient, der einem Arzt in der Rolle des Anklägers gegenübersitzt:
Wie konnten Sie nur Ihre Medikamente eigenmächtig absetzen?,

wird anders reagieren als der Patient, dessen Arzt die Helferrolle einnimmt:
Was kann ich für Sie tun, damit Sie in Zukunft an Ihre Medikamenteneinnahme denken?

Selbst innerhalb eines Gesprächs wechselt der Arzt seine Rolle; Gleiches gilt für den Patienten, der in sehr verschiedenen Rollen antwortet oder auch das Gespräch führt.

Virginia Satir beschrieb vier grundsätzliche **Kommunikationstypen,** welche Rollen entsprechen:

- **Besänftiger:** Er sagt meistens Ja, stimmt stets zu, seine Unterwürfigkeit, so sie nicht perfide Taktik darstellt, weist auf seine Hilf- und Wertlosigkeitsgefühle sich selbst gegenüber hin.
- **Richter:** Er weiß es einfach besser, tadelt gerne, greift an, liebt seinen erhobenen Zeigefinger. Oftmals fühlt er sich einsam und erfolglos.
- **Ablenker:** Er versucht, um den heißen Brei herumzureden. Er meint, dass sich ohnehin niemand um ihn kümmere.
- **Vernünftiger:** Er versucht unbedingt die Sachebene zu halten. Er fühlt sich ruhig und gelassen, ist meistens verletzlich; seine Vernunft soll ihn unangreifbar machen.

Aber es gibt noch mehr Rollen für Ärzte:

- Held: *Das war doch selbstverständlich, diese schwere Operationstechnik für Sie zu nutzen.*
- Ankläger: *Wenn Sie weiter so leben, werden Sie die Folgen davon schmerzhaft spüren.*
- Opfer: *Wir Ärzte können da nichts tun. Das ist eben das Schicksal.*
- Helfer: *Gerne tue ich alles, damit es Ihnen wieder besser geht.*
- Gütiger: *Machen Sie sich doch deshalb keine Vorwürfe.*
- Fordernder: *Sie müssen sich jetzt auch einmal zusammenreißen.*
- Experte: *Wissenschaftliche Untersuchungen beweisen eindeutig den Zusammenhang Ihrer Erkrankung mit ungezügeltem Butterkonsum.*
- Mitmensch: *Es geht uns allen doch so.*

Auch jenseits der Gespräche mit Patienten nehmen Ärzte Rollen ein, die wechseln, je nachdem, ob der Chefarzt kontaktiert wird, ein hierarchisch gleichgestellter Kollege oder der eigene Partner.

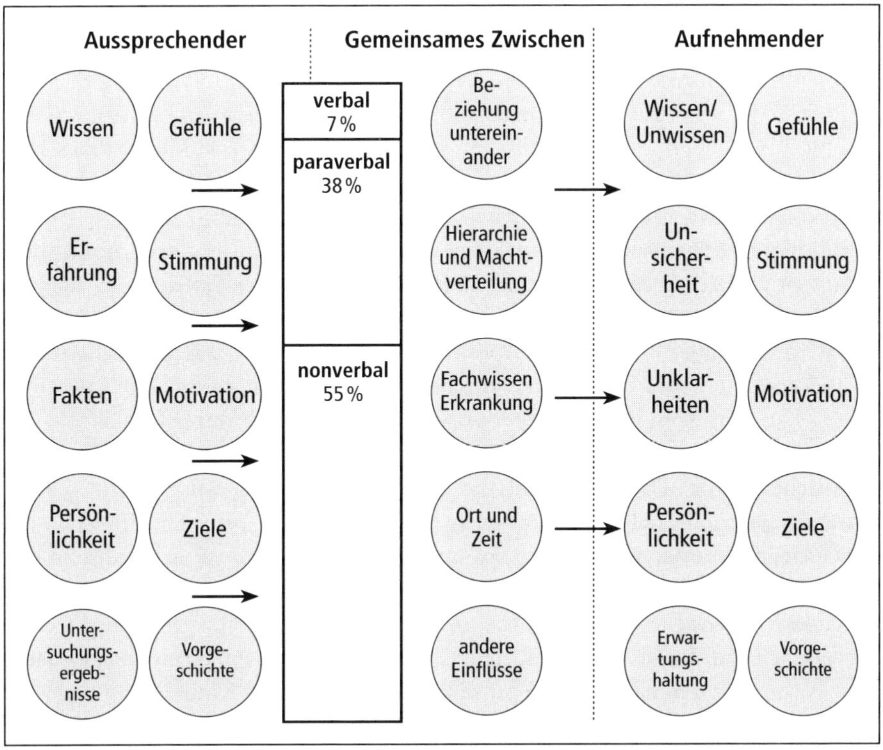

Abb. 2-1 Was Gespräche beeinflusst

Die eingenommenen Rollen basieren nicht nur auf dem Hierarchie- und Wissensgefälle, sondern auf den Persönlichkeiten, die aufeinandertreffen, und vielen weiteren Faktoren (Abb. 2-1). Auch deshalb ist es schwer, ein symmetrisches Gespräch, eines auf beständig gleicher Augenhöhe zu führen.

Die Rolle, welche der Arzt einnimmt und nutzt, entscheidet maßgeblich über seine Glaubwürdigkeit. Wer versucht, mittels Expertentum von eigener menschlicher Betroffenheit abzulenken, arbeitet ebenso gegen seine Authentizität wie der Arzt, der gütig tut und innerlich wütend ist. Je näher die ausgeführte Rolle am Wesen des Arztes liegt und seine Persönlichkeit ausdrückt, umso authentischer wirkt er.

Arzt-Patient-Dyaden brauchen emotionales Vokabular

Die typische ärztliche Kommunikation ist dyadisch, findet also in Zweierbeziehungen statt. Das ist keine Besonderheit dieses Berufs, sondern üblich. Insofern könnte man glauben, alle seien besonders in dieser Form der Kommunikation geübt. Das ist weit gefehlt, im Arztberuf wahrscheinlich auch, weil es stetig um intime Themen, Gesundheit und Krankheit, geht. Solche Gesprächsinhalte werden bei

»physiologischen« Dyaden wie zwischen Mutter und Kind, Vater und Großvater, Partner und Partnerin im Detail wenig besprochen und damit kaum geübt.

Das ist für den Arzt von Bedeutung, weil Kommunikation unserer Orientierung dient, also der von Arzt und Patient. Kommunikation ist eine Art Navigationssystem für unser Leben und Überleben. Ihr grundsätzliches Ziel ist, Klarheit zu schaffen (was ein so hohes Ziel ist, dass es oft nicht erreicht wird) und Unsicherheit abzubauen und auch Angst zu nehmen.

Ein großer Teil unseres **Selbstwertes** wird uns durch unsere Kommunikation vermittelt und geschenkt. Das macht sie in der Beratung des Patienten so wichtig. Die Exaktheit der Sprache ist dabei von besonderer Bedeutung, gerade beim Ausdruck von Gefühlen: Können Sie spontan den Unterschied zwischen Scham und Schuld erkennen und definieren, zwischen Neid und Missgunst oder Zorn und Wut? Es kommt wohl häufiger vor, dass wir die falschen Wörter gebrauchen.

Sprache formt und bildet Realität – auf dieser Tatsache basieren nicht nur journalistische Berufe. Das heißt, mit der Sprache weiten wir unser Denken oder schränken es ein. Gleiches gilt für unsere Gefühlswelt und unser Empfinden.

Die Degradierung von Wörtern zu Schlagwörtern verhindert, sich selbst zu zeigen, sie verhindert Authentizität. Stellen Sie sich vor, es gäbe die gesetzliche Anweisung, dass folgende Wörter verboten seien: gut, schlecht, krass, geil, endgeil, cool, pervers, Scheiße, Kacke, Mist, fett, echt, Checker, Opfer, endig, Porno, mega, Hammer. Was würde geschehen? Eine ganze Generation, die der Kinder bis jungen Erwachsenen, wäre für eine gewisse Zeit fast unfähig, sich noch auszudrücken. Welch angenehme Stille würde uns erwarten. Aber Menschen müssen sprechen, müssen sich ausdrücken. Sie würden beginnen, zu entdecken, welche Gefühlsvielfalt sie ausdrücken können. Herzzerreißende Szenen würden sich abspielen, wenn den Menschen klar würde, was sie tatsächlich fühlen: Nicht Coolness, sondern ergriffen werden, etwas als inspirierend, bombastisch, verklärend, verwirrend, verunsichernd, grandios, abgrundtief, wundervoll, bezaubernd, enttäuschend, ernüchternd, bewegend, einzigartig, ungewöhnlich, beeindruckend, faszinierend, heftig, begeisternd, ruhig, froh, glücklich, liebevoll erleben. Das und vieles mehr würde ihnen wieder einfallen.

> An unserem emotionalen Vokabular sollten wir stetig arbeiten. Je vielfältiger unsere emotionale Sprache wird, umso vielfältiger wird unsere eigene emotionale Realität. Gefühle als solche können wir nicht sicher und nicht direkt erkennen. Sprache bringt die Gefühle ins Außen, verbal und nicht verbal. Sprache transportiert keine Emotionen, aber sie ist ein möglicher und wichtiger Teil von Emotionen.

Das macht den Umgang mit der Sprache jedoch nicht leichter. Aber wir können unsere Wahrnehmung und die korrekte Einschätzung von Emotionen durchaus verbessern und trainieren. Das ist Basisarbeit, denn erfolgreiche Kommunikation verlangt vom Arzt, den Patienten verstanden zu haben.

Die Erkrankung zu verstehen bedeutet keineswegs, den Kranken zu verstehen. Zum Arzt kommen keine Krankheiten – es sei denn, er ist Mikrobiologe, Labormediziner oder Histologe –, sondern Menschen mit Krankheiten.

Ein Problem stellt sich bei bestimmten Fachgebieten besonders, beispielsweise in der Dermatologie oder der Radiologie: In aller Regel ist dem Arzt in kürzester Zeit die Diagnose klar. Das kann dazu verleiten, den Patienten gar nicht mehr anzuhören (**Ignoranz**) oder so zu tun, als würde man ihm zuhören (**Scheinheiligkeit**). Ebenso wird die Technik verwendet, nur abschnittsweise zuzuhören (**Selektion**).

Auf der positiven Seite der Kommunikation steht das aufmerksame und **einfühlende Zuhören**. Beim aufmerksamen Zuhören wollen Sie die Inhalte komplett verstehen, beim einfühlenden darüber hinaus auch den Menschen, ihm gleichsam einen seelischen Raum schenken. Das bedeutet in keiner Weise, ihm zuzustimmen. Einfühlende Kommunikation ist gerade in Streitsituationen sinnvoll, weil sie vom Arzt nicht Selbstaufgabe erwartet, aber das Verständnis für den Patienten erhöht.

2.3 Kommunikation und Empathie

Die Fähigkeit zum Perspektivenwechsel öffnet das Tor zur Welt des Patienten. [30]

Grundlagen

> Grundsätzlich gilt: Es existiert keine emotionsfreie Zone in der Kommunikation. Jede Kommunikation ist Emotion.
> Sprechen bedeutet, in Beziehung zu treten.

Die Inhalte ärztlicher Gespräche sollten immer einfühlsam kommuniziert werden; es gibt keinen Grund, es bei irgendeiner ärztlichen Botschaft anders zu tun. Der Inhalt ist immer mit dem Leben, der Lebensqualität, dem Überleben oder mit Leiden und Tod verbunden. Diese Themen berühren die Grundangst des Menschen vor dem Tod – sogar in Ansätzen bei einer vorgeblich banalen Erkältung.

> Weil Kranksein niemals banal ist, darf auch die Kommunikation zwischen Arzt und Patient niemals banal sein.

Der Begriff Kommunikation leitet sich vom lateinischen *communicare* ab und bedeutet, in Verbindung zu stehen, etwas zu teilen, gemeinsam zu haben oder zu sein.

Aus der Bedeutung des Wortes kann erkannt werden, dass Kommunikation dann ihren Sinn erfüllt, wenn sie zur Verständigung zwischen Arzt und Patient beiträgt. Vor der Verständigung liegt das Verständnis, und dieses meint den beidseitigen Prozess des **Verstandenwerdens**. Durch ein effektives ärztliches Gespräch versteht der Arzt den Patienten und der Patient den Arzt. Beides ist alles andere als selbstverständlich. Damit es zum gegenseitigen Verstandenwerden kommt, beachtet der Profi in dieser Dyade, der Arzt, die Gefühle des Patienten und gründet darauf seine ärztliche Empathie, sein Einfühlungsvermögen. Das verlangt danach, für eine gewisse Zeit die Sichtweise des anderen einzunehmen.

Jede Kommunikation, die nicht aus dem persönlichen Innen kommt, die nicht tiefe Überzeugungen spiegelt, sondern um ihrer selbst willen praktiziert wird, ist keine Kommunikation.

Gelungene, mitmenschliche Kommunikation hat viel mit emotionaler Kompetenz zu tun. **Emotionale Kompetenz** bedeutet eine ausgeprägte Fähigkeit, mit den eigenen Emotionen und denen der anderen wirkungsvoll umzugehen; die Wirkung bezieht sich dabei ebenso auf die eigenen Ziele wie auf die der anderen.

Emotionale Intelligenz ist eine wesentliche Ressource, eine Kraftquelle [19]. Erwartungen an andere Menschen sind eher das Gegenteil [44]. Emotionale Intelligenz führt zur Verbesserung des Gemeinschaftsgefühls [14] mit Mitarbeitern und Patienten; es gibt durchaus Ärzte, die das nicht wollen. Diese Einstellung kann überdacht werden, wenn Sie es sich leichter machen möchten.

Ihre höchste kommunikative Kompetenz haben Sie dann erreicht, wenn das Feedback der Menschen in Ihrer Umgebung das ist, was Sie erreichen wollen [41]. Ärztliche Beratung sollte nach dem **Als-ob-Prinzip** erfolgen. Das bedeutet, Sie tun so, als ob Sie sich sicher sein können, dass Ihre Beratung bestmöglich aufgenommen wird. Positiv wirksam ist diese innere Einstellung dann, wenn Sie dabei nicht überheblich sind oder wirken. Basis ist, tatsächlich die Ihnen bestmögliche Kommunikation zu pflegen.

Kompetent beraten können Sie dann, wenn Sie Ihre Fühler zum Gegenüber hin ausstrecken, um Informationen über sein seelisches Befinden, seine sozial-ökonomische Situation, seine Verarbeitungsmöglichkeiten und dergleichen zu erhalten [43]. Wenn Sie sich wirklich in die Welt Ihres Patienten hineinversetzen, müssen Sie während seiner Ausführungen zunächst darauf verzichten, das Gesagte in Ihre Kategorie medizinischer Systeme zu übersetzen. Beim Patienten zu sein bedeutet, für eine gewisse Zeit Ihr medizinisches Wissen hintanzustellen.

Die Genauigkeit, mit der Ärzte die von ihren Patienten geäußerten Emotionen korrekt erkennen, korreliert eng mit deren Zufriedenheit der Beziehung zum Arzt [45].

> Erfolgreiche Kommunikation ist der wechselseitige Prozess, wenn sich Arzt und Patient über die Bedeutungsinhalte verständigt haben [40].

Einfühlung belässt die allgemeinen und persönlichen Wertmaßstäbe des Patienten wertungsfrei. Der Patient bedarf der Wertschätzung im Sinne der Wohlgesonnenheit und der freundlichen Zuwendung, nicht der Bewertung [18].

Ärzte sollten innerhalb kürzester Zeit in der Lage sein, die sehr unterschiedlichen Weltbilder ihrer verschiedenen Patienten zu verstehen [26]. Das ist an sich schon eine Herausforderung, die noch dadurch verstärkt wird, dass es bei ärztlichen Gesprächen immer um die Sorgen, das Leid und Elend, die Ängste und die Wünsche der Patienten geht – um deren Kranksein.

Um dies bewältigen zu können, kann der Arzt zwei grundsätzliche Methoden wählen: Die eine Methode ist, sich soweit wie möglich abzugrenzen, nichts an sich heranzulassen. Diese Methode kann je nach Persönlichkeit des Arztes, Ausdauer, Willenskraft und insbesondere für bestimmte Fachrichtungen genügen. Aus früheren Schulzeiten wissen wir: Genügend bedeutet die Note vier, es reicht aus, ist aber weder gut noch sehr gut.

Andere nutzen die **Methode der Empathie**. Sie ist untrennbar mit dem Arztsein verbunden [6]. Die Emotionen der Patienten können Ärzte nur dann wirklich verstehen, wenn sie ihre eigenen Emotionen verstehen, da Verständnis für einen anderen Menschen darauf basiert, die gleichen neuronalen Systeme (Spiegelneurone) zu aktivieren, mit denen die eigenen Gefühle erlebbar werden.

»Mit-Gefühl« bedeutet, das »Mit-Einander« ist von vorrangigem Interesse. Einfühlung betont den anderen und braucht die intensive Auseinandersetzung mit dem anderen [18]. Sympathie ist eine Form des Mitgefühls. Sympathie bedeutet Wertung, konkret der wertenden Zustimmung zu den Ideen, zum Weltbild, zu den Gefühlen des anderen. Insofern ist Antipathie auch eine Form des Mitgefühls, eine wertende Ablehnung des Weltbilds oder der Gefühle eines anderen.

> Sympathie ist Mitgefühl im Sinne wertender Zustimmung. Antipathie ist Mitgefühl im Sinne abwertender Distanzierung.

Mitgefühl ist ein Teil von Empathie, aber eine andere Entität. Ohne Mitgefühl können wir keine Empathie entwickeln. An anderer Stelle habe ich meine Definition von Empathie dargelegt [6]:

> Empathie ist die erwachsene Fähigkeit, sein Mitgefühl in einen zeitlich und inhaltlich kongruenten Kontext zu integrieren. Somit ist Empathie die erwachsene Verarbeitung des Mitgefühls im komplexen Zusammenhang des Selbst.

Mitgefühl bedeutet, in sich selbst das Gefühl zu haben, das in einem anderen zur selben Zeit oder kurz zuvor herrschte. Mitgefühl braucht keine gestalterischen Künste, kein aktives Handeln und kein Gestalten im zwischenmenschlichen Bereich. Es ist Babys möglich und es hat auch tatsächlich etwas recht Kindliches.

Mitgefühl kann nicht scheitern oder nicht gelingen. Es ist einfach da, kann genutzt oder vernachlässigt werden. Es schadet meistens nicht, aber es nutzt im ärztlichen Gespräch nicht ausreichend.

Empathie entwickelt sich ausschließlich im Rahmen eines aktiven Tuns, sie wird innerlich ergriffen. Sie kann scheitern. Um dieses Risiko zu vermeiden, nutzen sie viele nicht oder zu selten. Empathie wurde früher einer bedingungslosen Wertschätzung gleichgesetzt (Carl Rogers, in [6]) – dieser Anspruch scheint unerfüllbar. Es gibt viel zu viele Bedingungen, bevor es zu einem ärztlichen Gespräch kommen kann, sei es die Kassenzulassung oder die für den Patienten wohnortnahe Positionierung der ärztlichen Praxis. Neben diesen äußeren Faktoren gibt es zahllose innere, welche es keinem Arzt ermöglichen, einen Patienten wirklich ohne jede Bewertung zu beraten. Deshalb ist es realitätsnah, Empathie an ein möglichst großes Maß an **Bewertungsarmut** zu koppeln. Der Patient, der dem Arzt gegenübersitzt, weiß in aller Regel zugleich zu viel und zu wenig über sich selbst, um sich selbst bewertungsfrei begegnen zu können – wie soll das dann ein Fremder schaffen?

Einem Menschen gegenüber komplett bedingungslos aufzutreten, ist eine fast unerfüllbare Bedingung; das gilt jedoch nicht für die Würde des anderen. Die Basis für Empathie ist zweifelsohne die bedingungslose Achtung der **Würde des Patienten**. Diese kann und muss bedingungslos gegeben werden. Die Achtung der Würde des anderen führt zwangsweise zur Akzeptanz von dessen Stärken und Schwächen und zu einer Form menschlicher Wärme und Güte.

Folgende Verhaltensweisen können Empathie auch in Verbindung mit effektiver Kommunikation erschweren oder unmöglich machen [18]:

- mangelhafte Bereitschaft zur Empathie
- Projektion eigener Gefühle und Einstellungen
- Abwehrmechanismen (s. Kap. 9.4, S. 147)
- festhaften an der oder einer bestimmten Arztrolle
- zu starke Identifikation mit dem Patienten
- zu schwache Identifikation mit dem Patienten
- überstarke Grenzwahrung
- Selbstsicherungsbemühungen
- Narzissmus des Arztes

Das Verhalten eines Menschen wird vorrangig durch das bestimmt, was der Mensch nicht weiß. Diese Tatsache führt dazu, dass Ärzte vieles, was ihre Patienten auszeichnet, in einem anderen Licht sehen würden, wenn sie mehr von ihren Patienten wüssten. Tiefschürfendes vom Patienten zu erfahren ist sehr schwer, viel zu kurz ist die Zeit, welche Ärzten zum Kennenlernen und zur Beratung ihrer Patienten zur Verfügung steht. Die Anerkennung dieser Tatsache sollte Ärzte dazu führen, soweit wie möglich auf eine Bewertung ihrer Patienten zu verzichten.

Dieser Vorsatz stößt jedoch auf ein starkes Hindernis: Jeder Mensch muss ununterbrochen bewerten, um überleben zu können. Wer beispielsweise als Fußgänger die Geschwindigkeit eines entgegenkommenden Autos falsch bewertet, ist tot. Bewertungen dienen uns archaisch, um überleben zu können. Sie folgen und entstehen aus unseren Gefühlen. Deshalb sind unsere Gefühle auch eine Form von Bewertungsinstanz und so die Basis für unsere Entscheidungen [6].

Viele Bewertungen haben keinen Nutzen für die Empathiefähigkeit oder mindern sie sogar, aber es gibt genügend Bewertungen, welche notwendig sind, um empathisch reagieren und agieren zu können. Es sind die Bewertungen, welche den Arzt zu einem tiefen Verständnis seinen Patienten gegenüber führen. Bewertungen, die urteilen und damit auch verurteilen, sind für Empathie obsolet. Um Bewertungen so weit wie möglich zu dämpfen – und in empathische Zusammenhänge zu integrieren –, lohnt es sich, das bewertungsfreie Wahrnehmen zu erlernen. Es besteht daraus,

- die eigenen Körperempfindungen genau benennen zu können und dabei nicht zu bewerten,
- die eigenen Gefühle genau benennen zu können und dabei nicht zu bewerten,
- die eigenen Gedanken genau formulieren zu können und dabei nicht zu bewerten,
- die eigenen Wünsche genau erkennen zu können und dabei nicht zu bewerten,
- die eigenen Bedürfnisse analysieren zu können und dabei nicht zu bewerten und
- deshalb die eigenen Handlungen zu initiieren und dabei nicht zu bewerten.

Empathie basiert darauf,

- sich selbst bewertungsarm annehmen zu können,
- mit dem anderen mitfühlen zu können,
- die eigenen Gefühle wahrnehmen zu können und
- auf diesen Säulen ruhend die richtigen Entscheidungen treffen und Empfehlungen geben zu können.

Korrekte Selbstwahrnehmung ist wesentlich für Empathie. Das liegt daran, dass wir anderen das zubilligen können, was wir von uns selbst kennen oder zulassen würden.

> **Wir ertragen bei anderen nur das, was wir bei uns selbst ertragen.**

Je exaltierter ein Mensch ist, umso ungewöhnlichere Bedürfnisse bei anderen Menschen kann er tolerieren, je introvertierter er ist, umso weniger kann er menschliche Verhaltensextreme verkraften.

Empathie wird über zwanzig einzelne Schritte realisiert, welche deutlich über die eigentliche ärztliche Kommunikation hinausgehen [6]. Die für das ärztliche Gespräch im engen Sinn notwendigen Schritte sind folgende:

STEPS: Kommunikationsessenz von Empathie

STEP 1 Klärung
Basis ist die Klärung des Arztes für sich selbst: Kann und will ich mich als Arzt in den Patienten einfühlen?

STEP 2 Fokussierung
Dann folgt die Fokussierung auf den Patienten: Ich bin ganz beim Patienten und spiele im Moment keine zentrale Rolle.

STEP 3 Einklang
Nun kommt der Einklang von Arzt und Patient: Ich baue den Einklang mit den Gefühlen des Patienten auf und erlebe die gleichen Gefühle wie er (Mitgefühl). Dazu gehört, mich selbst fortlaufend kritisch zu hinterfragen – und mich mehr und mehr den Gefühlen des Patienten zu öffnen und sie zu akzeptieren, wie sie sind.

STEP 4 Ziel
Das Ziel des Arztes ist nun, dem Patienten zu verdeutlichen, dass er verstanden wird. Er sendet dem Patienten immer wieder die Botschaft, verbal wie nonverbal, dass er ihn versteht und sein Verständnis möchte.

STEP 5 Vertrauen
Der Patient soll Vertrauen aufbauen können. Deshalb handelt der Arzt so, dass er seinen Verzicht auf Wertungen kundtut: Ich als Arzt akzeptiere den Patienten genau so, wie er ist. Das ist unabhängig davon, wie ich als Arzt es für mich selbst empfinden würde.

STEP 6 Erkenntnis
Dann geht es um die Erkenntnis, worum es wirklich geht: Um welche Bedürfnisse geht es dem Patienten wirklich? Was will er wirklich sagen und erreichen?

STEP 7 Hilfestellung
Zum Schluss, nach einer Kontrollnachfrage, kommt es dazu, dass der Arzt eine Hilfestellung anbietet und zugleich die eigenverantwortliche Instanz des Patienten würdigt oder beibehält: Lieber Patient, sagen Sie mir, was ich tun sollte, damit es Ihnen besser geht.

Die Conditio sine qua non für Empathie ist, die eigenen Gefühle korrekt wahrzunehmen. Sie sind der Spiegel, der notwendig ist, die Gefühle des Patienten erleben zu können.

So wie jede Äußerung in neun verschiedenen Ebenen formuliert oder gemeint sein kann, können Sie auch empathisch in diesen Ebenen agieren. Grundregel ist:

> Wenn Sie einem Patienten antworten, bemühen Sie sich, die gleiche Kommunikationsebene zu nutzen wie er.

Beispiele

»Mein Antrag auf Kur wurde abgelehnt.«
Welche Begründung wurde Ihnen genannt?

»Ich halte nicht viel von Sport. ›No sports‹ sagte schon Churchill und der wurde richtig alt.«
Was halten Sie denn von den vielen Menschen, die regelmäßig Sport betreiben?

»Ich fühle mich unwohl, wenn ich täglich zehn Tabletten schlucken muss.«
Das kann ich gut nachempfinden. Da freut es mich für Sie, dass Sie die Hälfte davon ab sofort nicht mehr einzunehmen brauchen.

Achtung

Achtung bedeutet, den Patienten im Sinne einer wertungsarmen, aufgeschlossenen Wohlgesonnenheit zu respektieren, ihm dabei nicht zu nahe zu treten und ihn auch mit seinen Schwächen voll anzuerkennen.

Das ist gerade für Ärzte wichtig. Wenn ein Mensch einen anderen um Rat fragt, dann bedeutet das in aller Regel, dass er selbst bereits etwas versucht hat, was keine ausreichende Wirkung, keinen Erfolg hatte. Er hat sich also schon angestrengt und etwas unternommen. Das bedeutet nicht, dass er sich darüber bewusst ist. Nur wenige Menschen gehen als Allererstes zum Arzt. Wenn ein Arzt aufgesucht wird, sind die Lösungsversuche des Patienten somit gescheitert oder die Beschwerden so stark oder akut, dass eigene Lösungsversuche nicht in Erwägung gezogen wurden; in der Regel ist dieses Vorgehen berechtigt. Für seine Lösungsversuche oder den eigenständigen Verzicht darauf braucht und verdient der Patient Wohlwollen, nicht Kritik. Das Wohlwollen bedeutet eine Form von Achtung.

Achtung ermöglicht Vertrauen: Die ärztliche Achtung dem Patienten gegenüber ermöglicht dem Patienten, dem Arzt zu trauen.

> Vertrauen folgt der eigenen inneren Sicherheit der Vereinbarungstreue des Gegenüber.

Die ärztliche Achtung für den Patienten ermöglicht diesem, dem Arzt zu glauben und sich deshalb an die gemeinsamen Vereinbarungen zu halten.

Umgekehrt gilt das Gleiche: Die Achtung des Patienten dem Arzt gegenüber ermöglicht es dem Arzt, dass er dem Patienten abnimmt, sich an die gemeinsamen Vereinbarungen zu halten. Achtung bedeutet weder den anderen zu schätzen noch zu lieben, zu fürchten oder zu vergöttern. Achtung bedeutet eine Form der Ehrung.

> Je mehr Sie als Arzt dafür tun, dass der Patient Sie achtet, umso höher wird dessen Compliance sein.

Achtung aufseiten des Arztes bewirkt [18], dass

- sich der Patient angenommen fühlt, wie er ist.
- sich der Patient so sicher fühlt, dass er seine Ideen und Meinungen frei äußern kann.
- sich der Patient zu sich selbst bekennt.
- der Patient fähig(er) wird, sich selbst zu verstehen und zu erkennen.
- sich der Patient selbst darum bemüht, Lösungen für sein Problem zu bekommen.

Vorbild sein

Immer wieder kommt es für einen Arzt zu Situationen, in denen ihm seine Empathie nicht weiterhilft. Dann sollte er sich an eine alte Regel des Menschseins erinnern, die in dem populärpsychologischen Satz »Wenn du willst, was dir angetan wird, tue es selbst« ihren Niederschlag findet. Ich mag Ihnen das an einem sehr persönlichen Beispiel verdeutlichen:

Fallbeispiel

Unsere kleine Tochter begann, immer weniger zu essen. Nach einer gewissen Zeit fiel mir auf, dass sie gerade morgens nichts aß, wo auch ich nichts zu mir nahm. Eines Tages kam ich auf die nahe liegende Lösung: Ich begann ohne jeden Kommentar, morgens vor ihr ein Brot zu essen. Ich verzog weder widerwillig meinen Mund noch stöhnte ich auf ob der köstlichen Mahlzeit. Es dauerte wenige Minuten, da sagte sie von sich aus: »Ich möchte ein Butterbrot essen.« Ich bereitete es ihr zu und sie aß es voller Genuss und Freude.

So »funktioniert« der Mensch: Wenn Sie wollen, dass ein anderer das tut, was Sie wollen, sollten Sie es ihm vormachen. Wenn Sie selbst an Adipositas leiden, können Sie ihm kaum glaubhaft die wundersamen Wirkungen einer Diät klarmachen. Wenn Sie selbst, unmittelbar aus der Klinik oder Praxis kommend, jeden Abend vor dem Fernseher verbringen, können Sie ihm die Vorzüge regelhafter Sportaktivitäten kaum vermitteln. Wenn Sie rauchen, sparen Sie sich bitte Kommentare über die Gefahr der Nikotinabhängigkeit.

Spiegelungen

Nach dem Vormachen zum Nachahmen: Etwas so zu tun, wie es der andere tut (z. B. Hände falten, wenn der andere sie gefaltet hat), also nachzuahmen, nennt man das Verhalten zu spiegeln. Dazu gehört für den Arzt, Gesten und teilweise Mimik zu spiegeln: Sie sprechen gerade mit einem Ihrer Patienten und bemerken, dass er nun sein rechtes über sein linkes Bein schlägt. Sie werden in zeitnahem Abstand selbst aktiv, indem Sie es ihm nachtun. Der Patient merkt das fast nie bewusst, aber unbewusst, und fühlt sich verstanden. Sie selbst haben auch einen Vorteil davon: Sie spüren leichter, wie sich Ihr Patient fühlt, weil die unbewussten Informationen, welche Ihnen Ihre veränderte Körperhaltung gibt, in Ihnen ein bestimmtes Gefühl entstehen lässt.

3 Eröffnungsinitiative des ärztlichen Gesprächs

Der Mut zur Selbstdarstellung ist Voraussetzung jeder gelingenden verbalen Interaktion. [34]

3.1 Das ärztliche Gespräch beginnt ohne ein Wort des Arztes

Vor allem

Es existieren Außenfaktoren vorab des ärztlichen Gesprächs (Abb. 3-1), welche den Weg zum Arzt erleichtern oder erschweren. Diese Faktoren werden eine gewisse Stimmung im Patienten ermöglichen oder eine andere verhindern. Sie haben insofern mittelbar Einfluss und fungieren wie eine Art Einstimmung auf den Arzt und das kommende Gespräch. Zu diesen Faktoren zählen:

- Wie ist der Patient ursprünglich auf Sie als Arzt oder auf die Klinik gekommen?
- Wie wurde der Erstkontakt bei der telefonischen Terminvereinbarung empfunden?
- Wie lange war die Wartezeit auf den Termin im Verhältnis zur Dringlichkeit des empfundenen Leidens?

Szenerie in der Praxis oder Klinik

Hinzu kommen die folgenden **Außenfaktoren** im unmittelbaren Zusammenhang mit dem ärztlichen Gespräch:

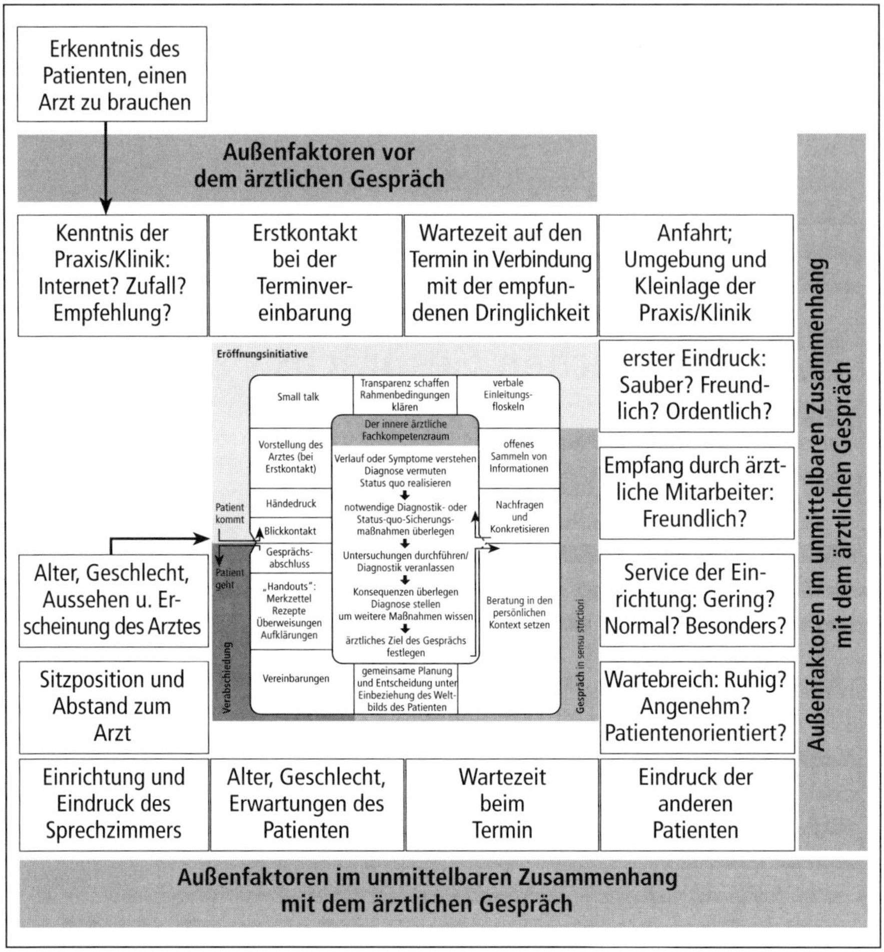

Abb. 3-1 Außenfaktoren des ärztlichen Gesprächs

- Wie ging die Anfahrt zur Praxis oder Klinik vonstatten?
- Wie ist der erste Eindruck der Praxis: sauber, ordentlich, freundlich?
- Wie wird der Patienten empfangen?
- Wie empfindet er den Service insgesamt?
- Wie werden die anderen, ebenfalls wartenden Patienten eingeschätzt?
- Wie lange muss er warten?
- Wie wirkt das Sprechzimmer auf ihn?
- Welchen ersten Eindruck macht der Arzt?

Wenn Sie den äußeren Rahmen Ihrer Gespräche passend und patientenorientiert gestalten, machen Sie es sich erheblich leichter. Das Äußere bestimmt nicht unwesentlich mit, wie ein Gespräch abläuft.

Ihr Service, zu dem auch die Szenerie gehört, welche Sie aufbauen, ist eine wesentliche Vorab- und Begleitkomponente Ihrer nonverbalen Kommunikation mit Ihren Patienten. Sie beginnt bei A wie dem Arztkittel, den Sie nutzen oder eben nicht, und endet bei Z wie Zeitschriften, welche den wartenden Patienten zur Verfügung gestellt werden.

Ihr Metaziel sollte sein, ein hoch ethisches Zwischen zu ermöglichen, es für Ihren Patienten bestmöglich zu gestalten. Das hat nichts mit Verkauf oder Anbiederung zu tun. Sie demonstrieren Ihren Patienten, wie sehr sie von Ihnen als wertvolle Wesen geschätzt werden. Der Raum und der Service sind in ihrer Wirkung Elemente des Zwischen. Viel für das Wohlempfinden des Patienten zu tun ändert nichts an der Notwendigkeit, als Arzt genauso auf sich selbst zu achten, um die seelische, geistige und körperliche Kraft aufzubauen und zu erhalten, welche in diesem Beruf notwendig ist.

Es gibt keine zweite Chance für den ersten Eindruck – so bekannt dieser Satz ist, er gilt, auch für Ihre Praxis, Klinik oder Klinikambulanz als solche, für den Empfang an der Rezeption und für Sie selbst. Es gibt Studien, die darauf hinweisen, dass selbst bei Telefonkontakten, beispielsweise beim Telefonmarketing, der Angerufene spürt oder ahnt, ob der Anrufer zu Hause im Sportdress sitzt oder in einer professionellen Umgebung im Business-Outfit. Wie viel stärker muss das Empfinden Ihres Patienten sein, wenn er bei Ihnen in der Realität ankommt.

Faktor Zeit

Wer als niedergelassener Arzt seine Praxis so gut organisiert hat, dass der Patient zur verabredeten Zeit den Arzt trifft, kann ein Problem damit haben, weil mancher Patient glaubt, anhand der Dauer der Wartezeit die Qualität und Beliebtheit des Arztes ablesen zu können: je länger, umso »besser«. Trotzdem ist das Ziel der Vereinbarungstreue des Termins höher einzustufen [16].

> Die Qualität eines Arztes bemisst sich nicht an der Wartedauer des Patienten, viel mehr an seiner Vereinbarungstreue.

Faktoren Raum und Ort

Beantworten Sie sich jetzt folgende zwei Fragen:
- Ist die Atmosphäre Ihrer Räume für ein ärztliches Gespräch adäquat?
- Bieten die Räume die Möglichkeit (z.B. gleiche Sitze) für ein Gespräch auf gleicher Augenhöhe?

Wer als Arzt in einer eigenen Praxis tätig ist, kann den Faktor Raum letztlich gut und mit überschaubarem Aufwand beeinflussen. Umso erstaunlicher ist es, wie wenig Interesse bei den Ärzten dafür besteht, den Gesprächsraum mit derselben Gründlichkeit zu planen oder neu zu gestalten wie beispielsweise die technische Ausstattung. Dadurch nimmt sich der Arzt Kraft, denn der Raum für Gespräche, dieses entscheidende und starke Werkzeug ärztlichen Tuns, kann so aufgebaut werden, dass er den Arzt unterstützt, indem er den Patienten und ihn selbst würdigt. Grundsätzlich ist es sinnvoll, die Räume, in welchen Untersuchungen stattfinden, nicht für die Gespräche zu nutzen, dem ärztlichen Gespräch also einen eigenen Raum zu bieten. Ansatzweise kann dies durch Raumtrenner auch in einem Raum angedeutet werden. Wer als Arzt wiederkehrend schwere Gespräche zu führen hat, sollte dafür ein geeignetes Szenario aufbauen, das Ruhe, Intimität und Geborgenheit ausstrahlt. Wer möchte schon über entsprechende Inhalte zwischen einem Kaffeeautomaten und Ultraschallgerät unterrichtet werden?

Die Einrichtung sollte eine Begegnung auf gleicher Augenhöhe ermöglichen. Wenn Sie dem Patienten schon nicht den luxuriösen Chefsessel zur Verfügung stellen können, auf den Sie für sich selbst seit Jahren hingespart haben, beachten Sie zumindest, dass Ihr Patient die gleiche Sitzhöhe hat wie Sie. Wenn Sie öfter längere Gespräche führen oder Gespräche, bei denen Sie nur wenig notieren müssen, kann es Sinn machen, sich eine Gesprächsecke mit bequemen Sesseln zu gestalten.

> Grundsätzlich stehen beiden, Arzt und Patient, die gleichen Dinge zu.

Die Einschränkungen der Gestaltungsmöglichkeiten für den Raum und Ort ärztlicher Gespräche sind für Klinikärzte erheblich stärker. In aller Regel haben sie keinen Einfluss auf eine individuelle Gestaltung. Das wird auch heute noch darin gekrönt, dass Ärzten Räume von wenigen Quadratmetern und ohne Tageslicht zur stundenlangen Nutzung zugewiesen werden.

Faktor Ordnung

Da sich inneres Chaos in äußerem spiegeln kann – so wie Unordnung, gestapelte Zeitschriften und Befunde –, könnte ein entsprechendes Ambiente in manchen Patienten die Vorstellung eines innerärztlichen Chaos entstehen lassen. Nicht jeder ist ein Ordnungsgenie, es gibt Bodengründler (Menschen, welche alle sammelfähigen Dinge auf dem Boden verteilen) und Chaosproduzierer, Waagerechtfetischisten (jede Waagerechte wird zur Ablage benutzt) und Stapler (je höher der Haufen, umso befriedigender). Aber Patienten wollen das meistens nicht erleben. Sie erwarten von ihrem Arzt eine gewisse Ordnung in der vagen Hoffnung: Wenn der das im Außen einhalten kann, kann er mir strukturiert mit meinen Problemen helfen.

Faktoren Zonen, Grenzen und die Sitzposition

Wie ist es bei Ihnen:
- In welchem Winkel sitzt der Patient zu Ihnen?
- Wie weit sind Sie und Ihr Patient voneinander entfernt?

Die Sinnhaftigkeit der Gestaltung des Raumes, in dem Sie mit Patienten sprechen, kann je nach Gesprächsinhalt oder -ziel variieren.

Beispiel

PD Dr. Lehrsam sitzt an seinem Praxistisch, zwei Meter lang, 1,20 Meter tief. Auf dem Tisch stapeln sich die Fachzeitschriften der letzten Monate, über 30 Exemplare. An der rechten Seite stapeln sich Befunde, an der linken Patientenakten. Vor ihm steht der Bildschirm, ihm schräg gegenüber, gerade so, dass Blickkontakt möglich ist, sitzt der Patient. PD Dr. Lehrsam hat sich einen großen, wuchtigen Leder-Chefsessel gegönnt, der Patient sitzt etwa zehn Zentimeter tiefer auf Kunstleder.

Das gibt es nicht meinen Sie? Gibt es doch! Vielleicht nicht so übertrieben, aber der Arzttisch kann ziemlich viel darüber aussagen, welche Distanz der Arzt möchte oder braucht. Der Tisch kann als Machtdemonstration missbraucht werden oder als Schutzwall. Ob sich ein Patient hinter so einen Tisch geklemmt wohlfühlt, bleibt fraglich. Die direkte Tischfläche zwischen Arzt und Patient sollte auch deshalb leer sein, um beispielsweise den Patienten betreffende Befunde gut zeigen zu können.

Das, was den Patienten im oben genannten Beispiel am meisten stören dürfte, ist der Bildschirm, der einen offenen und freien Kontakt auf die Distanz hin erschwert, er gehört da nicht hin. Wenn es möglich ist, lassen Sie ihn eben in den Tisch integrieren, ansonsten stellen Sie ihn so auf, dass er Ihnen und Ihrem Patienten nicht im Weg steht.

Wie sollte der Patient sitzen? Wenn Sie vor zehn oder 20 Jahren eine Praxis eingerichtet haben, wurde Ihnen gesagt: Der Patient sollte nahe, frei und seitlich vom Arzt sitzen. Entsprechend wurden die Sprechzimmer gestaltet. Meine Erfahrung ist, dass viele Patienten auch die Distanz zum Arzt schätzen und sich so als ein in sich gewürdigtes Gegenüber wohler fühlen als sehr nahe an ihm. Eine 180-Grad-Sitzposition muss also kein Nachteil sein. Im Gegensatz zu psychologischen Tests meine ich, er sollte so sitzen, dass Sie sich als Arzt wohlfühlen. Sie müssen das nämlich viele Stunden jeden Tag tun, er nur wenige Minuten einmalig oder alle paar Wochen. Dennoch wäre es ein Warnsignal für Sie selbst, wenn Sie sich hinter Aktenbergen oder Computerbildschirmen verschanzen müssten.

Wenn es Ihnen – das müssten Sie bitte austesten – gleich ist, wie der Patient zu Ihnen sitzt, können Sie zwei Alternativen aufbauen: nahe bei Ihnen oder weiter entfernt. Dann kann sich der Patient nach Ihrer Aufforderung den Platz wählen, den er möchte.

Es gibt verschiedene Zonen, die einen Menschen umgeben: Die **soziale Zone** ist die, in welcher sich Menschen in der Regel rasch und ohne große Angst untereinander wohlfühlen. Sie beginnt bei etwa drei Meter Abstand bis hin zu etwa 120 Zentimetern. Dann folgt die **persönliche Zone,** die recht klein ist, etwa 80 bis 120 Zentimeter Abstand vom eigenen Körper. Als Arzt müssen Sie fast sofort diese Zone erreichen. Das ist eine Herausforderung, welche sich die wenigsten klarmachen. Denn normalerweise ist es eine Zone des Vertrauens, eine Zone der nahen, persönlichen Begegnung – ohnehin die Zone des Händedrucks.

Ärzte kommen bei einer Blutabnahme, einer Injektion, bei einem invasiven Eingriff, bei Verbandswechseln und bei körperlichen Untersuchungen noch näher an den Patienten heran. Sie dringen in dessen **Intimzone** ein, welche bei 80 bis 0 Zentimeter vom Körper liegt. Eigentlich ist diese Zone intimen Kontakten vorbehalten; sie wird in diesem Sinn bei ärztlichen Gesprächen häufig verletzt. Der beste Umgang als Arzt mit diesem Phänomen ist, ansonsten die Grenzen des Patienten strikt zu wahren – und das erst recht im Rahmen ärztlicher Kommunikation.

> Vertrauen erfordert Vertraulichkeit.

Vertraulichkeit ist eine der fundamentalen Grundlagen für ein wirkungsvolles ärztliches Gespräch, denn sie bedeutet, dass der andere sich trauen kann.

Wenn Sie bedenken, dass Sie einen Abstand von 80 Zentimetern, besser von einem Meter, bei Ihrem Gespräch nicht unterschreiten sollten, können Sie nachempfinden, wie stark es sich auswirkt, wenn Sie mit Ihrem Oberkörper vorgehen und auf diesem Weg den Abstand zwischen Ihnen und dem Patienten um etwa 30 Zentimetern verkürzen: Sie sind ganz schnell in die intime Zone des Patienten eingedrungen.

Faktor Outfit

Seine Sinne kann kein Patient ausschalten. Auch den folgenden nicht: Stimmt die Chemie zwischen Arzt und Patient? Wenn nicht, sollten Sie auf eine besonders professionelle Gesprächsführung achten.

Übung: Mein Erscheinungsbild

Folgende Fragen lassen sich teilweise nicht selbst beantworten, befragen Sie Partner und Freunde dazu, wenn Sie ihnen voll vertrauen können. Bitten Sie sie um ehrliche Antworten:

- Wie ist mein visueller Eindruck? Passt die Kleidung zu meinem Typ und meiner Funktion?

- Wie wirkt mein Händedruck: angenehm, erwürgend oder zu lasch?
- Sind meine Hände warm genug? (Das ist wichtig bei manuellen Untersuchungen oder Behandlungen.)
- Wie wird mein Körpergeruch wahrgenommen: frisch gewaschen und nach einem anstrengenden Arbeitstag?
- Was allgemein sollte ich an meinem Erscheinungsbild ändern und was auf jeden Fall beibehalten?
- Habe ich eine angenehme Stimme?
- Gibt es sonst etwas an meinem Äußeren, was andere stören oder nerven könnte?

Faktoren Alter und Geschlecht

Diese Faktoren sind vorrangig in Kliniken von Bedeutung.

Wenn mehrere Ärzte mit einem Patienten zu tun haben, können sie sich vor einem Gespräch überlegen, ob es dem Patienten wahrscheinlich eher leicht fällt, das anstehende Thema mit einem Mann oder einer Frau zu besprechen. Oder erfordert das Gespräch vielleicht die Aura eines älteren, erfahreneren Arztes? Beachten Sie grundsätzlich:

- Risikowahrnehmungen von Patienten erfolgen nicht kognitiv über numerische Angaben. Sie setzen die Art der Aufklärung mit ein und reagieren intuitiv und emotional [21]. Dabei weicht die intuitive Risikoeinschätzung von Frauen erheblich von der objektiven Wahrscheinlichkeit ab; deren unterschwellige Bewertung spielt eine größere Rolle als bei Männern.
- Weibliche Patienten äußern signifikant häufiger ihre Gefühle, wenn sie von einer Ärztin behandelt werden [42].

3.2 Eröffnungsinitiative

Strukturieren Sie vorab den Gesprächsablauf, aber unterwerfen Sie sich nicht dieser Struktur, bleiben Sie flexibel.

Beginn: Blickkontakt

Die Eröffnungsinitiative beginnt mit dem Blickkontakt. Die wirksamste Form, dem Patienten zu zeigen, dass Sie bereit sind, ihm zuzuhören, ist, ihn anzuschauen.

Der Blickkontakt kann gerichtet erfolgen, das heißt, er zentriert sich auf die Augen oder ein Auge des Patienten, oder er erfolgt ungerichtet im Sinne einer Hinwendung ohne eine solche Fixierung.

Je stärker die Zentrierung, umso intensiver wirkt der Kontakt und umso kürzer sollte er dauern. Mehr als fünf Sekunden sind in aller Regel unangenehm und sollten vermieden werden. Eine Ausnahme ist, wenn Sie mit der Fixierung etwas erreichen wollen; das aber ist schon eine Form der **Grenzüberschreitung**. Wer mag schon gerne angestarrt werden?

> Blicke sind Berührung auf Distanz.

Zu Beginn des ärztlichen Gesprächs sollten Sie vorrangig den ungerichteten Blickkontakt von kurzer Dauer nutzen. Je länger das Gespräch dauert und sie einander vertraut werden, umso gerichteter und auch länger kann der Blickkontakt sein. Es ist hierbei wesentlich, wie sich der Patient verhält: Sucht oder meidet er eher den Blickkontakt? Stellen Sie sich auf ihn ein, nicht umgekehrt. Es ist ein ärztliches Gespräch und kein Verhör.

Händedruck

Ihr Patient möchte Zuwendung und Interesse spüren. Das demonstrieren Sie ihm mit der Art Ihrer persönlichen Begrüßung: Blickkontakt, Handschlag und korrekte namentliche Begrüßung sind Basics, unter dieses Niveau sollte kein Arzt gehen. Gewiss, wie Sie die Hand geben, wie Sie ihn anschauen, das sagt Ihrem Gegenüber vieles. Diese Situation ist für Ihren Patienten meistens ungewohnt und nicht selten angstbesetzt, ganz im Gegenteil zu Ihnen, für Sie stellt das alles vielleicht sogar nervende Routine dar. Für alle Ärzte (auch für Chefärzte) in Kliniken und Nicht-Praxisinhaber gilt: den eigenen Namen und die Funktion deutlich nennen. Für in einer Einzelpraxis tätige Ärzte gilt das beim Erstkontakt entsprechend.

Aus wissenschaftlichen Untersuchungen über Bewerbungsgespräche weiß man, dass innerhalb von 15 Sekunden das Urteil über einen Bewerber gefallen ist. Gleich nach dem Handschlag ist alles gelaufen. Auch der Handschlag selbst ist bedeutsam. Woran liegt das? Bei einem Gespräch urteilen wir nicht über den Charakter des anderen, sondern über unsere Beziehung zu ihm, gleichsam über das gemeinsame Zwischen. Unser Verhalten passt sich der Umgebung ebenso an wie dem Gesprächspartner.

Wissenschaftliche Untersuchungen zeigen auch: In bis zu 80 % aller Fälle wird vor dem ersten Satz entschieden, ob wir einen Menschen sympathisch finden oder nicht [in 37]. Der Wert ist bedeutsam, weil er Ihnen nochmals klarmachen kann, wie viel Sie mit einfachen Mitteln (Ihrem Outfit, dem Eindruck der Praxis oder Klinik und Ihres Teams) erreichen können, um Patienten für sich zu gewinnen, ohne dass Sie sich selbst anstrengen oder direkt einbringen müssen. Die restlichen 20 % obliegen Ihnen im persönlichen Kontakt.

Wichtig ist auch Ihre Haltung, welche ein anderer Mensch wahrnimmt, ohne sie bewusst zu erkennen. Ihre Haltung nach außen ist ein Spiegel Ihrer inneren Haltung. Darin liegt eine wichtige Chance: Wenn Sie an Ihrer äußeren Haltung arbeiten, wirkt sich das auf Ihre innere Haltung aus und umgekehrt.

Small Talk

Den Gesprächsbeginn sollten Sie zum Beziehungsaufbau nutzen. Es macht wenig Sinn, mit der Tür ins Haus zu fallen und erst nachdem alle Befunde erläutert wurden, zu prüfen, ob Sie einen Draht zum Patienten haben oder nicht. Ihre Beziehung zum Patienten ist der wichtigste Hebel zur Lösung fachlicher und inhaltlicher Fragen: je besser die Beziehung, was bedeutet, weder räumlich noch inhaltlich noch gefühlsmäßig zu nah noch zu fern, umso bessere Problemlösungen.

Es macht Sinn zu unterscheiden, ob Sie einem vollkommen fremden Patienten erstmals gegenübersitzen und somit nichts von ihm wissen, oder ob es ein Ihnen bekannter Mensch ist, der Sie wiederholt aufsucht. Mit diesem könnten Sie gezielten Small Talk betreiben, weil Sie schon etwas von ihm wissen; das Risiko besteht nur darin, sich zeitlich zu vergaloppieren.

Small Talk mit Fremden hingegen ist immer wieder ein Beispiel für Hohlheit:

Haben Sie gut hergefunden?

Wenn der Patient nicht gut hergefunden hätte, säße er nicht Ihnen gegenüber. Small Talk hat größere Fallstricke, der größte ist die Banalität des Gesprächs, die der Situation grundsätzlich nicht gerecht werden kann.

Im Laufe meiner ärztlichen Tätigkeit bin ich immer mehr davon abgekommen, Small Talk zur Gesprächseinleitung zu nutzen. Ich bin gleich auf den Grund der Konsultation gekommen und nutzte dafür verbale Einleitungsformeln (s. u.).

Haben Sie jemals ein schweres Gespräch mit Small Talk begonnen? Können Sie sich überhaupt vorstellen, die Vermittlung einer Krebsdiagnose damit einzuleiten, wie gut der Italiener in der Kaiserstraße kocht? Sicher nicht, Sie empfänden es als inadäquat. Warum jedoch soll das nur für ernste Gespräche gelten? Jedes Gespräch zwischen Arzt und Patient ist ernsthaft. Abgesehen davon, dass Sie zu Beginn des Gesprächs nicht wissen, was inhaltlich und emotional noch folgen wird.

Denken Sie einen Moment darüber nach, ob Sie Ihre Kommunikation im normalen Arztalltag mit Banalitäten beginnen. Vielleicht ist das fast die Regel, weil Sie meinen, etwas Alltägliches, sozusagen Menschliches als eine Art Verbindungsglied hin zur Arzt-Patienten-Kommunikation sagen zu müssen. Das kann man so handhaben und wird von manchen auch empfohlen. Man kann es aber auch anders sehen: Meinen Sie wirklich, ein Patient will über etwas anderes sprechen als über sich selbst, seine Sorgen, seine Erkrankung? Dann würde er ein Kaffeekränzchen oder eine Tupperwareparty aufsuchen, aber nicht Sie. Reduzieren Sie deshalb Ihren Small Talk auf das Ihnen mögliche Minimum. Small Talk kostet die Zeit Ihrer Patienten und Ihre Zeit. Nutzen Sie Small Talk allenfalls zur Einleitung, und zwar weit weniger als eine Minute lang.

> Ein Arzt muss etwas zu sagen haben. Wenn er nur etwas sagt, ist es nutzlos.

Transparenz

Wer als Patient zu einer psychotherapeutischen Sitzung geht, weiß genau, wie viel Zeit für ihn vorgesehen ist – und auf die Einhaltung der Zeit wird auch recht strikt geachtet. Warum sich das bei vorrangig somatisch tätigen Ärzten noch nicht etabliert hat, ist mir unklar. Vielleicht liegt es daran, dass es dem Arzt peinlich ist, seinem Patienten sagen zu müssen:

Ich stehe Ihnen für drei Minuten zur Verfügung.

Es kann sehr sinnvoll sein, bereits in der Eröffnungsphase des Gesprächs die zur Verfügung stehende Zeit zu thematisieren. Der Patient hat zu lernen, seine Zeit zu nutzen und für das einzusetzen, was ihm wichtig ist. Wenn Sie regelhaft nur fünf Minuten für einen Patiententermin einplanen, bekommt Ihr Patient es doch spätestens bei seinem zweiten Besuch mit. Also seien Sie ehrlich und sagen Sie es vorab, vielleicht auch über ihre Mitarbeiter. Damit geben Sie dem Patienten die Chance, sich entsprechend vorzubereiten.

Transparenz sollte nicht nur in zeitlichen, sondern auch in allen anderen wesentlichen Belangen angestrebt werden. Das entlastet Sie markant. Transparenz bedeutet, vorab anzugeben, wie etwas laufen sollte oder kann. Auf diese Weise ist sie ein wesentliches Werkzeug der **ärztlichen Führung**. Wenn Sie vorab wichtige strukturelle oder inhaltliche Themen klarstellen, können Sie problemlos auf Abweichungen hinweisen und die Führung stetig in der Hand behalten.

Wenn es dann unerwartete Abweichungen vom zuvor angegebenen oder erfahrungsgemäß zu erwartenden Normablauf gibt, sollten Sie sich dafür entschuldigen:

In der Regel haben wir eine Viertelstunde Zeit. Heute mussten so viele Menschen ohne Termin behandelt werden, dass ich Sie um Verständnis bitte, wenn deutlich weniger Zeit zur Verfügung steht, etwa fünf Minuten.

Transparenz ist in vielen Bereichen möglich [6, 47]:

- Störungen (auf mögliche, absehbare oder sichere Störungen zu Beginn hinweisen): *Wahrscheinlich wird mir in den nächsten Minuten ein Telefongespräch durchgestellt werden. Das war leider nicht zu verlegen. Ich bitte Sie vorab um Ihr Verständnis.*
- Zeitrahmen: *Heute stehen nur weniger als fünf Minuten zur Verfügung.*
- Ende der Konsultation (zumindest bei längeren Gesprächen; nicht bei schweren Gesprächen): *In vier Minuten müssen wir unser Gespräch beendet haben. Was ist Ihnen für heute noch wichtig?*
- Inhalt des Gesprächs (vorgeben, worüber Sie sprechen möchten): *Ich möchte heute die Ergebnisse des Langzeit-EKG mit Ihnen besprechen.*
- Inhalt bei mehreren Themen (Abfolge der Inhalte): *Zunächst schildern Sie mir bitte, was seit unserem letzten Gespräch geschehen ist. Dann werde ich Ihnen die aktuellen Laborwerte erläutern. Zum Schluss besprechen wir dann eine wahrscheinlich notwendige, geänderte Behandlung.*
- Transparenz der Inhalte Ihrer Aussagen (fachliche Informationen als solche darstellen, ohne abzuheben): *Die Fachleute sind sich darüber einig, dass …*
- Mitteilen, warum was gemacht oder untersucht wird: *Um den schwarzen Fleck an der Haut besser einschätzen zu können, möchte ich ihn mir mit einer Art Lupe anschauen.*
- Transparenz der erwünschten Patientenreaktionen: *Ich habe Ihnen das Ergebnis der Gewebeprobe und deren Folgen mitgeteilt. Ich möchte Sie bitten, mir zu sagen, was Sie weiter tun möchten.*
- Sagen, ob Sie heute genug oder nur knapp Zeit für Fragen oder Ausführungen haben: *Heute früh kamen zwei wirkliche Notfälle in die Praxis. Deshalb ist die Zeit knapper als sonst. Bitte haben Sie Verständnis, dass wir deshalb heute nur das wirklich Notwendige besprechen können. Beim nächsten Mal wird voraussichtlich mehr Zeit sein.*
- Ebenenwechsel von der Arzt- zur Patientenzentrierung thematisieren: *Das von meiner Seite aus Wesentliche habe ich Ihnen nun gesagt. Jetzt möchte ich Sie bitten, mich zu fragen, was Sie noch wissen möchten.*

Verbale Einleitungsfloskeln

Entscheidend ist, sich von den zwei Dritteln aller Ärzte abzugrenzen, welche ihren Patienten zu Beginn des ärztlichen Gesprächs maximal 18 Sekunden Zeit geben, sich zu äußern [1]. Bedenken Sie, dass Sie auf diese Weise den Wert Ihrer einleitenden Frage vermindern würden – was soll eine Frage, wenn Sie keine komplette Antwort darauf zulassen? Dann war Ihre Frage wenig wert – aber solche Fragen stellen Sie nicht.

Dämpfen Sie, so vorhanden, Ihre Neigung, nach wenigen Sekunden der Patientenäußerung zu glauben, Sie wüssten, worum es dem Patienten geht. Lassen Sie ihm gerade zu Beginn des Gesprächs mehr Freiraum, lassen Sie ihn aussprechen. Da Sie zu Beginn vorrangig offene Fragen (s. u.) stellen, ist der zeitliche Freiraum für Ihren Patienten der passende Spiegel Ihrer Technik.

Übung: Wie ich beginne

Diese Übung können Sie ohne große Vorbereitung machen.
Beobachten Sie genau, wie Sie mit Ihren Patienten ins Gespräch kommen – möglichst ohne sich dabei zu korrigieren:

- Stellen Sie Fragen? Wenn ja, welche?
- Geben Sie Ihren Patienten genug Zeit?
- Nervt es Sie, wenn die Patienten scheinbar zu lange sprechen?

Beginnen Sie Ihr Gespräch mit einer der folgenden verbalen Einleitungsfloskeln, sie sind wahrscheinlich sinnvoller als Small Talk:

Was kann ich für Sie tun?
Was ist inzwischen geschehen?
Geht es Ihnen besser?
Warum kommen Sie?
Weshalb kommen Sie (heute) zu mir?
Wie/wobei/womit kann ich Ihnen helfen?
Welche Beschwerden haben Sie hergeführt?
Was bedrückt Sie?
Welche Sorgen führen Sie zu mir?
Worüber möchten Sie sprechen?
Wobei kann ich Ihnen helfen?
Was führt Sie her?
Was möchten Sie klären?
Was möchten Sie abklären lassen?

Solche Einleitungsfloskeln sind meistens offene W-Fragen (s. u.), die sehr allgemein gehalten sind. Einleitungsfloskeln sollten so formuliert sein, dass sie dem Patienten ermöglichen, sofort aktiv zu werden und sich auf die Situation einzulassen.

Wenn der Arzt seinen Patienten nicht unterbricht, sprechen 98 % aller Patienten nicht länger als fünf Minuten und 78 % der Patienten beenden ihren Gesprächsbeitrag innerhalb von zwei Minuten [47]. Das bedeutet die klare Aufforderung an den Arzt, seinem Patienten zumindest diese zwei Minuten zu schenken. In dieser Zeit wird er wesentliche Informationen erhalten, die sonst nicht bekäme.

Es sollte immer bedacht werden, dass die meisten Diagnosen nur durch das Gespräch und eine gerätefreie körperliche Untersuchung gestellt werden können.

In der Tat wartet aber der durchschnittliche Arzt zu Beginn des Gesprächs nur 18 Sekunden, bis er seinen Patienten das erste Mal unterbricht. Insgesamt redet ein Patient bei einem durchschnittlichen Hausarztgespräch wenig über drei Minuten, die gesamte Konsultationszeit beträgt etwas mehr als sieben Minuten [9]. Das ist kaum genügend Zeit für den Aufbau von Vertrauen und die Begleitung eines kranken Menschen. Umso wichtiger ist, nicht andauernd nach der Zeit zu schielen – im wahrsten Sinne. Vermeiden Sie strikt, auf die Uhr zu schauen. Am besten legen Sie Ihre Armbanduhr ab. Die Kontrolle der Zeit können Sie geschickter lösen, indem Sie im Raum – seitlich hinter dem Patienten – eine Uhr platzieren oder wenn Sie die Uhr unten rechts auf Ihrem Bildschirm betrachten.

Grundsätzlich ist Zeitdruck ein Druck und damit ein Druckmittel. Der Arzt selbst arbeitet unter Druck und der Patient wird unter Druck gesetzt. Zeitdruck ist auch eine Möglichkeit zur Machtausübung durch den Arzt, die den Arzt jedoch selbst schädigt.

4 Als Arzt fragen

Anfangs wird das ärztliche Gespräch durch Fragen dominiert. Der erste große Block innerhalb eines ärztlichen Gesprächs (Abb. 4-1) sind Fragen, welche der Arzt seinem Patienten stellen wird, um **diagnostische oder Verlaufsklarheit** zu erlangen. Während dieses Vorgangs sollte der Arzt nicht nur effektiv fragen, sondern ebenso wirkungsvoll zuhören können. Ein solches Zuhören funktioniert aufgrund der Führungsrolle des Arztes dann, wenn er zuvor die richtigen Fragen an den Patienten gerichtet hat. Die Kommunikationsfähigkeiten von Ärzten beziehen sich deshalb zunächst auf deren Wissen um die verschiedenen Möglichkeiten, zu fragen, und ihren Willen, aufmerksam zuzuhören.

> Es gibt einen Grundsatz für Fragen: Wenn Sie selbst mit dem Inhalt, der Art und der Formulierung Ihrer Fragen einverstanden sind, wenn Sie diese Fragen selbst beantworten würden, können Sie diese auch stellen. In diesem Augenblick werden Ihre verbalen und nonverbalen Botschaften kongruent sein.

4.1 Ärztliche Fragen und Aussagen

Ebenen und Fragen

Korrekte Fragen sind eindeutige Fragen. Damit wird dem Aufnehmenden (Antwortenden) vom Aussprechenden kontextabhängig vorgegeben, auf welcher Ebene seine Antwort erwartet wird. Fragen sollten sich auf die folgenden Bereiche der neun Kommunikationsebenen (s. Kap. 1, S. 11) beziehen:

- Tatsachenebene
  Wann ist das Symptom das erste Mal aufgetreten?
  Wie oft merken Sie Unregelmäßigkeiten beim Herzschlag?

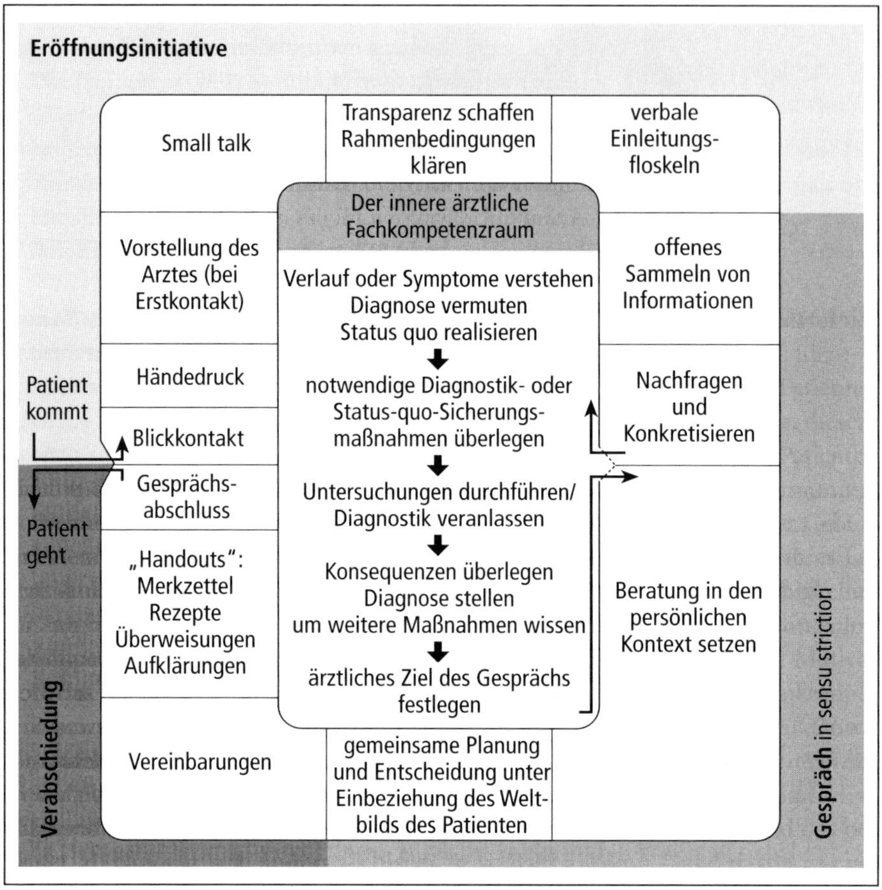

Abb. 4-1 Ablauf des ärztlichen Gesprächs

- Meinungsebene
  Was hat Ihrer Meinung nach die Verschlechterung ausgelöst?
  Was halten Sie von gesunder Ernährung?
  Wieso halten Sie die Einhaltung der Regeln für unnötig?

- Fremdeinschätzungsebene
  Was haben Sie in diesem Moment empfunden?
  Was geht in Ihnen vor, wenn Sie weiterhin an den starken Schmerzen leiden?
  Wie fühlen Sie sich mit den neuen orthopädischen Einlagen?

- Aufforderungsebene
  Werden Sie in einer Woche zur Nachkontrolle herkommen?
  Können Sie mir erläutern, wie Sie die Behandlung weiter durchführen werden?
  Haben Sie verstanden, wie Sie die Medikamente einnehmen sollten?

- Emotionen können eher indirekt abgefragt werden:
  Was hat Sie dabei bewegt?

- Oder direkt:
  Hat Sie etwas besonders betroffen gemacht?

Grundsatz ist: Es ist oft sinnvoll, eine Frage zu stellen, die weniger konkret und damit sehr offen ist und daher dem Patienten mehr Spielraum zu Beantwortung lässt.

> Nicht die Frage muss konkret sein, sondern die Antwort, welche sie ermöglicht.

Beispiel

Wie oft kommt es zu Unregelmäßigkeiten im Stuhlgang?
Nicht: *Haben Sie die Stuhlunregelmäßigkeiten täglich?*

> Stellen Sie eine Frage nur dann, wenn die Antwort eine Bedeutung für den Patienten hat.

Ansonsten vergeuden Sie die kostbare Zeit Ihrer Patienten und Ihre eigene.

Übung: Fragen mit und ohne Bedeutung

Sie lesen nun einen kurzen Dialog mit fünf ärztlichen Fragen. Entscheiden Sie, auf welche Frage/n auch verzichtet werden könnte:
Guten Tag, Herr Mustermann!
»Guten Tag, Frau Doktor!«
Haben Sie das tolle Wetter bestellt?
»Ich bin auch begeistert, dass es endlich wieder gut ist.«
Mögen Sie auch keinen Regen?
»Nein, nicht besonders.«
Weshalb kommen Sie denn heute?
»Sie hatten mir doch gesagt, ich solle zur Kontrolle in einer Woche kommen.«
Ach ja, natürlich. Wie ist es denn geworden?
»Ganz gut, meine ich. Jedenfalls tut es bei Weitem nicht mehr so weh.«
Welche Beschwerden haben Sie denn noch?
»Ein leichtes Ziehen unterhalb des linken Rippenbogens.«
Ah ja.

Es gibt eine einzige Frage, die streng genommen Sinn macht:
Welche Beschwerden haben Sie denn noch?

4.2 Kategorie I: Geschlossene Fragen

Die Fragenkategorie ist vollkommen unabhängig von den Ebenen der Kommunikation, sowohl von den neun Inhaltsebenen als auch von der Tiefe der Ebenen und den Ebenen der Sinne.

Geschlossene Fragen oder Entscheidungsfragen erlauben als Antwort nur ein Ja oder Nein, weswegen sie auch Ja/Nein-Fragen genannt werden. Was abgeschlossen ist, lässt keinen Spielraum – daher der Name. Diese Fragen schränken extrem ein. Sie tun so, als gäbe es sonst keine Alternative. Ein Nachteil geschlossener Fragen trifft den Arzt selbst: Diese Fragen machen oft den inneren Druck, gleich die nächste geschlossene Frage zu stellen, damit irgendetwas geschieht. Geschlossene Fragen sind die besten Fragen für ein Verhör:

Juckt Sie die Hautveränderung oder nicht?
Tut das weh?
Sie kommen deshalb?
Brauchen Sie noch ein Rezept?

Geschlossene Fragen sind grundsätzlich in der **Eröffnungsphase** eines ärztlichen Gesprächs wenig sinnvoll. Sie sollten erst dann eingesetzt werden, wenn es darum geht, ganz konkrete, punktförmige Inhalte zu erfragen.

Die Befunderhebung läuft zunächst arztzentriert ab, weil der Patient nicht wissen kann, was wichtig ist. Um zielkonzentriert vorzugehen, bieten sich in dieser Phase zunächst offene und erst später geschlossene Fragen zur Informationssammlung an.

Geschlossene Fragen können zur Eingrenzung möglicher Alternativen eingesetzt werden. Sie verhindern einen Fluss im Gespräch oder mehr über den anderen zu erfahren. Sie sind sinnvoll, wenn Sie dem Redefluss Ihres Patienten nicht mehr Herr werden, unter Zeitdruck stehen oder sich rasch Klarheit über etwas verschaffen möchten:

Hat das Medikament gewirkt?
Haben Sie das vereinbarte Ziel erreicht?

Wenn man will, kann man mit diesem Fragentyp gut manipulieren, erst recht, wenn er in Kette verwendet wird, also maschinengewehrartig hintereinander geäußert wird.

Beispiel

Hat das Medikament gewirkt?
»Nein.«
Haben Sie es bis zum Ende eingenommen?
»Nein.«
Dann haben Sie es abgesetzt?
»Ja.«
Sie haben aber nicht versucht, mit mir darüber zu sprechen, mich anzurufen?
»Nein.«

Mit einem solchen Vorgehen kann ein gewiefter Arzt die Basis bilden, um entweder eine Suggestivwirkung aufzubauen oder sich aus der Verantwortung zu ziehen.

Beispiel

»Chance 1« – Arzt kann jetzt aus der Verantwortung fliehen:
Wenn Sie eine solche Entscheidung für sich treffen, müssen Sie sich nicht wundern, dass nichts weitergeht.

»Chance 2« – Suggestivwirkung anstreben:
Meinen Sie nicht auch, es wäre besser, wenn Sie mich in solch einem Moment kontaktieren würden?
»Ja.«
Dann sind wir wohl einer Meinung, dass Sie (und nicht ich) hier etwas falsch gemacht haben?
»Ja.«

Geschlossene Fragen können zum Abschluss eines **Entscheidungsfindungsprozesses** verwendet werden:

Sind Sie bereit, die Unannehmlichkeiten durch diese Behandlung in Kauf zu nehmen?

Unterform Bestätigungsfragen

Eine Unterform der Ja/Nein-Fragen sind die Bestätigungsfragen. Mit ihnen wird überprüft, ob die eigene Meinung oder Idee beim Gegenüber angekommen ist:

Habe ich Sie richtig verstanden, unter diesen Bedingungen entscheiden Sie sich für die zweite Alternative?

Bestätigungsfragen sind Paraphrasen (s. Kap. 6.4, S. 97).

Aufweichung der geschlossenen Fragen: Alternativfragen

Eine Art Aufweichung der Ja/Nein-Fragen sind die Alternativfragen. Dabei geben Sie zwei Alternativen vor, die kein krasses Ja oder Nein bedeuten:

Möchten Sie lieber operiert werden oder möchten Sie es anders versuchen?
Meinen Sie nicht auch, der Bundesgesundheitsminister überblickt so manches nicht, oder finden Sie doch?
Wollen Sie das EKG heute oder beim nächsten Mal machen lassen?

Alternativfragen suggerieren eine Wahl, sind also auch Suggestivfragen, dabei hat der Aussprechende eine Auswahl für den anderen längst getroffen, weil eine Lebensregel besagt: Wenn es zwei Alternativen gibt, gibt es auch drei oder noch mehr. Grundsätzlich gilt:

> Die Suggestivwirkung einer Frage hängt vorrangig von der Intention des Fragestellers ab.

Eine gewisse Öffnung können Alternativfragen dadurch erfahren, dass die zweite, vorgegebene Alternative offen ist:

Möchten Sie in Klinik A überwiesen werden oder eher nicht?
Können Sie sich vorstellen, diesen Eingriff in den nächsten 14 Tagen durchführen zu lassen oder eher nicht?

Ausnahmen bestätigen die Regel, dass Alternativfragen konkret zwei Alternativen lassen:

Möchten Sie das Präparat lieber als Saft oder als Tablette oder doch als Tropfen?
Wollen Sie den Termin am Dienstag, Donnerstag oder Freitag?

Zusammenfassend noch einmal die Nachteile geschlossener Fragen:

- Sie lassen den Patienten verschlossen.
- Sie ermöglichen dem Patienten, sich selbst hinter den Fragen des Arztes zu verstecken.
- Sie strengen den Arzt an: Wegen der Kürze der Antworten (Ja/Nein) muss er laufend neue Fragen stellen; er leistet also erheblich mehr Gesprächsbeiträge als nötig wären.
- Sie beschränken das Antwortspektrum meistens auf die Ebene, in der die Frage gestellt wurde: Eine geschlossene Frage auf der Sachebene führt eben nicht zur Antwort auf der emotionalen Ebene.

4.3 Kategorie II: Offene Fragen

Offene W-Fragen

Es gibt keine Frageform, die nur Vor- oder Nachteile hätte.

> Die Wahl der Frageform gibt den Raum für den Antwortenden vor.

Offene W-Fragen sind Erweiterungsfragen und Ergänzungsfragen. Sie beginnen mit einem W-Wort (Tab. 4-1).

Offene W-Fragen führen zu mehr und individuelleren Informationen als geschlossene Fragen. Mit ihnen können Sie sich rasch ein Bild vom Patienten machen. Sie sind auch geeignet, um genaue Informationen zu erhalten:

Wie lange spüren Sie schon den Schmerz im rechten Oberbauch?

Je offener eine Frage, umso mehr Wahlfreiheit hat der Patient, je geschlossener, umso mehr lenken Sie das Gespräch.

Wenn Sie bei einem klärenden Gespräch den Eindruck nicht loswerden, Ihr Patient oder Mitarbeiter will sich sogar bei Anwendung offener Fragen noch herausmogeln, sollten Sie zur analytischen oder zielsicheren geschlossenen Frage übergehen. Aber beide Fragetypen sind emotional wenig ergiebig oder kompetent.

W-Fragen machen Sinn, wenn Ihnen ein Patient gegenübersitzt, der sonst kaum sprechen würde, von dem Sie aber mehr als ein Ja oder Nein hören möchten. Risiken von W-Fragen sind schwallartige Erwiderungen und diffuses Abdriften vom

Tab. 4-1 Offene W-Fragen

Wann?	Wieweit?	Woraus?
Warum?	Wo?	Worin?
Was?	Wodurch?	Worüber?
Wegen?	Wofür?	Worum?
Wem?	Wogegen?	Worunter?
Wer?	Woher?	Wovon?
Weshalb?	Wohin?	Wovor?
Wessen?	Womit?	Wozu?
Weswegen?	Womöglich?	Wenn?[1]
Wie?	Wonach?	Werden?[1]
Wieso?	Woran?	Wollen?[1]
Wie viel?	Worauf?	

[1] Mit gewissen Einschränkungen.

eigentlichen Thema, weil sie eben auch offen sind. Jede Antwort ist möglich, damit sind offene W-Fragen bereits Risikofragen für den Aussprechenden:

Wie kommen Sie mit der Einlage zurecht?
Wer kann Ihnen dabei helfen?
Wie haben Sie das bisher behandelt?
Wer hat Ihnen diesen Rat gegeben?
Weshalb haben Sie den Verband gelöst?
Wann haben Sie das letzte Mal Alkohol getrunken?

Warum-Fragen

Warum kommen Sie jetzt erst?
Warum haben Sie meinen Ratschlag nicht befolgt?

Auf Warum-Fragen sollten Ärzte möglichst verzichten. Zum einen, weil sie die Frage nach einer Schuld aufwerfen, zum anderen, weil das Warum vorgibt, der Arzt wolle etwas Bestimmtes wissen, was so gar nicht der Fall ist.

Beispiele

Warum haben Sie sich noch immer nicht um einen Platz im Pflegeheim gekümmert? Habe ich Ihnen nicht eindringlich dazu geraten?
Den Arzt interessiert in diesem Moment nicht, warum der Patient sich nicht um seinen Platz gekümmert hat, ihn interessiert nur, dass er es tut.

Genauso wenig interessiert ihn letztlich, warum der Patient es nicht tat:
Warum haben Sie meinen Ratschlag nicht befolgt?
Den Arzt interessiert nur, dass er es tut.

Offene Nicht-W-Fragen

Dieses Frageprinzip ist schwerer und auch kreativer als W-Fragen zu nutzen. Ein ärztliches Gespräch, welches vorrangig offene Nicht-W-Fragen nutzt, erscheint professioneller und zugleich mitmenschlicher. Offene Nicht-W-Fragen lassen dem Aufnehmenden den größten gestalterischen Raum für seine Antworten. Einige Beispiele:

Können Sie mir Ihre Beschwerden genauer erläutern?
Bislang haben Sie verschiedene Behandlungen versucht?
Erläutern Sie mir alle Beschwerden, die seitdem aufgetreten sind?
Können Sie mir genau sagen, auf welche Nahrungsmittel Sie verzichten sollen?
Möchten Sie mir mehr über den Verlauf berichten?

Wirkung: Jede Antwort ist möglich, die Fragen wirken mitmenschlicher und nicht verhörartig.

Ein Frage wie

In welchen Situationen treten Ihre Beschwerden auf?

ist keine offene Nicht-W-Frage, das »W« hat sich nur gut versteckt. Denn die Frage könnte gleich wirksam auch in folgender Weise gestellt werden:

Welche Situationen verursachen Ihre Beschwerden?

4.4 Fragetypen

Unabhängig von der Fragekategorie dienen die verschiedenen Fragetypen unterschiedlichen Zielen der Gesprächsführung.

Alternativfragen

Alternativfragen scheinen Freiheit zu geben, ähneln aber letztlich sowohl geschlossenen als auch Suggestivfragen, nur dass sie kein Nein erlauben, sondern anders lenken. Sie sind Aufweichungen der geschlossenen Frage (s. o.):

Möchten Sie lieber eine Infusion oder Tabletten?

Ist es Ihnen so bequem oder sollen wir das Bett anders einstellen?

Ziele: Neben der Lenkung nutzen sie zur schnellen Klärung und zur Beschleunigung des Gesprächs.

Begründungsfragen

Begründungsfragen sind eine Variante der reflektierenden Fragen. Sie verwenden Wieso oder Weshalb. Sie sind wichtig für die Kommunikation zwischen Arzt und Patient, weil sie ein besonders **effektives Instrumentarium** darstellen, um Gespräche aktiv zu gestalten und zu führen:

Wieso glauben Sie, dass Ihre Erkrankung mit Ihrer Ernährung zu tun hat?

Weshalb haben Sie die Dosis des Asthmaaerosols auf die Hälfte reduziert?

Ziel: Mehr wissen wollen über wichtige Teile der Weltsicht des Patienten.

Bestätigungsfragen

Als weitere Variante der reflektierenden Fragen dienen Bestätigungsfragen, mit denen sich der Arzt bestätigen lässt, alles korrekt aufgefasst zu haben:

Ist es so, dass die Beschwerden nach dem Sturz erstmals aufgetreten sind?

Ziel: Übereinstimmung zwischen dem eigenen Verständnis und dem des Patienten herstellen.

Gegenfragen

Gegenfragen können den Nutzen haben, sich selbst klarer zu werden, was der Patient eigentlich wissen will:

Und was meinen Sie genau damit?
Ich verstehe Ihre Frage nicht?

Ziele: Ablenken oder nicht antworten wollen oder zum Gegenangriff blasen und damit aufrütteln, Lückenbüßer, wenn einem selbst nichts einfällt, dem Arzt und/oder dem Patienten helfen, sich zu klären.

Um Gegenfragen effektiv einzusetzen, bedarf es aufseiten des Arztes der Erkenntnis, nicht genau zu verstehen, was der Patient fragen oder sagen möchte.

Beispiel

»Muss es denn immer Kortison sein? Das ist doch so schädlich!«
Was befürchten Sie denn bei der Anwendung von Kortison?
»Da wird die Haut doch dünn und man selbst wird dick.«
Sie befürchten also die Nebenwirkungen und wollen es deshalb nicht verwenden?
»Nein, nicht nur die Nebenwirkungen. Mich stört noch mehr, dass es nur wirkt, solange man es anwendet.«

Nun hat der Arzt die Möglichkeit, den Patienten auf sachlicher Ebene sowohl über die Wahrscheinlichkeit als auch das Spektrum von Nebenwirkungen zu informieren und kurz darauf einzugehen, dass jedes Medikament nur wirkt, solange man es nimmt.

Kognitive und konfrontierende Fragen

Viele Menschen, und damit auch viele Ärzte, schätzen Angriff als den besten Weg der Verteidigung ein. Das ist eine der wesentlichen Funktionen von kognitiven oder konfrontierenden Fragen. Beobachten Sie einmal eine Talkshow, in der es um mehr als die schleichwerbende Vorstellung des neuesten Films oder Buches geht, wo es also »hart« zur Sache geht. Sie werden feststellen, dass dieser Fragetyp vorrangig benutzt wird:

- »Können Sie uns näher erklären, weshalb Kernkraftwerke sicher sind?«
- »Der Anteil der Ausgaben für das Gesundheitswesen ist seit Jahrzehnten in Relation zum Bruttosozialprodukt nicht mehr gestiegen. Wie begründen Sie Ihre wiederholten Äußerungen, die Ärzte würden zu viel verdienen?«

Im Bereich Arzt-Patient werden die Fragen entsprechend eingesetzt:

Sie erwarten eine Wirkung der Medikamente, auch wenn Sie diese offenbar nicht regelmäßig einnehmen?
Inwiefern kommen Sie darauf, Ihr Übergewicht hätte einen positiven Einfluss auf Ihren Bluthochdruck?
Können Sie mir sagen, weshalb Sie seit Jahren eine Schachtel Zigaretten am Tag rauchen, wenn Sie bereits einen Schlaganfall hatten?

Ziele: Patienten wachrütteln, Ärger vom Arzt auf den Patienten abwälzen.

Meinungsfragen

Sie sind eine Untergruppe der Wissensfragen, mit den Meinungsfragen erlangen Sie wie mit Begründungsfragen Wissen über Einstellungen und Weltbilder:

Würden Sie eine solche, eingreifende Behandlung bei Ihrem Kind haben wollen?
Wie stehen Sie zu einer vorsorglichen Nachbestrahlung des operierten Gebiets?

Ziele: Mehr vom Patienten erfahren oder verstehen, auch seine bisherigen Verhaltensweisen verstehen wollen.

Reflektierende Fragen

Reflektierende Fragen sind für ärztliche Gespräche besonders geeignet. Es gibt drei Formen von reflektierenden Fragen:

- Begründungsfrage: Fragen nach Abläufen und Meinungen (i. d. R. offene W-Fragen)
- Bestätigungsfrage: Fragen zur raschen Klärung (i. d. R. geschlossene Fragen)
- Verständnisfrage: Fragen zum Verständnis und zur Erkenntnis
  Sie haben also schon lange das Gefühl, mit Ihrem Magen stimmt etwas nicht?
  Der Schmerz an der linken Hüfte ist demnach erst seit wenigen Wochen da?

Ziele: Verständnis ausdrücken, Sicherheit über Inhalte oder das Zwischenmenschliche gewinnen.

Verständnisfragen

Verständnisfragen gehören zu den reflektieren Fragen. Sie lauten beispielsweise:

Was bedeutet das für Sie?

Woher nehmen Sie die Sicherheit in dieser Sachfrage?

Ziele: Unklarheiten beim Arzt vermindern oder aufheben.

Vorsichtige, eingebettete Fragen

Vorsichtige, eingebettete Fragen sind Aussagen, die als Frage verstanden werden oder denen eine Frage folgt. Wenn Sie unsicher sind, was Ihr Patient zu einem Thema meint oder ob er die Frage hören möchte, können Sie diesen Typus verwenden. Der Vorteil für den Patienten: Er wurde ja nicht direkt gefragt, also belassen Sie ihm die Freiheit der Entscheidung. Eingebettete Fragen wirken auch als Kompromissvorschlag:

Ich bin mir nicht sicher, was Sie davon halten. Ich kann mir gut vorstellen, zum jetzigen Zeitpunkt noch auf den Rentenantrag zu verzichten und als nächste Maßnahme eine Umschulung anzustreben.

Ziele: Schonung des Patienten oder des Arztes, Herantasten, Verletzungen vermeiden.

Wissensfragen

Je mehr ein Patient weiß, umso weniger Arbeit haben Sie. Problematisch sind falsch informierte Patienten. Damit Sie sich ein Bild machen können, wie weit Ihre Ausführungen gehen müssen, stellen Sie eine Wissensfrage:

Was wissen Sie darüber, wie eine Dialyse abläuft?

Haben Sie schon einmal etwas über Ihre Erkrankung gelesen oder gehört? … Was genau?

Welchen Vorteil hat es für Sie, im Akutstadium auf Kortison zu verzichten?

Ziele: Einschränkung dessen, was der Arzt noch mitteilen sollte, Klärung des Informationsstands des Patienten und definierter Inhalte.

Fragen, die keine sind

Suggestivfragen

Sprache besitzt immer auch ein suggestives und intuitives Potenzial [2].

Suggestivfragen werden typischerweise in Verkaufsgesprächen eingesetzt.

IGeL-Beispiel

Sind Sie nicht auch der Meinung, man kann nicht früh genug mit der Vorbeugung von Altersschäden an der Haut beginnen?
»Ja.«
Dann stimmen wir auch überein, dass man die heute zur Verfügung stehenden Mittel nutzen sollte, um nicht älter auszusehen, als man sich fühlt?
»Ja.«
Dann ist Ihnen es doch sicher auch wichtig, alles für Ihre eigene Haut zu tun?
»Ja, sicher!«
Und Sie können sich bestimmt vorstellen, das ist nicht zum Nulltarif zu bekommen?
»Ja, das ist bestimmt so.«
Und Sie sind es sich doch wohl auch wert, oder?
»Aber natürlich!«
Dann rate ich Ihnen zu Popoglatt für Ihre Hände. Sie bekommen es in dem der Praxis angeschlossenen Kosmetikinstitut.

Suggestivfragen als Verkäuferfragen haben im ethischen Bereich und somit bei ärztlichen Gesprächen nichts verloren, auch nicht, wenn es um IGeL geht.

Eine Potenzierung ihrer Wirkung erfahren sie bei der Anwendung in Kette wie in den Beispielen.

Grundsätzlich sind Suggestivfragen keine wirklichen Fragen. Eine wirkliche Frage lässt einen Spielraum, und sei es wenigstens den zwischen Ja und Nein. Wirkungsvolle Suggestivfragen können nur zu der vom Fragenden erwünschten Antwort führen.

Beispiel

Sind Sie nicht auch der Meinung, ab einem gewissen Alter müssen wir noch mehr auf uns achten?
»Ja.«
Dann ist Ihnen Ihre Gesundheit auch wichtig?

»Ja.«
Und meinen Sie, wirklich alles ausgeschöpft zu haben, was sinnvoll und möglich wäre?
»Nein.«
Aber Sie wollen doch etwas für sich tun, oder?
»Ja, sicher.«
Dann empfehle ich Ihnen Alter-S-Los-Suppositorien, die neue Lösung im Pre-Age-Sektor.

Suggestivfragen haben den stärksten manipulativen Moment aller Fragetypen. Die ärztliche Glaubwürdigkeit sinkt mit jeder Suggestivfrage. Niemand will sich manipulieren lassen, jeder fühlt sich dadurch degradiert oder entwürdigt oder missachtet. Suggestivfragen bedeuten eine Grenzüberschreitung und entsprechen einem Verhalten wie sich selbst auf ein Podest zu stellen und über andere verfügen zu können.

Suggestivfragen sind eine wirkungsvolle Methode der Drohmedizin. Diese ist durchaus verbreitet, de facto indiskutabel:
Meinen Sie nicht auch, wenn Sie sich weiter so verhalten, werden Sie ...?
Finden Sie nicht, dass es Ihnen gut täte, wenn ...?
Wollen Sie nicht wieder gesund werden?

Rhetorische Fragen

Auch rhetorische Fragen sollten möglichst vermieden werden. Diese Fragen geben vor, dem Patienten eine Wahl zu lassen, stellen aber den Versuch des Arztes dar, von der eigenen Verantwortung oder Betroffenheit abzulenken. Sie nutzen auch, wenn man nichts mehr hören möchte. Zudem wirken sie als Füllsel oder Taktik:
Da kann man wohl nichts mehr ändern, oder?
Es geht so einigermaßen?
Alles okay?
Sehen Sie eine Alternative zu meinem Vorschlag?
Sie wollen weiterhin keine Schmerzen haben?

4.5 Ziel: Vertrauen aufbauen

Fragen im ärztlichen Gespräch haben die folgenden zwei Ziele:
- Sie wollen damit **Vertrauen** aufbauen, denn ohne Vertrauen wird Ihre sich an die Fragen anschließende Beratung auf keinen fruchtbaren Boden fallen.
- Sie wollen damit **Klärung** erreichen, das heißt Klarheit über den Patienten und seine Erkrankung erreichen.

Die im Folgenden beschriebenen Fragetechniken haben unterschiedliche Auswirkungen und werden ihrer Wirkung nach dargestellt. Sie können adaptiert auch in Nicht-Frageform, also für Aussagen, genutzt und bei anderen Indikationen eingesetzt werden.

Gefühl des Patienten konkretisieren

Wenn Sie nach einem Gefühl fragen wie mittels

Wie fühlen Sie sich?

und die nichtssagende Antwort »Gut« erhalten, dann ist das normal (gut ist kein Gefühl, sondern die Bewertung eines Empfindens).

Versuchen Sie es damit:

Was sagen Sie, wenn Sie Ihr Gefühl mit ›Ich bin ...‹ oder mit ›Ich fühle ...‹ ausdrücken?

Um die allgemeine Sprachlosigkeit den eigenen Gefühlen gegenüber zu dämpfen, fragen Sie dann nach, ob es genau das Gefühl ist, was Ihr Patient nun benannt hat, oder ein ähnliches; dabei sind ausnahmsweise suggestive Fragen möglich, wenn Sie echte Alternativen anbieten:

Ist es genau Wut oder doch eher Hass?

Sie sagen nun Resignation. Verzweiflung ist es nicht?

Zögerlichkeit kann ein Ausdruck von Unwille oder Ängstlichkeit sein. Ist es konkret eines dieser beiden Gefühle bei Ihnen oder noch etwas anderes?

Aufmerksamkeit konzentrieren

»Joint attention« bedeutet, dass zwei oder mehr Menschen ihre Aufmerksamkeit auf ein und dasselbe Thema richten. Sie sollte selbstverständliche Basis jedes ärztlichen Gesprächs sein, ist es aber in der Tat bei Weitem nicht immer. Während der Arzt an Fachinformationen klebt, kann der Patient längst bei den von ihm erwarteten oder befürchteten Auswirkungen sein. Dann reden beide aneinander vorbei. Einen **gemeinsamen Raum** mit Ihrem Patienten schaffen Sie, wenn Sie Folgendes berücksichtigen:

- sich für den Moment des Gesprächs und der Untersuchung in die zweite Reihe stellen
- sich wirklich dafür interessieren, was Ihren Patienten bewegt
- sich darum kümmern, dass sich Ihre Patienten wohlfühlen
- Ihre Empathie weiter ausbauen und nutzen

Das können Sie unterstützen durch folgende Fragen:

Was geht in Ihnen im Moment vor?
Wie empfinden Sie die aktuelle Situation?
Fühlen Sie sich wirklich wohl?
Was brauchen Sie, damit Sie sich wohlfühlen?

Sprechen lassen

Es gibt bestimmte Signale, mit denen uns andere andeuten, dass sie etwas sagen oder auch dass sie gehen wollen. Das ist der Fall, wenn der Patient

- seinen Blickkontakt zum Arzt abbricht und nicht mehr aufnimmt; so verhalten sich Kinder, die nichts mehr hören wollen; wer von Ihnen nichts hören will, will vielleicht sprechen,
- dem Arzt eindeutig nicht mehr zuhört, beispielsweise wahllos in seinen Sachen kramt,
- unruhig wird,
- seinen Oberkörper nach hinten oder vorn bewegt.

Wenn ein Patient signalisiert, sprechen zu wollen, sollte der Arzt den Patienten unverzüglich sprechen lassen. Täte er das nicht, würde der Patient angespannt werden, gewissen Aggressionen aufbauen und eventuell Informationen verweigern, die dem Arzt geholfen hätten.

Um dies zu tun, können Sie fragen:

Was möchten Sie sagen?
Was fällt Ihnen dazu ein?
Kommen Ihnen bestimmte Ideen dazu?
Worum geht es Ihnen im Moment?

Vorsichtig sein

Wenn Sie das, was Sie sagen wollen, abschwächen möchten, kann es Sinn machen, ein Statement, eine Feststellung vor der Frage zu platzieren (s. auch Vorsichtige, eingebettete Fragen). Dieselbe Technik können Sie nutzen, um den Patienten auf die Zielsetzung der Frage einzustimmen oder ihm zu verdeutlichen, dass Sie ihm zugehört haben:

Sie haben nun die Medikamente gegen Ihre Depression seit drei Wochen genommen. Wie ging es Ihnen damit?
Seitdem Sie regelmäßig ins Fitnessstudio gehen, haben Sie keine Gewichtsprobleme mehr. Wie fühlen Sie sich mit diesem Erfolg?

4.6 Ziel: Klärung und Motivation

Klärung ohne Wissen

Der **Halo-Effekt** [11 a] oder Ausstrahlungseffekt bedeutet die Beurteilung eines Sachverhaltes durch subjektive Assoziationen; er gehört in den Bereich der nonverbalen Kommunikation. Dabei besteht eine Dissonanz zwischen den wenigen Informationen und den überwiegenden, nicht bekannten, aber vermuteten Inhalten. Dieser Effekt ist nicht gänzlich ausschaltbar, sollte aber im Bewusstsein bleiben. Das typische Beispiel ist der altbekannte Satz vom ersten Eindruck, für den es keine zweite Chance gibt: Die Beurteilung eines Menschen wird in wenigen Augenblicken vollzogen. Viele Ärzte kennen das Phänomen in noch anderer Ausprägung: Wenn sie einen neuen Patienten begrüßen, »wissen« sie, woran er leidet. Dieser Effekt ermöglicht auch überaus schnelle, korrekte Diagnosestellungen bei Notfällen. Mögliche Fragen sind:

Was stimmt nicht mit Ihrem Befinden?
Ist Ihnen übel?
Haben Sie heute besonders viel Angst vor der Infusion?

Klärung einer Situation

Wenn es schneller geht, eine emotional belastende Situation zu klären als sich darüber aufzuregen, klären Sie diese. Sich stattdessen aufzuregen lohnt nur dann, wenn die Klärung lange dauern wird.

Bei uns ist es durchaus üblich, klare Worte zu sprechen. Klar bedeutet aber nicht aggressiv oder wertend oder sich über den anderen erhebend. Klar bedeutet eindeutige Botschaften, die in sich passend sind. Um klar kommunizieren zu können, braucht man Klarheit über die eigenen Einstellungen und die Ziele des Gesprächs. Wenn Ihre Äußerungen unklar oder widersprüchlich beim Gegenüber ankommen, hinterlassen sie Zweifel.

Sich selbst zu klären, ist wahrscheinlich die beste Möglichkeit, eine Situation zu klären. Dafür können Sie sich folgende Fragen stellen und beantworten:

Ist mir mein Gefühl klar?
Wie benenne ich es?
Ist es eine Mischung verschiedener Gefühle – und wenn ja welcher?
Wie stark ist mein Gefühl (schwach, mittel, stark)?
Unabhängig davon, wie stark es ist: Beeinflusst es mich stark? Beeinflusst es mein Denken?
Kenne ich das Gefühl?
Wie oft erlebe ich es (selten, manchmal, oft)?
Ist mir klar, weshalb ich im Moment so fühle?
Wenn nicht: Ist es ungewohnt für mich, so zu empfinden?

Gleichlautende Fragen können Sie genauso Ihren Patienten stellen.

Als Arzt müssen Sie fortlaufend auch weitreichende Entscheidungen treffen. Das kann dazu führen, Entscheidungen oder Lösungen auch dann seinen Patienten oder Mitarbeitern anzubieten, wenn diese selbst darauf kommen können. Fragen Sie also öfter nach, wie sich der andere eine Lösung vorstellen kann, auch das trägt zur Klärung bei:

Welche Lösung können Sie sich vorstellen?
Haben Sie eine Idee, was Ihnen jetzt gut tut?

Patienten motivieren

Um Ihre Patienten zu motivieren – und das meint bei Weitem nicht nur deren Compliance, sondern im ärztlichen Gespräch vor allem, Ihnen das zu sagen, was Sie wissen müssen –, nutzen Sie die Methode der **Verstärkung.** Damit veranlassen Sie Ihren Patienten, sich mehr mitzuteilen, seine Emotionen genauer oder überhaupt zu äußern. Das Ziel ist, den Patienten dadurch besser zu integrieren, seine Lösungskompetenz auszubauen und Details zu erfahren, welche für die Therapieentscheidung von Bedeutung sind. Verstärkung erfolgt über zustimmende Bestätigung des Arztes an den Patienten.

Beispiel

»Ich habe es diese Woche das erste Mal geschafft, nur zwei Schachteln Zigaretten jeden Tag zu rauchen.«
Nur noch zwei Schachteln? Bisher haben Sie doch immer vier geraucht, oder?
»Ja, es waren vier.«
Das ist ja toll! Sie haben die Menge um die Hälfte vermindert. Ist das wirklich wahr?
»Aber natürlich, Frau Doktor. Meinen Sie, ich lüge Sie an?«
Nein, sicher nicht. Wir vertrauen uns doch schon seit so langer Zeit. Ich bin einfach so begeistert von Ihrer Kraft und Ihrem Willen. Toll, ganz toll. Wie geht es Ihnen mit Ihrem Erfolg?
»Es war schon schwer, aber ich meine, ich fühle mich bereits jetzt etwas besser.«
»Besser? Das freut mich für Sie.«

Und so fort – Sie merken, es hat etwas von einem amerikanischen Spielfilm, aber vielleicht sind die deshalb weltweit so erfolgreich.

4.7 Einfühlsames, aktives Zuhören

Wer sprechen will, sollte auch zuhören können.
Aber Zuhören ist kein Unterrichtsfach. Vielleicht fällt es deshalb so schwer.

Die Kehrseite der Medaille Ihrer Fragen sind die Antworten Ihrer Patienten und damit die Notwendigkeit für Sie, ihnen zuzuhören. Einfühlsames, aktives Zuhören bedeutet, dem Patienten nicht nur zuzuhören, sondern ihn dabei mit den möglichen Sinnen, wie z. B. den Augen, wahrzunehmen, ihm sich mitmenschlich zu öffnen und zugleich den eigenen Verstand zu nutzen.

Wenn Sie als Arzt einem Patienten zuhören, darf dies nicht beim reinen Zuhören enden, es geht um eine Form **aktiver, aufnehmender Zuwendung**. Diese Zuwendung kann ihm helfen, fixierte, einseitige Wahrnehmungen, Vorurteile und unsinnige Konzepte Schritt für Schritt aufzugeben, seine Gefühle auszudrücken und die Verantwortung für seine Probleme selbst zu übernehmen.

Grundsätzlich können Sie Ihr Zuhören dadurch üben und verbessern, indem Sie die Gedanken und Gefühle Ihres Patienten formulieren. Wenn er mit Ihrer Interpretation einverstanden ist, erkennen Sie, wie gut Sie ihn verstanden haben.

Im Detail besteht einfühlsames, aktives Zuhören beim Arzt aus Folgendem [6, 47]:

- der ungeteilten Aufmerksamkeit für den Patienten, womit sich ein Nebenherblick in den Computer verbietet – oder das Wühlen in Akten und Befunden
- der Einsicht und Tat, den Patienten aussprechen zu lassen
- den sich dabei entwickelnden Rückmeldungen des Arztes für den Patienten; diese Rückmeldungen meinen nicht langwierige Erläuterungen, sondern Pförtnerworte wie hm, ja, aha oder kurze Rückfragen ohne analytische Schärfe; dabei geht es vorrangig darum, das vom Patienten Gesagte zusammenzufassen
- dem Willen, sich immer wieder zu informieren, den Patienten richtig verstanden zu haben
- der Fähigkeit, Pausen im Gespräch zu ertragen, um dem Patienten damit wesentliche Freiräume zu ermöglichen
- nachfragen, um die innerliche Anwesenheit des Arztes zu demonstrieren, nicht nur um Unklarheiten zu klären
- paraphrasieren (s. Kap. 6.4, S. 97), das heißt wichtige Inhalte des Patienten zu wiederholen, beispielsweise als Echoing
- spiegeln von Emotionen
- spiegeln von Inhalten
- dem weitgehenden Verzicht auf geschlossene Fragen und Anwenden von offenen W-freien Fragen
- verbaler Ermutigung an den Patienten, weiterzureden
- eindeutigen Körpersignalen wie Nicken an den Patienten, die ihn ermuntern, weiterzureden, sich ihm zuzuwenden oder hinzuwenden und zu öffnen
- genügend Zeit, unter Zeitnot können solche Gespräche nicht geführt werden

Die Vorteile dieses Vorgehens liegen darin, dass der Arzt
- eine erhöhte Diagnosesicherheit bekommt,
- sich eine Basis schafft, um zielgenau argumentieren zu können; wer genau zuhört, hört viel eher, worum es dem Patienten tatsächlich geht,
- mehr vom Patienten und dessen Problemen weiß, was den ärztlich-fachlichen Fähigkeiten zugute kommt,
- Zeit spart, weil er einen Patienten durch dessen Spiegelung erlebt, der ihm dann auch besser zuhören wird,
- Freiräume bekommt,
- weniger nachzufragen braucht,
- Patienten erlebt, welche höhere Therapietreue entwickeln,
- eine hohe Wertschätzung durch seine Patienten erfährt,
- seinen Patienten eine hohe Wertschätzung schenkt, ohne diese sprachlich ausdrücken zu müssen,
- damit eine wertvolle, eigene Qualitätssicherungsmaßnahme etabliert.

5 Ärztliches Wissen innerlich bewegen

Sie haben nun auf Ihrem ärztlichen Weg, nach Krankheiten zu suchen, mittels Fragen und aktiven Zuhörens genügend Informationen gesammelt. Der erste große Bereich eines ärztlichen Gesprächs ist gemeistert. Nun geht es um das Ziel des Patienten: Er will Gesundheit finden oder erhalten. Es gibt auf diese Weise einen fundamentalen Unterschied zwischen den Zielebenen des Arztes und des Patienten, zumindest zu Beginn jeder Konsultation. Der Wendepunkt im ärztlichen Gespräch folgt jetzt.

Sobald der Arzt im Gespräch die Eröffnungsinitiative beendet und im durch Fragen dominierten Teil des Gesprächs die notwendigen (oder zunächst notwendigen) Informationen gesammelt hat, beginnt eine Form **inneren Rückzugs,** der auch nur Sekunden dauern kann. Nun spätestens tritt er quasi in seinen inneren ärztlichen Fachkompetenzraum ein (s. Abb. 4-1, S. 68).

Innerhalb dieses inneren Prozesses, in dem der Arzt die Symptome des Patienten versteht, sich den Verlauf klarmacht und eine vermutliche oder sichere Diagnose stellt, legt er dann fest, welche diagnostischen Schritte nötig sind oder nicht. Er überlegt, ob Maßnahmen angestrebt werden sollten, welche den Status quo sichern. Das ist bei jedem Leiden, jeder zunächst nicht enden wollenden Erkrankung so.

Nun führt er entweder gleich selbst Untersuchungen durch oder veranlasst die notwendige Diagnostik. Dann überlegt er, ob Konsequenzen anfallen, ob die Diagnose sicher gestellt werden konnte und er ventiliert weitere Maßnahmen, so notwendig.

> Erst jetzt kann er das wirkliche, **ärztliche Ziel des Gesprächs** festlegen und darum wissen. Das ärztliche Ziel des Gesprächs ist nicht, wie lange oder kurz es gedauert hat oder welche IGeL angedient werden kann; das ärztliche Ziel entspricht weitgehend dem Ziel, mit dem der Patient das Gespräch gesucht hat, gefiltert und angereichert durch das Wissen und die Erfahrung des Arztes.

Wozu – das ist die Zielfrage. So manches ärztliche Gespräch wird ohne klares Ziel geführt, einfach aus der Situation heraus:

- Geht es darum, den Patienten umfassend über die Erkrankung zu informieren?
- Geht es darum, ihm eine medikamentöse Therapie zu erläutern?
- Geht es darum, ihn so rasch wie möglich wieder aus dem Sprechzimmer zu bekommen?

Nun wird vielleicht mancher sagen, es geht um all diese Themen. So würden Führungskräfte in anderen Bereichen jedoch nicht vorgehen. Sie überlegen sich zum gegebenen Zeitpunkt, was sie konkret erreichen wollen. Dann formulieren sie sich diese Ziele kurz und knapp und beachten sie.

Der Arzt beantwortet sich jetzt also die Frage: Wozu führe ich das Gespräch? Wenn er einmal in vollkommen andere inhaltliche Regionen abdriftet, kann ihn die Antwort auf diese Frage rasch wieder auf den Boden der Realität zurückholen.

Ihre Ziele als Arzt sind wichtig, hehr und gut – aber auch andere Faktoren determinieren den Ausgang: das Ziel des Patienten und die Erkrankung als solche.

Auch wenn Patienten kommen, weil Sie von Ihnen wieder einbestellt wurden, ist es vonseiten des Patienten ein freiwilliger und selbst bestimmter Akt. Sie können keinen Menschen zwingen, auch nur ein einziges Mal zu Ihnen zu kommen. Das bedeutet, der Patient hat ein Ziel und will etwas erreichen mit dem erstmaligen oder erneuten Treffen. Es ist Ihr Recht als Arzt, ein **eigenes Ziel** für jedes Gespräch mit Ihren Patienten zu setzen. Das geschieh nicht immer bewusst; jedoch ab dem Moment, wo Ihnen klar ist, was der Patient erreichen möchte (Fachinformationen, Krankschreibung, ein Wiederholungsrezept usw.), sollte Ihnen rasch klar werden, was Sie selbst mit dem aktuellen Gespräch erreichen möchten:

- Wollen Sie den Patienten weiter binden?
- Wollen Sie Ihre Beziehung zu ihm stärken?
- Wollen Sie ihn loswerden?
- Wollen Sie ihm einfach nur helfen?
- Wollen Sie ihn für ein unterhaltsames Gespräch gewinnen?
- Wollen Sie eine korrekte Diagnose mitteilen?
- Wollen Sie Zeit füllen, weil der nachfolgende Termin ausgefallen ist?
- Wollen Sie eine höherwertige Beratungsziffer ansetzen?

Was wollen Sie? Es ist Ihr Recht, wenn Sie in dem Wechselspiel zwischen sich und dem Patienten Ihre eigenen Bedürfnisse und Wünsche würdigen. Das ist weder unverschämt noch missachtet es den Patienten. Als Arzt führen Sie, nicht der Patient, und dazu gehört auch, in vollem Respekt und mit voller Würdigung für den Patienten an sich selbst und die eigenen Ziele für den Patienten zu denken. Belassen Sie dabei dem Patienten seine Weltsicht, es sei denn, dieses Verhalten brächte ihn in eine echte Gefahr.

Die Ziele Ihrer Patienten sollten dabei den gleichen Stellenwert haben wie Ihre eigenen. Im üblichen und zugleich besten Fall ergänzen sich die zwei Ziele zu einer einzigen Einheit – der Symbiose zwischen Arzt- und Patientenwunsch, dem Ziel nach Hilfe und Heilung.

6 Als Arzt sprechen

Mit dem ärztlichen Ziel und dem Ziel des Patienten kommt es zur zweiten großen kommunikativen Herausforderung im Rahmen des ärztlichen Gesprächs, dem **Besprechungsteil** oder der **Beratung** des individuellen Patienten, in der die inzwischen vorliegenden Ergebnisse und das dazu geformte ärztliche Wissen in den persönlichen Kontext des Patienten gebracht werden. Nun stehen Aussagen, nicht mehr Fragen im Vordergrund.

Die Wirkungen, die wir mit Sprache erzielen können, basieren auf den **Spiegelneuronen** im zentralen Nervensystem. Mittels Sprache wecken wir im anderen ein ähnliches Bild, wie es in uns ist – wenn die Bilder sich ausreichend gleichen, kommt es zu gegenseitigem Verstehen.

Wie bei den Fragetechniken gilt auch hier entsprechend: Die Aussagetechniken können ebenso für Fragen genutzt werden.

6.1 Basis der ärztlichen Empfehlung

Bei allen Beratungsformen – und das ist das Entscheidende – machen Sie Ihre Denkweise zum zentralen Inhalt des Gesprächs. [18]

Machen Sie sich bewusst, wie stark Sie nahezu automatisch aufgrund von ärztlichen Aussagen und Bewertungen sowohl die Sicht der Patienten als auch das ärztliche Gespräch lenken.

So sehr Sie sich auch bemühen, eine objektive Sicht walten zu lassen: Eine solche gibt es nicht, Sie bieten dem Patienten immer Ihre eigene subjektive Erklärung für seine Erkrankung an. Es ist sogar so, dass der Patient Sie aufsucht, um Ihre Sicht zu hören; ansonsten könnte er im Internet verharren. Selbst »Doktorhopping« bedeutet, die individuellen Sichtweisen verschiedener Ärzte kennenzulernen.

Ihre Sicht hängt von fachlichen Faktoren, konkret Ihrer Erfahrung und Ihrem Wissen ab, auch von Ihren fachlichen Fähigkeiten und Vorlieben – und ist damit immer beschränkt. Kein Arzt kann den wirklich aktuellen Wissensstand voll implementiert haben. Ein Arzt, der gerne operiert, wird diese Therapie anderen möglichen, konservativen vorziehen: Ärztliche Vorlieben beeinflussen deren Empfehlungen.

Daneben hängt Ihre Sicht auch von Ihrer Stimmung und damit Tagesform ab.

Ihre vom Patienten explizit oder implizit erfragte Empfehlung ist kein Befehl, sie ist unverbindlich und sollte Spielraum zulassen [18]. Empfehlungen, die in Frageform erfolgen, lassen dem Patienten mehr Möglichkeiten, so zu reagieren, wie er wirklich will:

Nicht: *Lassen Sie sich Ihre Gallenblase entfernen, dann geht es Ihnen besser.*

Besser: *Wie haben Sie das Gesagte verstanden? ... Was vermuten Sie, wie geht es Ihnen ohne Gallenblase?*

Die folgende Empfehlung ist keine, hier ist die Grenze zum Befehl bereits erreicht:

Ich möchte Ihnen dringend empfehlen, die Gallenblase entfernen zu lassen.

So banal der Satz klingt: Bei der Sprache kommt es immer auf die Wortwahl an – mit ihr entscheiden Sie, was Sie tatsächlich ausdrücken. Auch so:

Sie haben mich um meinen Rat gebeten. Der lautet: Es macht Sinn, wenn Sie sich Ihre Gallenblase entfernen lassen.

Sie sollten sicher sein, alle wichtigen Informationen vom Patienten bekommen zu haben und sich über Rückfragen vergewissern, auf dem für Ihren Patienten richtigen Weg zu sein:

Es ist mir wichtig, von Ihnen zu erfahren, was Sie von meinem Vorschlag halten. Mein Rat ist mein Rat, mehr nicht. Wie denken Sie selbst über die Sache?

Es geht darum, Ihrem Patienten zu ermöglichen, seine Krankheitsprobleme mit Ihrer Hilfe selbst zu lösen.

Zum Abschluss der Beratung sollten Sie sich als Arzt vergewissern, ob der Patient Sie wirklich verstanden hat, das heißt nicht nur seine Meinung abfragen, sondern auch klären, ob die wesentlichen Botschaften inhaltlich korrekt vermittelt wurden:

Was nehmen Sie von unserem Gespräch mit?

Wenn Sie das Wichtige unseres Gesprächs wiederholen, was sagen Sie dann?

Mir ist wichtig, dass ich Ihnen das Wesentliche vermitteln konnte. Was haben Sie als meinen wichtigsten Rat verstanden?

Was werden Sie zu Hause von unserem Gespräch weitergeben?

6.2 Grundsätzliche Formen von Argumenten

Es gibt eine Reihe von anwendbaren **Argumentationstypen** [56]:

- Fakten: *Ihr Blutzuckerwert beträgt …*
- Beispiele: *Wenn Sie sich den Arm gebrochen haben, werden Sie beispielsweise folgende Bewegung nur unter Schmerzen ausführen können.*
- Vereinbarungen: *Wir hatten beim letzten Mal vereinbart, dass Sie sich in drei Wochen wieder vorstellen.*
- Erfahrungen (gemeinsame, eigene): *Sie kennen das sicher auch: Wenn Sie nachts noch viel und fett essen, schlafen Sie schlecht.*
- Regeln und Normen: *Es treten solche unerwünschten Wirkungen regelhaft durch die Einnahme dieses Medikamentes auf.*
- Prognosen: *Wahrscheinlich werden Sie sich erheblich besser fühlen, wenn Sie sich zu dieser Behandlung entschließen.*
- Statistiken: *Wissenschaftliche Studien haben bewiesen, dass in X Fällen nach einer Radioiodtherapie …*
- Sich auf andere Autoritäten berufen: *Prof. Top von der Universitätsklinik hat neulich im Vortrag genau dieses Vorgehen empfohlen.*
- Gefühle: *Wenn Sie sich mit diesem Hilfsmittel unsicher fühlen, ist es ratsam, nochmals mit einem Physiotherapeuten zu trainieren. Wahrscheinlich fühlen Sie sich dann fit in der Benutzung.*

Ärztliche »Befehle«

In einem Gespräch über die mangelnde Compliance von Patienten gestand mir ein Kollege: »Am liebsten würde ich diesen Patienten die richtige Therapie befehlen können. Das würde denen gut tun und mir auch.«

Aber so ist es eben nicht. Um befehlen zu können, braucht es eine Legitimation, und die haben Ärzte nicht. Untereinander gibt es eine solche Legitimation: Der Oberarzt kann letztlich in einer Akutsituation befehlen, was zu tun ist – und der Chefarzt ohnehin. Sie haben aufgrund ihres Status, und das auch nur innerhalb der Berufsgruppe, die Legitimation dazu. Im besten Fall spiegelt ihre Legitimation schlicht ihren Erfahrungsvorsprung. Eine Legitimation, die ausschließlich auf der Hierarchiehöhe beruht, ruht auf tönernen Füßen. Eine Legitimation, die auf Wissen, Können und Erfahrung beruht, ist echt.

Übrigens ist das Wort »Befehl« heute ersetzt durch »Weisung«, das klingt netter. Weisungen werden am liebsten angenommen, wenn die Autorität der weisenden Person auf ihrer Persönlichkeit und ihrem Wissen beruht. Das tut sie, wenn sie authentisch und integer ist, wenn sie eine anerkannte, ethische Haltung einnimmt oder einfach wenn Sie überzeugend wirkt. Dann taugt sie zum Vorbild und Vorbildern eifern manche nach. Ein Vorbild hat Autorität. Nur ungern werden Weisungen entgegengenommen, die ausschließlich auf der Machtposition basieren. Dazwischen liegen Weisungen, die aufgrund des außergewöhnlichen Fachwissens oder Fachkönnens formuliert werden.

Beeinflussung gelingt am besten mit Sympathie und durch Autorität aufgrund des Vorbildcharakters [48]. So »einfach« ist das.

Informieren ist eingleisig, dient zur Wissensvergrößerung oder -übernahme und hat als tieferen Zweck, eine Unsicherheit zu vermindern oder Klarheit zu erzielen. So ist der Sinn jedes Befehls, dass der andere weiß, was er tun soll (Klarheit oder Sicherheit).

Beim Befehl wird etwas Grundsätzliches offenkundig [10]:

> Information hat eindeutig zu sein, sie sollte Unklarheiten beseitigen.

»Gehen Sie sofort aufs Zimmer oder bleiben Sie hier« kann entsprechend kein Befehl sein.

Aber in der Arztpraxis sollte es keine Befehle geben, Informationen schon.

6.3 Den Patienten erkennen

Die Beratung im ärztlichen Gespräch hat fünf wichtige Ziele. Mittels der ärztlichen Aussagen wird dem Patienten

- gezeigt, dass er erkannt wurde.
- verdeutlicht, dass er so angenommen wird.
- Klarheit verschafft.
- die eigene, ärztliche Position vermittelt.
- wirkungsvoll geholfen.

Klärung durch die Metaebene

Ein Wechsel der Gesprächsebene hin zur Metaebene bringt oft eine Entlastung. Etwas wie von außen oder oben zu betrachten führt kurzfristig zu einer Distanzierung, dann aber rasch zur Klärung.

Beispiel

Oberarzt Hartmann spricht mit Assistenzarzt Sensibell. Der Oberarzt meint, dass sich der ihm vertraute und sonst zugewandte Assistent heute besonders stark zurückhält. Irgendetwas ist anders als sonst. Der Oberarzt führt das Gespräch über einen bestimmten Patienten nicht weiter, wechselt also auf eine andere als die fachlich-inhaltliche Ebene. Er weiß einiges über Fragetechniken und fragt deshalb nicht direkt:
Sie sind so ruhig heute, ist was los?
Er nutzt stattdessen eine indirekte Aussage mittels eines Ich-Satzes:
Ich empfinde Sie heute als zurückhaltend, irgendwie anders als sonst.
Nun antwortet der Assistent:
Ich fand es nicht richtig, dass Sie mich vorhin direkt vor dem Patienten zurechtgewiesen haben. Das stört mein Verhältnis zum Patienten und das möchte ich nicht. Sie können mir das alles sagen, ohne dass es der Patient mitbekommt.

Nicht nur auf der klärenden Ebene wirkt der Wechsel auf die Metaebene. Oft ist es ratsam, ein Lob so auszusprechen, erst recht ein öffentliches Lob, dass der andere sich dadurch nicht bloßgestellt fühlt.

Beispiel

Im Team von vier Arzthelferinnen läuft alles rund. Die Mitarbeiterbesprechung ist angesagt. Zunächst werden alltägliche Dinge besprochen und kleinere Probleme angesprochen. Die Praxisinhaberin möchte zum Schluss ihren Dank und ihr Lob vermitteln. Sie sagt:
Ich schätze die positive Atmosphäre, welche alle vier von Ihnen hier in der Praxis aufbauen. Dafür möchte ich allen danken.
Oder auch:
Es macht mir richtig Freude, mit Ihnen zusammenarbeiten zu können.

Wichtig ist ein Wechsel auf die Metaebene, wenn Sie das Gefühl haben, der Patient versteht Sie nicht (mehr). Dann nutzt diese Ebene wieder zur Klärung.

Beispiel

Mit hinreichender Wahrscheinlichkeit hat die Wissenschaft inzwischen bewiesen, dass durch die Anwendung dieser Wirkstoffgruppe die intra- und extrazelluläre Diffusionskapazität so gesteigert werden kann, dass mitochondriale Prozesse beginnen, an deren Ende die …
Arzt hält inne, merkt seine Endlossätze und den verzweifelten Ausdruck des Patienten. Er spricht weiter:
Ich habe das Gefühl, ich habe das eben nicht so erklärt, dass es klar werden konnte. Stimmt das?
Auch der Patient hätte auf die Metaebene wechseln können, indem er den Arzt während seines epochalen Fachvortrags unterbricht und fragt:
»Ich blicke überhaupt nicht mehr durch. Worüber reden Sie eigentlich?«

> Auf der Metaebene lassen sich Gespräche am besten lenken, diese Ebene steuert den Verlauf effektiv.

Verlaufsfragen sind:

Ich habe Ihnen bisher ausschließlich die möglichen Nebenwirkungen erläutert. Viel wichtiger sind die Vorteile, welche Sie erwarten. Ich fände es gut, Sie nun darüber genau zu informieren.

Oder:

Ich denke, Ihre Fragen sind nun ausreichend geklärt und wir gehen über zu den weiteren Maßnahmen der nächsten drei bis vier Wochen.

Das Weltbild des Patienten verstehen

Ein häufiges Kommunikationsproblem ist die Bewertung von Aussagen. Trainieren Sie sich an, die Aussagen wörtlich zu nehmen und das Interpretieren sein zu lassen. Wenn Sie unbedingt deuten müssen, deuten Sie so um, dass es Ihnen gut tut (Tab. 6-1).

Beispiel

»Die Hautärzte, die ich bisher aufgesucht habe, waren allesamt oberflächlich.«
Eine spontane Deutung des gerade aufgesuchten Hautarztes könnte sein:
Ich bin der nächste Abschusskandidat.
Diese Deutung schadet dem Arzt eher als dass sie ihn kräftigt. Also umdeuten, vielleicht in:
Meine Qualifikation hat mit dem Doktorhopping dieses Patienten nichts zu tun.

Tab. 6-1 Bewertung von Aussagen

Wahrnehmung	Deutung	Umdeutung
Es hagelt und schneit.	Mist, der Winter kommt.	Toll, nun macht es mir wieder richtig Freude, vor dem Kamin zu sitzen.
Patient schaut mich nicht an.	Patient mag mich nicht.	Patient kann traurig sein oder ich selbst.
Mitarbeiter erledigt seine Aufgaben nicht korrekt.	Mitarbeiter ist unfähig.	Mitarbeiter wurde nicht korrekt eingewiesen oder ist überlastet.

6.4 Den Patienten annehmen und berühren

Vertrauen stärken

In Lebensberatungsbüchern steht oft die Behauptung, wer Liebe schenkt, bekäme sie mehrfach zurück. Die Lebenserfahrung von nicht wenigen sieht anders aus. Die Erfahrung zeigt jedoch, dass es tatsächlich etwas gibt, was gern in höherer Potenz zurückgegeben wird: **Anerkennung.** Wenn Sie beispielsweise einen Patienten ehrlich für seine Compliance anerkennen, wird er in Ihnen den verständigen Arzt anerkennen.

Anerkennung ist eine Art Geschenk (sehr wohl auch als Lob ein »sich über den anderen begeben«), welches viele nur schwer oder nicht annehmen können. Können Sie die Anerkennung Ihrer Patienten wirklich nehmen? Oder sagen Sie sich innerlich – oder noch schlimmer, dem Patienten direkt:

Ach, so toll war das doch nicht.

Oder:

Das ist doch selbstverständlich.

Wenn ein anderer Sie für etwas ehrlich lobt, war es für ihn eben nicht selbstverständlich.

Eine Anerkennung für den Patienten können Sie gut als Ich-Äußerung verpacken:

Ich finde es mutig von Ihnen …

Ich hätte das wahrscheinlich nicht so toll geschafft wie Sie.

Berühren durch Botschaften

Kommunikation ist der gegenseitige Austausch von Botschaften [10], dabei spielen Informationen immer auch eine Rolle, vielleicht jedoch keine wesentliche.

Fallbeispiel

Stellen Sie sich vor, Sie sitzen am Strand, vor Ihnen ein traumhafter Sonnenuntergang, neben Ihnen Ihre Liebste oder Ihr Liebster und Sie wollen endlich Ihre Botschaft loswerden, dass Sie sie oder ihn lieben. Wenn Sie dabei auf den Sand starren und mit neutraler Stimme ohne Modulation sagen: »Ich liebe dich«, dann aufstehen und gehen, haben Sie eine Information vermittelt. Fühlt sich zu »cool« an. Gehen Sie noch einmal zurück, setzen sich wieder hin und schauen Ihrer Liebsten oder Ihrem Liebsten tief in die Augen. Spüren Sie, wie sehr es Sie berührt, vielleicht auch erregt, ergreifen Sie ihre oder seine Hand, neigen Sie sich langsam immer näher und flüstern Sie ihr oder ihm ins Ohr: »Ich liebe dich.« Jetzt haben Sie kommuniziert. Die gleichen drei Wörter waren nun Ihre Botschaft.

Eine Botschaft trifft, berührt und betrifft. Eine Information kann zum Gähnen führen, sie wird bestenfalls aufgenommen, was noch lange nicht angenommen bedeutet. Ihre Botschaft am Strand wurde angenommen

Fallbeispiel

Sie werden nun noch intensiver angeschaut, Ihr Gegenüber neigt sich Ihnen zu und flüstert zurück: »Ich liebe dich auch«. Ihnen läuft ein wohliger Schauer über den Rücken. Sie haben empfinden können, Ihre Botschaft kam an, das, was Sie sagen wollten, wurde inkorporiert.

Ihre Liebste oder Ihr Liebster hätte sich jedoch auch abwenden können und gegen den Wind sagen: »Nach allem, was vorgefallen ist, kann ich dir das nicht glauben.« Die von Ihnen gesandte Botschaft hat nicht das bewirkt, was Sie gerne gehabt hätten: missglückte Kommunikation.

Sie können an diesem unärztlichen Beispiel etwas Wichtiges erkennen:

> Nur der Aufnehmende einer Äußerung entscheidet darüber, ob sie geglückt oder missglückt ist.
> Das gilt stringent auch für die Arzt-Patienten-Dyade: Der Patient entscheidet, wie die Äußerungen des Arztes wirken.

Der Aufnehmende im ärztlichen Gespräch ist der Patient. Letztlich haben Sie es nicht in der Hand, was aus dem gemacht wird, was Sie aussenden.

> Die Kommunikation ist einer der Hebel für Patienten, Ihre Macht als Arzt zu mindern – oder sie Ihnen zu lassen.

Wenn der Patient nicht das tut oder antwortet, was Sie für richtig halten, haben Sie fast keine Chance, außer es zu akzeptieren. Damit jedoch wesentliche Ihrer Äußerungen angenommen werden, verpacken Sie diese als Botschaft.

Der eigene Name und das Bitte

Was viele Menschen am liebsten hören, ist ihr eigener Name. Ihren Patienten geht es genauso. Also, sprechen Sie sie mit Namen an. Immer, ohne Ausnahme. Nutzen Sie die große Chance, welche Ihnen Ihr Beruf gibt. Sie sind nicht mit einer anonymen Person zusammen, so wie viele andere Berufe, seien es Busfahrer oder Verkäufer.

Was weiterhin gefällt, ist das Wort Bitte. Auch als Arzt ist es angebracht, selbst wenn man dem Patienten einen guten Rat gibt, ihn mit einem Bitte zu verbinden:

Diese Tabletten nehmen Sie zweimal am Tag, morgens und abends.

Besser:

Bitte nehmen Sie diese Tabletten zweimal am Tag, morgens und abends.

Beim Patienten bleiben

Erinnern Sie sich noch daran, welche konkreten Sätze in Ihrem letzten Gespräch gefallen sind, das Sie heute vor dem Lesen des Buchs geführt haben? Nein? Dann geht es Ihnen wie vielen Menschen – andere hingegen erinnern sich. Es ist wichtig, sich an konkrete, gesprochene Inhalte zu erinnern. Sie können das bei Ihren Gesprächen mit Patienten trainieren. Dafür können Sie bei einem Dialog den jeweils letzten vom Patienten gesprochenen Satz entweder kurz und wörtlich in sich Revue passieren lassen oder aber ihn laut wiederholen, um dann Ihren ersten eigenen Satz zu sprechen. Sie schleifen sich damit wirkungsvoll in das Gespräch mit Ihrem Patienten ein.

Die Technik des **Echoing** als eine Variante des Paraphrasierens ist einfach: vom Patienten benutzte, einzelne Wörter werden wiederholt. Echoing wirkt allerdings auch rasch affektiert oder zumindest ungewohnt. Diese Technik sollten Sie dementsprechend nicht in Folge, sondern nur ab und zu anwenden.

Beispiel

»Frau Doktor, seitdem ich die Tabletten einnehme, ist mir immer leicht übel.«

Leicht übel.

»Ja, ich denke, das kommt von den Tabletten. Ich möchte sie am liebsten nicht mehr einnehmen.«

Nicht mehr einnehmen.

Den Patienten verstehen

Es gibt eine Art Königsdisziplin für ärztliche Gespräche: das **Paraphrasieren**. Es wird vorrangig für emotional bedeutsame Aussagen des Patienten empfohlen, aber zur Paraphrasierung bieten sich mehr Themen und Inhalte an.

Es gibt vier Möglichkeiten, zu paraphrasieren [56]:

- Sie fassen eine längere Aussage des Patienten zusammen.
- Sie geben mit Ihren Worten das wieder, was Sie verstanden haben.
- Sie wiederholen wörtlich einzelne Satzabschnitte oder komplette Sätze des Patienten (= Echoing).

- Die emotional kompetenteste Variante: Sie wiederholen die zentrale Aussage des Patienten und geben zudem wieder, welche Gefühle und Empfindungen Sie bei ihm erkannt haben, z. B.: *… und das macht Sie nun froh.*

Paraphrasen haben eine Vielzahl vorteilhafter Wirkungen, beispielsweise:

- Der Arzt sichert sich ab, ob er alles richtig verstanden hat.
- Der Arzt kontrolliert, ob er die Gewichtung des Patienten erkannt hat.
- Es erfolgt ein Abbau des Risikos von Missverständnissen, wodurch eine bessere Compliance erreicht wird.
- Der Patient fühlt sich besser verstanden und akzeptiert.
- Heiklen Inhalten wird etwas Druck genommen.
- Sie wirken deeskalierend.
- Sie helfen beim überspielen, keine gute Idee zu haben.
- Sie bilden den sinnvollen Abschluss eines Gesprächs.
- Sie können mit einer Aufforderung zum Schluss versehen werden.

Beispiele

»Immer, wenn ich Zuckertief schlucke, bekomme ich Herzrasen. Das beunruhigt mich nicht nur, irgendwie habe ich das Gefühl, es schwächt mich auch. Außerdem mache ich mir Sorgen, weil mein Vater an einem Herzinfarkt gestorben ist.«
Sie machen sich Sorgen, dass Ihr Herzrasen vom Medikament ausgelöst wird und Sie schädigen könnte?

»Ich habe den Termin heute bereits vor fünf Wochen ausgemacht. Ich komme bewusst etwas früher und nun lassen Sie mich hier über eine Stunde lang warten! Ich bin sauer, das ist ein Chaos hier, so was habe ich ja noch nie erlebt!«
Hm, Sie haben sich sehr rechtzeitig um einen Termin gekümmert. Dann mussten Sie heute auch noch lange warten. Ja, das ist einfach nur ärgerlich für Sie.

»Sie sind meine letzte Hoffnung, Herr Doktor. Ich war schon bei acht verschiedenen Ärzten und jeder sagt was anders, keiner hat mir bisher helfen können.«
Ich werde Sie genau untersuchen und beraten. Aber es ist wichtig, dass Sie sich daran halten, was wir gemeinsam besprechen!

Wenn Sie Ihre Fähigkeit zu paraphrasieren ausbauen möchten, empfiehlt es sich, das erst bei Partnern oder Freunden auszuprobieren. Anfangs kann es sehr gestelzt und unecht klingen. Wenn Sie sich sicher fühlen, nutzen Sie es für Ihre Patientenkontakte. Wichtig ist: Niemals überdosieren. Wenn Sie diese Methode zu häufig einsetzen, könnte sich Ihr Gegenüber womöglich auf den Arm genommen fühlen.

Übung: Paraphrasieren

Sie lesen nun zwei Aussagen von Patienten. Üben Sie sich darin, diese Aussagen so zu paraphrasieren, dass Sie deren wesentliche Aussagen wiederholen und zudem äußern, welche Gefühle und Empfindungen des Patienten Sie dabei erkannt haben.

Text 1
»Frau Doktor, ich weiß nicht mehr ein noch aus. Der letzte Arzt hat mir Rückfallfrei verordnet und das habe ich auch regelmäßig eingenommen. Aber es ging mir immer schlechter, meine Beine wurden immer schwächer und dann habe ich mir gedacht: So kann das nicht in Ordnung sein. Deshalb habe ich bei Ihnen einen Termin gemacht. Sie sollen doch eine Koryphäe sein.«

Text 2
»Herr Doktor, bei mir handelt es sich nur um eine Kleinigkeit. Ich habe Ihnen die zwei Aktenordner mit den Vorbefunden mitgebracht. Die könnten Sie sich doch jetzt durchschauen. Ich möchte eigentlich nur einen Rat haben, wie ich meine Depression weiterbehandeln soll.«

Wenn Sie Ihre Texte haben, können Sie hier zwei Vorschläge nachlesen:
Text 1
Sie fühlen Schwäche in den Beinen und befürchten, dass Ihre bisherige Behandlung mit Rückfallfrei Ihnen nicht genutzt hat. Das macht Ihnen Sorge.
Text 2
Sie haben viel hinter sich und fühlen sich unsicher, wie Ihre Depression weiterbehandelt werden soll.

Entfaltung ermöglichen

Für ein gutes Gespräch sind die Pausen genauso wichtig wie die Worte. (Heimito von Doderer)

Ich habe einmal persönlich einen Meister des Gesprächs erlebt, den Psychotherapeuten Steve de Shazer (1940–2005). Eine Patientin schilderte ausführlich ihre scheinbar ausweglose Situation und war irgendwann fertig mit all dem Schlimmen und schwieg fortan. De Shazer saß da, wartete, sah die Patientin an, sah wieder weg, sein sonorer Bass dröhnte von Zeit zu Zeit, es sollte wohl »well« heißen, war allerdings auch bei genauem Hinhören nicht eindeutig identifizierbar. So vergingen die Minuten. Das Fachpublikum hielt es nicht mehr aus, der Therapeut schon. Schließlich fragte er: »Well, what will you do now?«

Er hat meisterhaft die **Technik der Pause** eingesetzt, um dann mit einer genialen paradoxen Intervention der Patientin die Eigenverantwortung klar zu machen.

Ich bin sicher, nicht eine Sekunde dachte die Patientin, ihr Therapeut sei unsicher oder wisse nicht mehr weiter. Das ist eine Sorge von Ärzten, wenn sie auf diese überaus wirkungsvolle Technik verzichten. Eine Pause signalisiert dem Patienten, er ist nun dran und hat den Raum dazu. Pausen wirken auffordernd, auch entlastend, der sie anbietende Arzt wirkt als sicher und zugewandt.

> Raum bedeutet Entfaltungsmöglichkeit. Ein wichtiger Raum im Gespräch sind die Pausen.

Pausen können vom Arzt ausgehen, nachdem er etwas gesagt hat, um auf die Antwort des Patienten zu warten. Sie können auch vom Arzt ausgehen, nachdem der Patient etwas kundgetan hat und auf eine verbale Reaktion des Arztes wartet, so wie bei der eben beschriebenen Szene.

Die Wirkungen dieser ärztlich initiierten Pausen sind sehr unterschiedlich: In beiden Fällen werden die Pausen einen gewissen Druck auf den Patienten ausüben, eine Form der Erwartungsposition des Arztes signalisieren. Eine Pause nach den Worten des Arztes bedeutet: Sie, Patient, sollten sich nun äußern, Sie sind dran, ich ziehe mich jetzt erst einmal zurück. Eine Pause des Arztes, nachdem der Patient gesprochen hat, signalisiert eher: Ich, Arzt, will nachdenken, bin bewegt, will mich noch einen Moment lang klären. So gebe ich Ihnen, Patient, eine Chance, selbst weiterzukommen.

Pausen können genauso vom Patienten ausgehen, ebenso vor oder nach dessen Aussage. Wenn der Patient, nachdem sein Arzt gesprochen hat, nicht sofort reagiert, zeigt er vielleicht auch, dass er nachdenkt, eher jedoch demonstriert er Überraschung, Fassungslosigkeit, Mutlosigkeit, Unwissen. Schweigt er nach seiner eigenen Äußerung, setzt also da bewusst die Pause, soll es beim Arzt eine klare Signalwirkung auslösen.

Das nutzen Patienten auch aus. In der Regel wird die Pause mit einem zielgerichteten Blick verbunden.

Beispiel

»Seitdem Sie mir geraten haben, auf Wodka zu verzichten, habe ich Herzstechen.«
Pause und Patient blickt den Arzt an:
Das kann nicht damit zusammenhängen (Verteidigungsposition).
Wie oft haben Sie denn diese Beschwerden (Rückzug auf Sachebene und Versuch der Ablenkung)?

Es gibt für Ärzte so manche Momente, in denen nichts gesagt werden sollte, weil es nichts oder nichts mehr zu sagen gibt. Diese Momente schließen die Mitteilung schwerer Diagnosen genauso ein wie die Tatsache, dass im normalen ärztlichen Gespräch bereits alles gesagt ist und nichts mehr wiederholt werden muss.

Beim schweren Gespräch führt das aufmerksame Abwarten dazu, den Patienten an seine Gefühle heranzuführen und ihn zugleich nicht alleine zu lassen. Dieses aktive Zuhören und bei ihm sein, nach außen als scheinbare Passivität fehldeutbar, ist in diesem Moment das, was notwendig ist. Empathie bedeutet nicht, einen Erwachsenen zu trösten, als sei er ein Kleinkind. Empathie bedeutet, sich innerlich dem Patienten ganz zuzuwenden, ihn aussprechen oder schweigen lassen, das Schweigen mit ihm zu tragen, was oftmals ertragen bedeutet. Sein Weinen, seine Verzweiflung hinnehmen, ihm zu ermöglichen, sich selbst anzunehmen, ohne einen Trost zu spenden, weil es in diesem Augenblick keinen Trost gibt und er scheinheilig wäre. Wer glaubt denn, es gäbe einen Trost beispielsweise in dem Moment, in dem einem eine tödliche Prognose mitgeteilt wird?

In dieser Situation braucht der Patient die Möglichkeit, sich auszusprechen, frei mitteilen zu können, was ihn gerade bewegt, wovor er Angst hat, was er befürchtet, was er sich nun wünscht. Arztsein bedeutet nun sehr ernsthaftig sein, wahrnehmen, was der andere wirklich braucht und was er auf keinen Fall will. Nun führt der Arzt nicht und nichts mehr, er lässt diese Rolle sein und ist ganz Mensch. Mehr kann er nicht sein und zugleich ist es das Beste, was er ist.

Im zweiten Fall, wenn alles bereits gesagt wurde, geht es darum, dem Patienten innerlichen Freiraum zu bieten, um sich darüber klar zu werden, ob er alles verstanden hat oder noch etwas wissen möchte.

> Die Grundregel lautet: Wer von sich aus eine Pause (Schweigen) beginnt, führt und signalisiert damit dem anderen, dass er an der Reihe ist.

Trost schenken

Wenn es keinen Trost gibt, schenken Sie ihn auch nicht. Was nicht existiert, kann nicht weitergegeben werden. Das, was Sie in einem solchen Moment weitergeben, ist Ihre eigene Hoffnungslosigkeit, aber die sollte bei Ihnen bleiben. Damit meine ich beispielsweise Ihre untröstliche Mitteilung über eine unheilbare Erkrankung.

Echter Trost, der eben nur gegeben werden kann, wenn er möglich ist, bedeutet:

- Würde aufbauen
- Raum für Gefühlsäußerungen bilden
- Grenzen für Kommunikation erweitern, aber in einem Rahmen lassen
- echten Kontakt suchen und finden
- Mitmenschlichkeit
- Empathie

6.5 Klarheit schaffen

Eindeutigkeit

Wenn Sie etwas möchten, sprechen Sie es eindeutig aus. Wie viele verbale Missgriffe gibt es durch diffuse Äußerungen (Tab. 6-2).

Zur Eindeutigkeit gehört die Eindeutigkeit der Wortwahl: Jeder Erwachsene – und bereits manches Kind – versteht die Bedeutung von Krebs, also nutzen Sie auch dieses Wort und kein anderes. Lymphom, Mycosis fungoides, Melanom, Glioblastom und unzählige andere – für den Fachmann eindeutig, für den Laien unverständlich, besser wäre: Blutkrebs, Blutkrebs an der Haut, schwarzer Hautkrebs usw.

Konkret und ehrlich

Ein Arzt hat nicht um den heißen Brei herumzureden. Das gilt bei Weitem nicht nur für schwere Gespräche, sondern auch bei allen alltäglicheren Gesprächen. Das Konkrete kann der Patient verstehen, das Abstrakte nicht. Apotheker wissen ein Lied davon zu singen, wie unzureichend die Patienten oftmals unterrichtet sind, wie sie die rezeptierten Medikamente einnehmen sollen.

Üben Sie, wie Sie vom Allgemeinen, scheinbar Unverbindlichen zu **konkreten Aussagen** kommen können.

Übung: Konkret statt diffus

Sie lesen nun fünf Aussagen und eine Frage. Ihre Aufgabe besteht darin, sie in **konkrete** Äußerungen zu transformieren.

1. *Wie steht's mit den Beschwerden?*
2. *Sie sollten weniger fett essen.*
3. *Den Blutdrucksenker nehmen Sie morgens, den Cholesterinsenker mittags.*
4. *Wir sehen uns dann bald wieder zur Kontrolle.*
5. *Das EKG wird in Raum 21 geschrieben.*
6. *Wenn Sie Nebenwirkungen merken, melden Sie sich bitte.*

Mögliche, konkrete Aussagen sind:

1. *Wie haben sich Ihre Beschwerden, besondern beim Treppensteigen, seit unserem letzten Gespräch entwickelt? … Sind sie gleich geblieben, eher stärker oder schwächer geworden?*
2. *Ich rate Ihnen, deutlich mehr Obst und Gemüse zu essen. Auch Vollkornprodukte wie vollwertiges Brot oder Vollwertreis sind sinnvoll. Verzichten Sie jeden zweiten Tag auf alle tierischen Produkte.*

3. *Vom Medikament Pressurelow sollten Sie morgens eine Tablette einnehmen, von Cholesterlow mittags zwei Tabletten. Ich schreibe Ihnen das noch einmal auf, damit Sie zu Hause eine Erinnerung haben.*
4. *Es ist sinnvoll, dass Sie sich in fünf Tagen einen Termin zur Nachkontrolle geben lassen. Bitte wenden Sie sich an eine Mitarbeiterin an der Rezeption.*
5. *Wie eben besprochen wird Schwester Herzegut ein EKG schreiben. Das werde ich nachher mit Ihnen besprechen. Dafür gehen Sie jetzt bitte in Raum 21, den Gang nach links und die dritte Türe rechts.*
6. *Es ist möglich, dass es zu starkem Juckreiz kommt. Wenn Sie den bemerken, rufen Sie mich bitte unter 098 76543 an, egal zu welcher Uhrzeit.*

Konkrete Ausdrucksweise erfordert eher längere Sätze, erspart aber eindeutig Nachkorrekturmaßnahmen und lohnt sich daher. Konkrete Aussagen sind auch mit einem verminderten Risiko für Fehler verbunden.

Konkret bedeutet ebenfalls: Sagen Sie die Wahrheit. Das gilt ohne Ausnahme gegenüber Kindern. Eine Spritze oder Blutabnahme verursacht immer einen gewissen Schmerz. Es ist gelogen, zu behaupten, sie täten nicht weh. Diese Lüge verursacht Misstrauen beim Patienten. Lügen ist nur dann erlaubt (aber im ärztlichen Gespräch grundsätzlich nicht sinnvoll), wenn das Aufdecken der Lüge beim Belogenen keine unangenehmen Gefühle verursacht. Aber ist das wirklich der Fall, wenn Sie einen Schmerz nicht kommunizieren? Sicher nicht. Bleiben Sie bei der Wahrheit und stellen Sie diese bestmöglich dar:

Das pikt nun leider, ist aber rasch vorbei.

Verständnis erleichtern

Ärztliche Gespräche unterliegen letztlich immer Einschränkungen – und bei der bestehenden Gebührenordnung wäre es wirtschaftlich unvertretbar, endlos zu sprechen. Die Vermittlung des gesamten ärztlichen Wissens ist ebenso unvertret-

Tab. 6-2 Eindeutige Äußerungen

	Besser
Es zieht im Raum.	Bitte schließe das Fenster oder die Tür.
Weihnachten ohne Stollen ist keins.	Bist Du so lieb und backst mir einen Stollen?
Normalgewicht ist gesünder als Adipositas.	Ich rate Ihnen, 15 kg Gewicht abzunehmen.
Nebenwirkungen der Behandlung spielen manchmal eine Rolle.	Stellen Sie sich darauf ein, dass Ihnen regelmäßig übel wird.
Ich mag blau sehr gerne.	Das Hemd in rot gefällt mir nicht.

bar, ohnehin unnötig, weil der Patient nur eine Auswahl des ärztlichen Fachwissens braucht, um eigenverantwortlich entscheiden zu können.

Das, was er wissen sollte, sollte ihm verständlich mitgeteilt werden. Machen Sie es sich leichter und lassen Sie Ihre Patienten davon profitieren: Ein Bild sagt oftmals mehr als hunderte Worte. Auch wenn Sie meinen, ein grottenschlechter Zeichner zu sein, das macht nichts, Sie sparen sich und Ihren Patienten viel Zeit und Erklärungsbedarf, wenn Sie für wichtige Standardsituationen (so wird operiert, so wird genäht, so sieht eine Narbe aus, so findet eine Probeentnahme per Gastroskop statt usw.) **Zeichnungen** anfertigen und beim ärztlichen Gespräch nutzen.

Auch grundlegende Mechanismen können auf diese Weise verständlich gemacht werden (z. B. wie wirkt Insulin, ab wann wird ein Melanom richtig gefährlich, was bewirkt ballaststoffreiche Nahrung).

6.6 Eigene Position beziehen

Bei sich bleiben

Um bei sich und Ihrer sicheren Fachmeinung zu bleiben, nutzen Sie **Ich-Äußerungen** (s. a. Kap. 6.8, S. 112). Nachfolgend ein typisches Beispiel aus einer Sprechstunde, wie ein Gespräch zunächst nicht sein sollte.

Beispiel

»Frau Doktor, irgendwie werde ich so müde, wenn ich die Tabletten einnehme. Ich mag sie kaum mehr nehmen.«

Es empfiehlt sich, bei dem zugrunde liegenden Befund die Medikation fortzuführen.

»Aber wie soll ich mit meiner Müdigkeit zurechtkommen? Das ist ja fast gefährlich, wenn ich Auto fahre.«

Man sollte unter dieser Medikation ohnehin nicht selbst ein Auto führen, das steht so im Beipack.

Das Ganze noch einmal, mit Ich-Äußerungen der Ärztin und direkter Ansprache des Patienten:

»Frau Doktor, irgendwie werde ich so müde, wenn ich die Tabletten einnehme. Ich mag sie kaum mehr nehmen.«

Ich empfehle Ihnen, die Medikamente weiter einzunehmen. Ihr zugrunde liegender Befund macht das sinnvoll.

»Aber wie soll ich mit meiner Müdigkeit zurechtkommen? Das ist ja fast gefährlich, wenn ich Auto fahre.«

Ich rate Ihnen ohnehin ab, selbst Auto zu fahren, wenn Sie diese Medikamente nehmen.

Übung: Ich-mein-mir-mich

Formulieren Sie den folgenden Text so um, dass aus den unpersönlichen Formulierungen persönliche werden, und spüren Sie, wie anders sich Texte anfühlen, in denen Sie von sich ausgehen.

Das erlebt man nicht alle Tage. Eine attraktive Patientin kam in die Praxis und setzte sich aufreizend hin. Es war richtig irritierend. Dann schaute sie dauernd auffordernd herum. Das war eine unerwartete Situation, auch irgendwie unverschämt.

Eine mögliche Korrektur:

Das erlebe ich nicht alle Tage. Eine attraktive Patientin kam in meine Praxis und setzte sich aufreizend vor mich hin. Da war ich richtig irritiert. Dann schaute sie mich dauernd auffordernd an. Die Situation war für mich unerwartet und ich empfand die Patienten auch irgendwie als unverschämt.

Widerstände aktiv angehen

In aller Regel sollte der Arzt versuchen, von sich aus Konfrontationen (und damit vorrangig verbale Konfrontationen) mit seinen Patienten zu vermeiden. Die Ausnahme ist, dass auf andere Weise das Wohl des Patienten nicht mehr gesichert werden kann. Sicher, niemand kann zu seinem Glück gezwungen werden, aber ein Arzt nimmt sein Amt ernst und kann zumindest versuchen, Schaden vom Patienten abzuwenden. Das ändert nichts an den in Kapitel 11 beschriebenen Fehlern ärztlicher Kommunikation, welche üblicherweise vermieden werden sollten. Grundsätzlich kann eine Konfrontation zur notwendigen Klärung führen, auch dazu, dass der Patient sich bewusster mit der eigenen Problematik auseinandersetzt. Krisen führen zu Veränderungen, auch Krisen zwischen Arzt und Patient. Aber niemals darf die Konfrontation mit einer Herabwürdigung des Patienten einhergehen.

6.7 Wirkung erzielen

Aufbauend sprechen

Satzanfänge, die aufbauend wirken, wirken aufbauend:
Sie können sich darauf verlassen …
Es wird sich für Sie gut auswirken, wenn Sie …
Erheblich sicherer sind Sie, wenn …
Eine überzeugende Wirkung erreichen Sie …
Es zahlt sich aus, wenn …
Vorteile werden Sie daraus ziehen, dass …
Es nutzt Ihnen sicher, wenn …

Verwenden Sie immer wieder – locker eingestreut – solche Formulierungen, auch diese sorgen für eine stabilere Compliance.

Emotionen und Lösungen

Stellen Sie sich die Situation vor, Sie schieben seit Monaten ein wichtiges persönliches Problem vor sich her. Sie finden einfach keine Lösung dafür, dass Ihr Partner Sie betrügt, Sie ihn deshalb verlassen möchten oder »müssten«, es aber nicht tun. Über welche Ebene wird die Trennung verhindert? Ganz sicher über die der **Gefühle.** Da kann es Hunderte verkopfte Argumente (»Das kann ich mir nicht bieten lassen«, »Ich bin mehr wert«, »Mit mir nicht …«) geben: Solange Ihr Gefühl Nein zur Trennung sagt, trennen Sie sich nicht.

Folgendes sollte beachtet werden, erst recht zwischen Arzt und Patient:

> Jede nicht über die Sachebenen erreichbare Lösung wird über das Gefühl stattfinden, oder sie findet nicht statt.

Sie bleiben in diesem Schwebezustand, Sie lassen sich Vieles gefallen, solange Ihr Gefühl eine Trennung unmöglich macht. Wenn das Schicksal Ihnen hold ist, verlieben Sie sich just in dieser Zeit, dann ändert sich Ihre Gefühlslage und eine Trennung wird möglich. Vielleicht haben Sie auch auf andere Weise Glück, Ihr Partner trennt sich vom anderen, weil er die Wahrhaftigkeit des altbekannten Satzes: »Meistens kommt nichts Besseres nach« selbst kennenlernte, und Sie beginnen Ihre Beziehung neu.

Beispiel

»Ich mag nicht noch mehr Tabletten nehmen.«
Was meinen Sie genau? Ich habe Ihnen doch nur Aero-opt als Muster mitgegeben?
»Mein Hausarzt hat mir Venolast, Cardiopunk und Prostafit verordnet, das sind insgesamt zwölf Tabletten jeden Tag. Das macht ja mein Magen langsam nicht mehr mit.«
Haben Sie bereits Beschwerden durch die Medikamente?
»Nein, aber die sind nun vorprogrammiert.«
Aero-opt verursacht praktisch nie Nebenwirkungen. Sie brauchen wirklich keine Sorgen zu haben …
Das ist ein fataler Fehler: Der Arzt bleibt auf der Sachebene, er holt den Patienten nicht dort ab, wo er steht.
»Doch, die mache ich mir aber!« (Recht hat er, der Patient)

Chance für den Arzt, auf die Gefühlsebene zu wechseln:
Ja, das verstehe ich gut, wenn Sie bereits zwölf Tabletten einnehmen und nun noch drei weitere nehmen sollen. 15 Tabletten, das sind schon richtig viele.
»Jetzt sehen Sie es auch!«
Sicher, ich meine, Sie sollten wirklich auf Ihren Körper und Magen achten. Es ist gut, dass Sie das angesprochen haben.
»Dann muss ich Aero-opt nicht nehmen?«
Lassen Sie es mich so ausdrücken: Von den vier Medikamenten können Sie wahrscheinlich auf Venolast noch eher verzichten als auf Aero-opt. Haben Sie denn noch Beschwerden in den Krampfadern?
»Nein, die hatte ich noch nie so richtig. Ach so, dafür sind die gedacht.«
Dann verzichten Sie doch probehalber auf diese fünf Tabletten täglich.

Eigenverantwortung des Patienten

Das Selbstbild mit dem Bild der anderen abzugleichen, kann mittels **Feedback** verbessert werden. Das Feedback können Sie auch nutzen, um dem Patienten eine eigenverantwortliche Position anzubieten. Es gibt letztlich nur ein Ziel: Der Feedback-Nehmer (also der Patient oder Ihr Mitarbeiter) soll gestärkt aus dem Feedback herausgehen.

Das wenigste, was in Besprechungen als Feedback bezeichnet wird, ist auch eines. Feedback ist eine konstruktive Äußerung, von der der Aufnehmende das Recht hat, sie zu nehmen oder sie beim Aussprechenden zu lassen.

Feedback ist ein vorrangig passiver Prozess unter Akzeptanz des Gegenüber, das heißt, was ihm gesagt wird, sollte er nur dann kommentieren, wenn es ihn verletzt – und das zu vermeiden liegt in Ihrer Verantwortung. Feedback nutzt die folgenden drei Stufen:

STEPS: Feedback geben

STEP 1 Loben
Ich fand Folgendes besonders gelungen …

STEP 2 Weiterentwicklungen/Änderungen
Vielleicht mögen Sie einmal darüber nachdenken, dass …

STEP 3 Motivation
Es wird Sie stärken, wenn Sie in Zukunft noch berücksichtigen, dass …

Wenn Sie ein Feedback geben und damit Ihrem Patienten etwas Bestimmtes mitteilen wollen, integrieren Sie die folgenden Inhalte:

- **Bei sich bleiben:** Die Ich-Form wählen.
  Ich habe Folgendes empfunden …
  Ich glaube, dass …
  Nicht: *Sie haben schon wieder nicht daran gedacht, dass …*

- **Bei der Sache bleiben:** Keine Ablenkung auf die Person oder andere Inhalte.
  Bei diesen Symptomen denke ich daran, dass …
  Nicht: *Neulich habe ich das von einem anderen Patienten schon einmal gehört.*

- **Unveränderliches respektieren:** Was nicht geändert werden kann, ist so, wie es ist.
  Ich kann verstehen, wenn Sie kein Fleisch essen mögen.
  Nicht: *Ich finde es schade, dass Sie kein Fleisch essen.*

- **Keine Änderungen fordern:** Das ist grenzüberschreitend: Der Aufnehmende sollte selbst entscheiden können.
  Überlegen Sie sich bitte bis zu unserem nächsten Gespräch, ob Sie mehr pflanzliche Kost in Ihren Speiseplan aufnehmen wollen.
  Nicht: *Ich finde, Sie sollten ab sofort nur noch Rohkost essen.*

- **Sachlich korrekt:** Keine Fantasie, nur Realität.
  Schwester Irmintraut, Sie schauen den Patienten nur selten an und beschäftigen sich in der Regel mit den Verbandsmaterialien und nicht mit dem kranken Menschen.
  Nicht: *Sie sind nicht empathisch dabei.*

- **Dosiert:** Die Aufnahmebereitschaft und -fähigkeit achten.
  Ich meine, für heute ist es wichtig, wenn Sie wissen, dass …
  Nicht: *Folgende zehn Punkte sollten wir in den nächsten fünf Minuten noch besprechen.*

Im Rahmen von Feedback gilt (nicht für Äußerungen hinsichtlich der Einstellung einer neuen Therapie oder der Notwendigkeit einer Operation):

- **Nur neue Informationen geben:** Es ist Vergeudung von Zeit, bereits geäußertes Feedback zu wiederholen.
  Ich meine, das wirklich Wichtige ist bereits gesagt worden.
  Nicht: *Ich will gerne noch einmal wiederholen, dass …*

- **Subjektiv:** Es soll klar werden, wer die Aussage trifft.
  Ich finde, dass Sie dabei nie Ihre Gesundheit aus den Augen verlieren ist wirklich beachtenswert.
  Nicht: *Man sollte tatsächlich dabei auch immer an die Gesundheit denken.*

- **Konkret:** Auf einen begrenzen Inhalt, nicht auf die ganze Person bezogen – keine Verallgemeinerungen.
  Bei der Entscheidung sollten Sie immer an Ihre gesundheitliche Lage denken.
  Nicht: *Sie verstehen es einfach nicht, auf Ihre Gesundheit zu achten.*

- **Brauchbar:** Immer den Nutzen für den Feedback-Nehmer beachten.
  Dann freut sich Ihr Partner sicher über Ihre Entscheidung.
  Nicht: *Das haben Sie gut entschieden.*

- **Beschreibend:** Auf jede Bewertung (allenfalls Lob) verzichten.
  Wenn Sie Ihren Blutdruck jeden Tag messen, werden Sie ein genaues Abbild Ihrer Situation erhalten.
  Nicht: *Das können Sie so doch nicht tun: Wenn Sie Ihren Blutdruck praktisch nie messen, können Sie nicht wissen, wie es um Sie steht.*

- **Konstruktiv:** Perspektiven aufzeigen, nicht bereits Vorhandenes destruieren.
  Sie halten sich so gut an die Essensregeln. Verbinden Sie es auch mit etwas Sport. Dann wird sich Ihr Blutdruck wieder auf Normalwerte zu bewegen.
  Nicht: *Es reicht nicht, nur aufs Essen zu achten und den Sport zu vergessen.*

- **Angemessen,** aber fast ausschließlich positiv formulieren: Negative Aussagen wirken destruktiv und konterkarieren damit das Ziel eines Feedbacks.
  Es ist gut, dass Sie daran gedacht haben.
  Nicht: *Das wissen Sie doch längst, aber immerhin haben Sie wenigstens das beachtet.*

Annehmbar formulieren

Lernen Sie positiv zu beschreiben, was Sie begehren, anstatt das zu sagen, was Sie nicht wollen [41].

Übung: Aus Minus mache Plus

Im Folgenden werden Ihnen einige Sätze angeboten. Ihre Aufgabe besteht darin, diese Sätze so umzuformulieren, dass eine positive Aussage daraus wird.
Beispiel:
Wenn Sie die Tabletten nicht in exakt achtstündigem Abstand einnehmen, wirken sie schlechter.
Positiv:
Die beste Wirkung erzielen die Tabletten, wenn Sie diese möglichst genau in achtstündigem Abstand einnehmen.

Sätze:
- *Die Krankenkassen zahlen das längst nicht mehr.*
- *Wenn Sie weiterhin zu dick sind, wird Ihr Zucker niemals besser.*
- *Sie wissen doch: Rauchen verursacht Lungenkrebs.*
- *Normalerweise heilt solch eine Wunde schneller als bei Ihnen.*
- *Die Impfung wirkt in 45 % der Fälle nicht.*
- *Wenn Sie diese Behandlung wünschen, müssen Sie mit vielen Risiken rechnen.*

Formulieren Sie nun die Sätze in eine positive Aussage um. Wenn Sie dann an einer gewissen Steigerung üben möchten, drücken Sie die sechs Sätze positiv und zugleich hoffnungs- und erwartungsvoll aus.
Beispiel:
Ich bin sehr zuversichtlich, dass Ihnen diese Tabletten rasch helfen werden. Beachten Sie einfach den Abstand von acht Stunden möglichst genau.

Gehört wird das Gute

Fallbeispiel

Die Ärztin führt ein Mitarbeitergespräch. Sie ist mit der neu eingestellten Arzthelferin nicht zufrieden. Sie braucht Menschen, die anpacken – und das geht mit auffallend langen, aufgeklebten Fingernägeln nur schlecht. Daneben hat sie gesehen, wie die Arzthelferin von ihr gewünschte Probenentnahmen vertauscht hat, was unschöne Konsequenzen gehabt hätte, wäre es nicht bemerkt worden.
Im Gespräch teilt die Ärztin der Arzthelferin ruhig mit, dass sie ihre Probezeit in gegenseitigem Einverständnis auf sechs Monate verdoppeln möchte, weil sie sich nicht sicher ist, ob eine dauerhafte Zusammenarbeit sinnvoll ist.
Nach dem Gespräch berichtet die Arzthelferin ihren Kolleginnen, wie zufrieden die Ärztin sei und dass sie sie nach einer gewissen Beobachtungszeit übernehmen wolle. Sicher, es gäbe ein paar Kleinigkeiten, an denen sie arbeiten müsse, aber alles in allem sei die Chefin wohl zufrieden mit ihr.

Wenn Sie das Phänomen so nicht kennen sollten, ein zweites Beispiel:

Fallbeispiel

Herr Hörnichthin sitzt in der Sprechstunde bei Dr. Hauss. Der ist Hausarzt und hat sich Zeit genommen für das Gespräch. Immerhin geht es darum, Herrn Hörnichthin drei sein Leben stark beeinflussende Diagnosen erstmals mitzuteilen: Dass der Patient deutlich übergewichtig ist, sollte dieser wissen – oder doch nicht? Jedenfalls spricht der Arzt lange über das Übergewicht und dessen Folgen. Zwei der Folgen haben sich beim Patienten bereits eingestellt: Er hat Diabetes entwickelt, was die Einnahme von entsprechenden Medikamenten notwendig macht (und deren Einstellung), und er hat Hypertonie, welche ebenfalls behandelt werden muss.
Mit Geduld und Ruhe fasst Dr. Hauss mehrfach alles zusammen und bemüht sich, auf Fachdeutsch zu verzichten.
Der Patient stellt keine Fragen, und hat auch keine, als der Arzt ihn danach fragt. Alles scheint klar, das Rezept und Informationsmaterialien werden ausgehändigt.
Zum Wiedervorstellungstermin kommt der Patient. Das Gewicht und der gemessene Blutdruck haben alte Höhen und der Diabestes scheint so uneingestellt wie vor der letzten Konsultation.
Dr. Hauss fragt Herrn Hörnichthin, wie das sein kann. Der sagt: »Wieso, was meinen Sie, Herr Doktor? Sie haben mir doch erklärt, dass wir erst einmal abwarten können, wie sich das entwickelt – und außerdem hatte ich fest vor, auch abzunehmen. Aber da war dann die Geburtstagsfeier meiner Frau und wir hatten auch noch Hochzeitstag. Aber ab morgen versuche ich wirklich, abzunehmen.«
Der Arzt fragt nach:
Ich hatte Ihnen doch ausführlich erläutert, dass Sie diese Tabletten jetzt einnehmen sollten.
»Ja schon, aber ich dachte, das sei nicht so dringend.«

Menschen mögen sich bezüglich der Gesprächsinhalte viel lieber an das erinnern, was ihnen positiv vorkam. An die negativen Aussagen erinnern sie sich nicht so gerne. Damit Sie die Wahrscheinlichkeit erhöhen, dass auch das Negative wahrgenommen wird, beachten Sie die **Verknüpfung von Stimmung und Gedächtnis.** Verknüpfen Sie, ohne falsche Hoffnungen zu wecken, negative Botschaften mit positiven. Beispielsweise hätte Dr. Hauss darauf hinweisen können, wie viel besser sich Herr Hörnichthin fühlen wird, wenn erst einmal Blutzucker und Blutdruck korrekt eingestellt sind – und wie viel beweglicher er mit weniger Gewicht sein kann.

6.8 Den Arzt entlasten

Ich-Äußerungen

Sie teilen sich auf vielfache Weise bei jedem Gespräch dem anderen mit [6, 34]:

- durch den Stil, in dem Sie sich geben, verhalten und auch kleiden
- durch Ihren verbalen und körpersprachlichen Ausdruck
- durch die Distanz, die Sie zum Patienten einnehmen
- durch Ihren Umgang mit Kritik
- durch Geschichten, die Sie aus Ihrem Privatleben erzählen
- durch die Klarheit und Verständlichkeit Ihrer Aussagen
- durch die Verwendung oder Vermeidung von Unsicherheitsfloskeln (Verwendung des Konjunktivs, Ablenkung über das »Man« statt das »Ich«)
- durch Ihren Wortschatz zwischen hoch fachlich bis vulgär
- durch die Souveränität Ihres Auftretens
- durch die Fähigkeit, auf Aktionen und Reaktionen des Patienten einzugehen

> Kommunikation bedeutet immer auch, Teile von sich preiszugeben.

Stehen Sie zu sich und nutzen Sie bevorzugt Ich-Äußerungen. Diese können in folgende vier Kategorien unterschieden werden [23]:

- **Aussagende Ich-Äußerungen:** Vermitteln das Eigene des Arztes, eigene Meinungen oder Grundsätze.
  Ich bin der Meinung, das Fremdbestimmungsgefühl der Ärzte hat fatale Auswirkungen.

- **Antwortende Ich-Äußerungen:** Sind das wichtigste Mittel, Forderungen des Patienten abzuschlagen.
  Ich habe kein gutes Gefühl dabei, Ihnen ein zweites Psychopharmakon zu geben.

- **Vorbeugende Ich-Äußerungen:** Sind ein gutes Mittel, Konflikte oder Probleme zu verhüten.
  Ich möchte Sie um etwas bitten: Bitte messen Sie eine Woche lang zu Hause zweimal täglich Ihren Blutdruck. Dann ist klar, ob die hohen Werte nur bei mir auftreten und Sie eigentlich keine Behandlung brauchen.

- **Konfrontierende Ich-Äußerungen:** Sollen eine Verhaltensänderung des Patienten bewirken, wenn sein Verhalten den Arzt vor ein Problem stellt. Diese Äußerungen müssen präzise formuliert werden.

STEPS: Konfrontierende Ich-Äußerungen

STEP 1 Ist-Zustand
Zuerst kann das problematische Verhalten des Patienten ohne Schuldzuweisung beschrieben (nicht bewertet!) werden. Dabei Ich-Äußerungen nutzen.
Ich habe gerade von Ihnen gehört, dass Sie täglich mindestens 30 Zigaretten rauchen.

STEP 2 Auswirkungen
Dem Patienten kann ohne Bewertung aufgezeigt werden, zu welchen Auswirkungen sein Verhalten führt.
Dieses Verhalten wird fast mit Sicherheit zu noch mehr Beschwerden in den Beinen führen und Sie werden immer schlechter laufen können.
Ich möchte ehrlich bleiben, sehr viele Amputationen sind heute sogenannte Raucherbeine.

STEP 3 Gefühle einbinden
Als Letztes fügt der Arzt seine eigenen Gefühle hinzu. Auch hierfür sollten Sie Ich-Äußerungen nutzen.
Ich wäre sehr traurig, wenn Sie eines Tages noch schlimmere Beschwerden hätten.

Als Arzt überzeugen Sie nicht nur durch Ihr Fachwissen oder Ihre Empathiefähigkeit, Sie überzeugen vor allem durch sich selbst. Das kann einen adäquaten sprachlichen Ausdruck in Ihren Ich-Äußerungen finden. Damit beziehen Sie Stellung, und zwar für sich selbst, Ihr Wissen und Ihre Empfehlung. So wie Sie die Sie-Äußerungen an ganz anderer Stelle noch einmal wiederfinden werden, können Sie anhand der Gegenüberstellung sich selbst erschließen, wie viel authentischer oder auch stärker Ich-Äußerungen wirken.

Beispiel

Ich meine, Sie können die Medikation in gleicher Weise fortführen.
Nicht:
Sie können die Medikation in gleicher Weise fortführen.

Ich empfinde Druck von Ihrer Seite aus, wenn Sie auf diese Weise eine Krankschreibung von mir fordern.
Nicht:
Sie machen mir Druck, wenn Sie auf diese Weise eine Krankschreibung von mir fordern.

Ich möchte Ihnen gerne etwas raten, aber letztlich sollten Sie die Entscheidung treffen.
Nicht:
Sie sollten meinen Rat hören, aber letztlich die Entscheidung selbst treffen.

Tab. 6-3 Ich-Äußerungen in Opfer- und selbst bestimmter Sprache

Opfersprache	Selbst bestimmte Sprache
Ich bin sauer.	Ich kann meine Gefühle kontrollieren.
Ich bin halt so.	Ich kann etwas anderes versuchen.
Ich kann sowieso nichts tun.	Ich will erkennen, was ich tun kann.
Ich befürchte, Sie werden dem nicht zustimmen.	Ich möchte Sie davon überzeugen ...
Ich kann nicht mehr.	Ich habe das Recht, mir Hilfe zu holen.

Selbstbestimmte Sprache zu pflegen ist wichtig. Ich-Äußerungen können jedoch sowohl in einer Form der Opfer- als auch der Aktivenposition benutzt werden (Tab. 6-3).

Negatives formulieren

Ärzte ärgern sich immer wieder – auch über ihre Patienten. Statt diese Gefühle zu verdrängen oder an anderen bzw. indirekt auszulassen, empfiehlt es sich, offene Worte zu wählen. Dabei sollte zunächst der Sachverhalt in wenigen Sätzen wiederholt werden, um sicher zu sein, dass beide das gleiche Erleben haben. Dann sollten die eigenen Gefühle benannt werden.

Beispiel

Ärger über einen Patienten, der wichtige, ihm verordnete Medikamente nicht eingenommen hat:
Herr Nehmsnich, wenn ich mich richtig erinnere, habe ich Ihnen bei unserem letzten Gespräch die Notwendigkeit der neuen Medikamente erläutert. Ich hatte Sie gefragt, ob Sie alles verstanden haben. Das haben Sie bejaht und zugesagt, die Medikamente einzunehmen.
Break: *Erinnere ich mich korrekt?*
»Ja, das war schon so.«
Nun kommt so nebenbei heraus, dass Sie die Tabletten zwar geholt, aber keine einzige eingenommen haben. Sie haben sie sogar in den Müll geworfen. Einen Grund dafür können Sie mir nicht nennen. Ich ärgere mich aus mehreren Gründen: Sie haben unsere Vereinbarung nicht eingehalten. Die Allgemeinheit hat dafür bezahlt. Was mir mit Abstand am wichtigsten ist: Ihnen geht es heute eindeutig schlechter als bei unserem letzten Gespräch. Das weitere Vorgehen möchte ich nun mit Ihnen klären.

Sie können an diesem Beispiel die drei STEPS – Ist-Zustand, Auswirkungen, Gefühle einbinden (s. o.) – und, wenn es darum geht, Negatives zu formulieren, den Break (Bruch) nachvollziehen.

Dieser Break macht Sinn, damit sich der Arzt nicht vollkommen verrennt, falls er sich doch nicht richtig erinnert. Eine solche Unterbrechung kann ein- oder zweimal genutzt werden, sowohl nach STEP 1 Ist-Zustand als auch nach STEP 2 Auswirkungen. Nun folgen zwei Beispiele mit zwei Breaks.

Beispiel 1

Enttäuschung über einen Patienten, der einen wichtigen Untersuchungstermin kurzfristig abgesagt hat, dann die Untersuchung bei einem Kollegen machen ließ und nun doch wieder vor dem Arzt sitzt, um sich die Untersuchungsergebnisse von ihm im Detail erläutern zu lassen:
Herr Probiersaus, wenn ich richtig informiert bin, hatten Sie am 10. den Termin um 10 Uhr morgens und ihn dann um 9 Uhr abgesagt. Für Sie waren 70 Minuten meiner Zeit reserviert, die wir so schnell nicht füllen konnten. Nun kommen Sie mit Untersuchungsergebnissen, eben vom 10., die mir zeigen, dass Sie bei der Untersuchung auf einen anderen Arzt vertraut haben. Jetzt möchten Sie von mir eine ausführliche Erläuterung der Ergebnisse haben.
Break 1: *Habe ich das bisher richtig dargestellt?*
»Ja, so ähnlich war das wohl. So ganz genau erinnere ich mich aber nicht mehr.«
Ihr Vorgehen hatte zweierlei Wirkung: Sie haben sich ja offenbar vor dem 10. bereits beim Kollegen den Termin geben lassen, wussten also vorher, dass Sie sich Optionen schaffen. Das hat bei uns zu einem Leerlauf geführt und damit zu Mindereinnahmen, die ich nun wegstecken muss. Zudem darf ich Ihnen nun das geben, was der Kollege nicht geleistet hat. Dafür suchen Sie nun meinen Rat.
Break 2: *Den wollen Sie doch, oder?*
»Ja, natürlich. Als ich beim anderen Arzt war, habe ich erst realisiert, was ich getan habe – dem anderen konnte ich nicht vertrauen.«
Ich möchte Ihnen dennoch sagen: Ihr Verhalten empfinde ich als nicht fair mir gegenüber. Ich bin enttäuscht. Sie haben jederzeit das Recht, einen anderen Arzt aufzusuchen, darum geht es nicht. Ich ärgere mich über den Leerlauf.

Beispiel 2

Befürchtung, dass ein Patient eine dringend anstehende Operation nicht durchführen lassen will:
Herr Angsthase, mir ist aufgefallen, dass Sie zu meinem Rat, sich der Operation zu unterziehen, bisher nichts gesagt haben. Wenn Sie die Operation nicht in den nächsten Wochen durchführen lassen, bestehen mehrere Risiken. Diese habe ich Ihnen bereits erläutert. Sie haben die Risiken verstanden, sagten Sie mir vorhin.
Break 1: *Haben Sie noch Fragen über die Aussichten und die möglichen Risiken des Eingriffs?*
»Nein, nein. Sie haben das alles gut erklärt. Aber ich weiß auch nicht so recht, ich zögere noch.«
Break 2: *Macht Ihnen die Operation Angst?*

»Ja, so ist es. Mein Vater ist nach einer Bauchoperation gestorben, und das war furchtbar.«
Ich kann verstehen, dass Ihnen das Angst macht. Meine Befürchtung ist, dass Sie versuchen, den Termin hinzuschieben oder sich um die Operation ganz herumzudrücken. Aber Sie können gewiss sein, dass mein Rat fundiert ist und zu Ihrem Besten. Vielleicht möchten Sie eine zweite Meinung eines Kollegen einholen, um sich sicher zu werden?

Aus den Beispielen können Sie entnehmen, dass die ersten drei STEPS in recht unveränderter Reihenfolge genutzt werden, weil sie so am besten wirken. Aber mit STEP 3 (Gefühle einbinden) ist noch nicht Schluss. Der folgende Leitfaden zeigt, wie es dann weitergehen kann:

STEPS: Leitfaden für Gespräche, in denen der Arzt negative Gefühle äußern möchte

STEP 1 Ist-Zustand
Beschreiben der Situation oder der Beobachtung. Dabei Formulierungen nutzen, welche deutlich machen, dass es die Sicht des Arztes ist:
Ich habe bemerkt …
Mir ist aufgefallen …
Ich möchte gerne wissen …
Dann: Break möglich

STEP 2 Auswirkungen
Folgen oder mögliche Folgen deutlich machen, ohne in Drohmedizin abzugleiten.
Dann: Break möglich

STEP 3 Gefühle einbinden
Die eigenen Gefühle korrekt ausdrücken. Wieder persönliche Formulierungen benutzen:
Ich habe mich darüber sehr gewundert …
Ich ärgere mich, wenn …
Mir ist es damit schlecht gegangen …

STEP 4 Bei sich bleiben
Unbedingtes Vermeiden von
- direkten Angriffen: *Wie konnten Sie das nur tun.*
- Wertungen: *Das war unmöglich von Ihnen.*

Nicht: *Sie haben das alles missachtet.*
Sondern: *Ich fühle mich nicht gut, wenn unsere Vereinbarungen unbeachtet bleiben.*

STEP 5 Optionen anbieten
Immer Optionen bieten – es kann durchaus sein, dass im Weltbild des Patienten alles ganz anders ablief und anders bewertet wird. Nachfragen!

STEP 6 Lösungsorientierung
Konstruktive Lösungsorientierung zum Schluss des Gesprächs: nichts nachtragen, sondern aussprechen. Ein Arzt ist erwachsen und damit entfallen Rollen wie die beleidigte Leberwurst oder das arme Opfer.

STEP 7 Klarheit
Klar formulieren, was Sie wünschen. Dabei Alternativen bieten, wenn Sie Alternativen sehen.

7 Verabschiedung

Time to say goodbye: Es ist gefragt worden, was zu fragen war, und gesagt worden, was zu sagen war. Nun geht es um die Zukunft, nicht in Form einer Vermutung, sondern handfester: Was ab jetzt geschehen soll. Es geht um die **Entscheidungen,** welche Arzt und Patient am Ende des ärztlichen Gesprächs zu treffen haben.

7.1 Absicht, Aufforderung und Vereinbarung

Die **Absicht** des Arztes bedeutet eine Form der Selbstverpflichtung: Was habe ich in Zukunft zu tun, um den weiteren Krankheits- und Heilungsverlauf des Patienten wirkungsvoll zu begleiten. Die Absicht muss der Arzt nicht unbedingt kundtun, eine Notiz in der (elektronischen) Karteikarte kann genügen, wenn er sich denn an seine Eigenverpflichtung, welche die Absicht darstellt, hält.

Das meiste, was in der Endphase des ärztlichen Gesprächs Inhalt sein wird, ist die **Aufforderung** des Arztes an den Patienten. Damit drückt der Arzt aus, was der Patient ab nun tun oder lassen sollte. Diese Aufforderungen werden zu einem weiten Teil über dessen Handouts (s. u.) dokumentiert. Sie entsprechen der dem Patienten in die Hand gegebenen Eigenverantwortung.

Vereinbarungen kommen auch recht häufig vor, denn sie bedeuten das gemeinsame Tun von Arzt und Patient an den zukünftigen Aufgaben oder Herausforderungen. Jede erneute Terminvereinbarung zur Wiedervorstellung oder für einen diagnostischen oder therapeutischen Eingriff entspricht einer Vereinbarung: Der Patient kommt wieder und bereitet sich oder etwas vor und der Arzt bereitet sich vor, damit das Gemeinsame stattfinden kann.

Zur Entscheidungsfindung bezüglich der Absicht des Arztes kann der Patient nichts beitragen, allenfalls indirekt. Die Aufforderung des Arztes an ihn und die gemeinsame Vereinbarung sind jedoch Anteile der Entscheidungsfindung. Es hat viele Vorteile, Patienten in die Entscheidungsfindung einzubinden [6, 38]:

- das Wissen der Patienten nimmt zu
- Patienten bekommen eine realistischere Erwartung über Behandlungsverläufe
- Patienten kümmern sich aktiver um ihre eigene Behandlung
- Entscheidungskonflikte nehmen ab
- Unentschlossenheit der Patienten nimmt ab
- Verbesserung der Kommunikation zwischen Patienten und dem Arzt

Bereits durch die Konsultation des Arztes drückt der Patient dem Arzt gegenüber implizit aus, er kann seine Probleme (zunächst) nicht mehr selbst lösen. Das bedeutet für einen Arzt, dass er aufgrund dieser Tatsache erst einmal grundsätzlich das Recht hat, dem Patienten einen Rat zu erteilen. Es kommt aber nicht auf das Ob an, sondern auf das Wie. Die meisten Patienten wollen viel über Ihre Erkrankung wissen, was nicht bedeutet, dass sie ihr Wissen dazu benutzen wollen, selbstständig über die Therapie zu bestimmen. Therapieentscheidungen überlassen Patienten noch immer gerne dem Arzt, und das wird wahrscheinlich auch so bleiben.

Ein Rat erfordert folgendes Vorgehen:

- erst hören
- dann sprechen
- dann abwarten
- dann hören
- dann raten

Wenn ein Patient mit einem beginnenden anaphylaktischen Schock vor dem Arzt liegt, muss dieser handeln. Ausnahmen sind demnach Notfälle, dann wird über die Handlung unmittelbar ein Rat erteilt.

Die Kunst besteht darin, die Information zu vermitteln, die der Patient im Moment braucht, um die für ihn wesentlichen Entscheidungen treffen zu können. [33]

> Es ist nicht die Aufgabe des Arztes, mehr von seinem Wissen preiszugeben als der Patient braucht, um sich selbstbestimmt für oder gegen einen ärztlichen Vorschlag zu entscheiden. Aber das, was der Patient braucht, sollte der Arzt geben.

Erkennen Sie gegen Ende des Gesprächs, was Sie sagen wollten, als Sie mit Ihrem Gespräch anfingen, und was Sie inmitten des Gesprächs als ärztliches Ziel festlegten. Alles andere sprechen Sie nicht aus, außer es sind im Laufe des Besprechungsteils wirklich essenzielle Neuerkenntnisse hinzugekommen. Es geschieht häufig, dass man während eines Gesprächs mehr und mehr Ideen bekommt. Oftmals erleichtern diese nicht, sondern führen vom eigentlichen Thema fort.

7.2 Handouts

Handouts kommen zum Ende eines ärztlichen Gesprächs regelhaft vor – nur dass sich das Ärzte vielleicht nicht verdeutlichen: Jedes Rezept ist ein Handout, etwas, das man dem Patienten zur weiteren, eigenen Verfügung mitgibt. Neben Rezepten sind es Aufklärungsbögen, Infofolder, Beschreibungen über eine durchzuführende Behandlung, Informationen über andere Kliniken oder Arztpraxen, IgeL, Versicherungsanträge, Überweisungsscheine, Medikamentenmuster usw.

Handouts haben vorrangig den **Charakter einer Aufforderung.**

7.3 Gesprächsabschluss

Eine gute Alternative, das ärztliche Gespräch zu beenden, ist, es den Patienten beenden zu lassen. Das geht mit einer abschließenden Frage an ihn:

Wenn Sie unser Gespräch überdenken, was war Ihnen heute besonders wichtig?
Was werden Sie Ihrem Partner als Wichtigstes von unserem heutigen Gespräch sagen?
Die Zeit ist für heute fast um. Gibt es noch etwas, das Ihnen für heute besonders wichtig erscheint/Sie geklärt haben möchten?

Wenn das der Patient nicht leisten kann, tun Sie es z. B. so für ihn:

Wir haben die notwendige Behandlung nun besprochen und ich denke, so haben Sie die besten Chancen auf eine rasche Linderung der Beschwerden.

Oder (wenn ein Ende zäh ist, den Patienten aktiv mit seinem Namen ansprechen):

Frau Endlos, ich denke, für heute haben wir das Wichtigste besprochen. Ich möchte jetzt zum Ende des Gesprächs kommen.

Wichtig ist, dass Sie sich nicht prophylaktisch für das Ende oder die Kürze des Gesprächs zu entschuldigen, z. B.: *weil auch andere Patienten warten oder an die Reihe kommen wollen.* Das interessiert Frau Endlos herzlich wenig, sie ist sich selbst am nächsten. Verzichten Sie auf solche indirekten Vergleiche, mit denen Sie andere Patienten wie ein sanftes **Druckmittel** einsetzen.

Wenn es irgendwie nicht zu einem Ende des Gesprächs kommt, weil der Patient auch eindeutige verbale Botschaften missachtet, ist es im Ausnahmefall möglich, folgende Techniken (in zunehmender Heftigkeit geordnet) anzuwenden (damit drücken Sie eindeutiges Desinteresse aus, es sollte also bei der Ausnahme bleiben) [18]:

- den Blickkontakt zunehmend unterbrechen
- aus dem Fenster schauen
- mit dem Kugelschreiber spielen

- sich etwas weiter zurücklehnen
- etwas mehr Abstand zum Patienten einnehmen
- sich ganz leicht abwenden
- die Computertastatur zum Üben des Klavierspiels nutzen
- in den Bildschirm schauen
- Fragen des Patienten nicht mehr beantworten
- auf vom Patienten angerissene Themen nicht eingehen
- zur Uhr schauen
- den Notizbogen oder die Karteikarte zur Seite legen, Kugelschreiber darauflegen (je weiter Sie die Karte von sich weglegen und je demonstrativer den Kugelschreiber darauf, umso heftiger wirkt diese Geste)
- Schreibtisch räumen, Zettel ordnen
- aufstehen
- zur Tür gehen

Ihnen fallen wahrscheinlich noch mehr solcher Tätigkeiten ein. Haben Sie den Mut, das Gespräch zu beenden, wenn Sie es beenden wollen. Es störte die Kontinuität Ihres Eindrucks beim Patienten, erst die Gesprächsführung an sich zu nehmen und zu behalten, um dann am Schluss »weich« zu werden. Das minderte Ihre Glaubwürdigkeit.

8 Besondere ärztliche Gespräche

8.1 Telefongespräche

Wie bereits in Kapitel 1 ausgeführt, sind etwa 55 % aller Botschaften nonverbaler Natur. Diese Informationsquelle steht Ihnen bei einem Telefongespräch nicht zur Verfügung. Sie bekommen also über die verbalen und paraverbalen, technisch stark beschnittenen Signale beim Telefonieren erheblich weniger und weniger bedeutsame Informationen vom Patienten. Gleiches gilt für den Patienten. Als Konsequenz daraus sollten Sie so wenig ärztliche Gespräche am Telefon führen wie nur möglich. Überspitzt könnte man sagen: Entweder handelt es sich um ein ärztliches Gespräch, hat damit eine gewisse Bedeutung und sollte deshalb persönlich geführt werden – oder es braucht überhaupt nicht vom Arzt geführt zu werden, kann also delegiert werden.

8.2 Visitengespräche

Der Patient in einem Krankenhaus muss sich den dort herrschenden Strukturen unterwerfen. Jede stationäre Behandlung führt zu erheblichen persönlichen Einschränkungen und sonst unüblichen Belastungen. Dazu gehören die Zimmerzuweisung, im Zimmer die Bettzuweisung, die Unmöglichkeit, sich zurückzuziehen, die Isolierung (es gibt kein Krankenhaus, das Besuche 24 Stunden am Tag ermöglicht), die Festlegung der Essenszeiten und damit des Lebensrhythmus, das Abschneiden von Informationsquellen wie dem Internet oder individuell abonnierten Zeitungen. Der Status des Patienten wird durch standardisierte Kleidung (schlimmstenfalls auch noch hinten offen) und die Abgabe von persönlichen Dingen gemindert, die ansonsten gestohlen werden könnten. Stationär behandelte Patienten werden einer Vielzahl von im Acht-Stunden-Rhythmus wechselnden Bezugspersonen ausgesetzt, was die **Beziehungen anonymisiert**.

Dennoch empfinden Patienten alle diese Maßnahmen weniger negativ als die mangelnde Aufklärung über Art und Verlauf der Erkrankung [40, 45]. Dem Visitengespräch kommt somit für den Patienten eine herausragende Bedeutung zu.

In der Realität sieht es anders aus: Die **Missachtung der Privatsphäre** bei einem Visitengespräch ist offenkundig. In Anwesenheit Dritter wie beispielsweise den anderen Patienten wird über sehr Persönliches gesprochen. Die originär intime nicht-öffentliche Dyade, welche sonst beim ärztlichen Gespräch üblich ist, ist aufgehoben zugunsten einer öffentlichen.

Das ärztliche Gespräch mit der wahrscheinlich stärksten **Hierarchieabstufung** des Patienten ist die Visite im Krankenhaus. Der scheinbaren oder tatsächlichen Herabstufung liegt auch ein grundsätzliches Missverständnis zugrunde: Patienten meinen, die Visite diene dazu, sie tagtäglich über den Verlauf ihrer Erkrankung oder Heilung zu informieren, dass also die Visite eine bestimmte Form der sonst üblichen Kommunikation mit dem Arzt sei. Es ist für sie oftmals die einzige Möglichkeit, den Arzt überhaupt zu sehen und zu sprechen.

Ärzte hingegen nutzen die Visite vorrangig, um aufgrund ihres am Bett des Patienten auf den neuesten Stand gebrachten Wissens um dessen Erkrankung neue Entscheidungen über die Therapie und damit auch Anweisungen an das Pflegepersonal zu treffen. Ihre Erwartungen an das Gespräch mit dem Patienten sind andere, sie haben mehr Routine- und Kontrollcharakter.

> Die Visite ist ein Lehrbuchbeispiel für Kommunikation, die grundsätzlich aneinander vorbeiläuft.

Die Gespräche während einer Visite unterscheiden sich stark von den sonst üblichen ärztlichen Gesprächen [40]:
- Sie dauern nicht lange.
- Sie haben eine weit höhere Anzahl geschlossener und damit lenkender Fragen.
- Sie ignorieren gern die Initiative des Patienten.
- Sie verzichten auf übliche Rahmenelemente wie eine adäquate, individuelle Begrüßung, Vorstellung und Verabschiedung.
- Sie weisen eine vermehrte Nutzung von Fachausdrücken auf.

Alles in allem ist das übliche ärztliche Visitengespräch von einer noch stärkeren Asymmetrie geprägt als andere ärztliche Kommunikation. Um diese zumindest zu mildern, gibt es eine eiserne Regel für jedes Visitengespräch – und es liegt in der Verpflichtung eines jeden Arztes, dafür zu sorgen, dass diese Regel eingehalten werden kann:

Der bei der Visite mit dem Patienten sprechende Arzt sucht unbedingt die gleiche Augenhöhe. Das bedeutet: Der Arzt setzt sich auf einen Stuhl oder Hocker neben das Bett des Patienten [30].

8.3 Gespräche mit Ärzten als Patienten

Auch wenn Sie Ärzte beraten, welche ein Problem haben, ihre Arztrolle dabei abzulegen, sollte das für Sie kein Grund sein, sie anders als »übliche« Patienten zu behandeln. Wenn ein Arzt zum Patienten wird, bleiben Sie Arzt und der andere wird zum Patienten. Der Arzt kommt ja deshalb zu Ihnen, weil er irgendwie realisiert hat, selbst nicht mehr weiterzukommen. Also begibt er sich damit automatisch in die asymmetrische Gesprächssituation – er braucht Hilfe und die geben Sie ihm.

Wenn ein Arzt als Ihr Patient seine Rolle als Arzt nicht vorübergehend abgibt, schädigt er sich selbst. Dann führt er eine Form von konsiliarischem Gespräch mit Ihnen und Sie mit ihm. Ich denke, das macht es der Instanz des Heilens schwerer, zu wirken.

Sobald der Arzt als Patient seine Arztrolle vorübergehend abgibt, wird er zu einem fachlich hochgebildeten und verständigen, dennoch »üblichen« Patienten, der so behandelt wird wie jeder andere auch.

8.4 Gespräche mit Angehörigen von Patienten

Es gibt verschiedene Situationen, in denen ein Arzt nicht oder nicht mehr mit seinem Patienten selbst sprechen kann. Wenn klar ist, dass Sie ein Gespräch über einen Patienten mit dessen Angehörigen führen werden, weil der Patient im Koma liegt, gerade notoperiert wird, dement oder ein Kind ist, gilt alles, was Sie über ärztliche Gespräche mit Patienten anwenden, in genau gleicher Weise für Gespräche mit den Angehörigen, denn es sind ebenso ärztliche Gespräche.

Wenn der Patient ansprechbar und orientiert ist und von sich aus wünscht, dass Sie mit einem Angehörigen sprechen, klären Sie vorher detailliert mit ihm ab, was er weitergegeben wissen möchte und was nicht.

Gespräche mit Angehörigen von Patienten unterliegen den gleichen Regeln wie ärztliche Gespräche im eigentlichen Sinn.

9 Schwierige ärztliche Gespräche

Wörter sind die Quelle von Missverständnissen. (Antoine de Saint-Exupéry)

Ich unterscheide schwierige von schweren Gesprächen (s. Kap. 10). Schwer sind Gespräche mit schwerem, für den Patienten bedeutungsvollem Inhalt wie der Mitteilung einer lebensbedrohlichen Erkrankung. Schwierige Gespräche sind solche, welche dem Arzt Schwierigkeiten bereiten, weil der Patient ihn nicht versteht, gegen ihn arbeitet, aggressiv ist usw. Ein schwieriges Gespräch entwickelt sich auch durch vom Patienten unabhängige Einflüsse wie Zeitnot oder diagnostische Unklarheiten.

Es kann ein Problem darstellen, wenn 66 % aller deutschen Ärzte meinen, ihre Patienten würden ihnen nicht ehrlich antworten, das meint wohl lügen, wenn sie nach ihren Lebensgewohnheiten wie Alkoholkonsum gefragt werden [29]. Das Problem wird dadurch aggraviert, dass sich immerhin 54 % der Ärzte nicht wirklich darum kümmern, wenn sich ihre Patienten weiterhin nicht heilungsorientiert verhalten.

Kann das etwas anderes bedeuten, als dass diese Ärzte Fragen stellen oder Beratungen führen, die auch rhetorischer Natur sind und nur vorgeben, Bedeutung zu haben? Auch solches führt zum Gefühl des schwierigen Gesprächs.

Unbewusst werden Ressentiments den Patienten gegenüber (z. B. aufgrund der Hautfarbe oder der Vorstellung, sie seien »einfacher«) in schlechtere Kommunikation umgesetzt [52], eine weitere Facette von schwierigen Gesprächen.

9.1 Der schwierige Patient

Es gibt keine schwierigen Patienten. Wer soll das sein? Wenngleich mir der alte Witz einfällt, schwierige Patienten seien Lehrerinnen, im Besonderen Gymnasiallehrerinnen, und dann bevorzugt die mit Doppelnamen.

	Abgrenzung	Ablehnung	Abwehr	Angst	Degradierung	Druck	Ekel	Furcht	Genervt sein	Minderwertigkeit	Missgunst	Neid	Trauer	Überforderung	Überheblichkeit	Ungewissheit	Unmut	Unverständnis	Unwille	Verachtung	Verärgerung	Versagensangst	Verzweiflung	Widerstand, innerer	Widerwille	Wut
Uneinsichtige Patienten		●																								●
Therapieabbrecher																		●					●			●
Rentenbegehrer																										●
Prominente Patienten				●							●	●														
Privatpatienten, die Arztrechnungen nicht zahlen										●																●
Patienten, die den Arzt gerne arbeiten lassen																	●									
Patienten, die alles besser wissen																									●	
Patienten mit Halbwissen				●	●				●																	
Patienten mit sehr seltenen Erkrankungen																●						●				
Patienten mit sehr schweren Erkrankungen				●					●				●	●									●			
Patienten mit sehr lange andauernden Erkrankungen				●					●				●	●									●			
Patienten mit schweren seelischen Erkrankungen								●								●										
Patienten, die Angst auslösen				●																						
Patienten, die Ekel auslösen				●			●																			
Patienten, die zum Ratschen kommen																			●							●
Patienten, die Persönliches vom Arzt wissen wollen			●																		●					
Non-compliance-Patienten																							●			●
Multimorbide Patienten				●									●										●			
Manipulative Patienten																					●					
Ja-Schwätzer																				●						
Ja-aber-Sager																								●		
Intrigierende Patienten																				●						
Internetwisser				●	●				●																	
In den Arzt verliebte Patienten	●		●																							
Ich-kann-nicht-sprechen-Deutsch-Patienten									●									●								
Einfältige Patienten									●						●											
Doktorhopper										●																
Die-Chemie-stimmt-nicht-Patienten																		●								
Charismatische Patienten										●																
AU-Bescheinigungs-erwarter						●																				●
Arzt als Partnerersatz-Patienten														●												
Arzt als Papa/Mama-Ersatz-Patienten														●												
Aggressive Patienten				●														●								●
Ärzte als Patienten				●										●												

Abb. 9-1 Mögliche Gefühle des Arztes bei schwierigen Patienten

Das, was schwierig ist, ist die Unfähigkeit oder der Unwille des Arztes, auf die besonderen Anforderungen oder Forderungen durch diese Patienten einzugehen. Denn solche Gespräche sind für den Arzt schwierig, bei Weitem nicht für den Patienten.

Ich charakterisiere an anderer Stelle [4] fast 30 verschiedene **Patiententypen**, welche vom Arzt als schwierig bewertet werden. Sicher, nicht jeder schwierige Patient wird nur schwierige Gespräche führen, aber das Risiko hierfür ist deutlich erhöht.

Abbildung 9-1 zeigt, das von als schwierig eingestuften Patienten beim Arzt initiierte Gefühl ist fast immer ein negativ empfundenes – und diese negativ empfundenen Gefühle veranlassen den Arzt dazu, von schwierigen Patienten zu sprechen.

Ein Arzt empfindet dann ein Gespräch als schwierig, wenn es ihm unangenehme Gefühle bereitet und zugleich der Inhalt des Gesprächs nicht wirklich schwer oder weitreichend ist wie bei der Mitteilung einer lebensverändernden Diagnose. Es geht bei schwierigen Gesprächen also ganz vorrangig um das, was der Arzt dabei, davor oder danach spürt, nicht um »objektive« Inhalte. In absteigender Reihenfolge sind es folgende Gefühle:

- Angst
- Wut
- genervt sein
- Überforderung
- Verzweiflung
- Unverständnis

Unter Einbeziehung des Wissens um die heute definierten menschlichen Grundemotionen führen folgende Emotionen den Arzt zur Bewertung, es sei oder erwarte ihn ein schwieriges Gespräch (Tab. 9-1).

Erstrangig sind es

- Zorn/Wut und
- Angst/Furcht.

Nachrangig sind es

- Ekel/Verachtung,
- Scham/Schuld und
- Trauer/Traurigkeit.

Schwierige Patienten verursachen im Arzt einen inneren Widerstand gegen ihr als ungerechtfertigt oder inadäquat bewertetes Verhalten oder den Krankheitsverlauf.

Tab. 9-1 Was schwierige Patienten beim Arzt auslösen

Schwierige Patienten	Verursachen damit beim Arzt
fordern	Wut, Angst
kooperieren nicht	Unverständnis
sind undankbar	Beleidigung
erscheinen unsympathisch	Ablehnung
sprechen nicht auf eine Behandlung an	Sorge
versuchen zu manipulieren	Abwehr, Wut
provozieren	Wut, Hass

Drei häufige Grundtypen schwieriger Patienten

Unterwürfige Patienten

Unterwürfige Patienten sind nur scheinbar leicht zu handhaben. Probleme bei der Kommunikation sind selten, aber die diesen Menschen eigene Unsicherheit und das mangelnde Selbstvertrauen in die eigene Person und die eigenen Fähigkeiten führen zur Suche nach scheinbar starken Partnern, wie es Ärzte spiegeln können. Fehlt ihnen der Arzt wie in ihrem Zuhause, kehrt sich das Spiel um: Typischerweise ist es mit der Compliance dieser Patienten schlecht bestellt. Sie machen Zusagen, welche sie dann nicht einhalten, um beim nächsten Arztbesuch davon möglichst wenig preiszugeben. Solche Patienten brauchen nachkontrollierbare Medikamentenpläne und engmaschige Kontrollen sowie konkrete, auch schriftliche Vereinbarungen.

Autonome Patienten

Ob es sich nur um hohes Selbstbewusstsein handelt oder bereits um Rücksichtslosigkeit, sei dahingestellt. Autonome Patienten können verletzend oder demütigend sein. Sie wollen, dass sich der Arzt anpasst, umgekehrt kommt das nicht infrage. Die Methode, oftmals eine Fassade, bricht erst dann zusammen, wenn ihnen im schweren Krankheitsfall ihre eigene Hilflosigkeit bewusst wird, erst recht bei stationären Aufenthalten. In allen anderen Fällen lenken sie den Arzt, soweit es möglich ist.

Aufmerksamkeitsbedürftige Patienten

Aufmerksamkeitsbedürftige Patienten sind durchaus extrovertiert, übertrieben herzlich, können sich kaum beherrschen, den Arzt zu umarmen, spinnen ihn regelrecht ein. Sie verlangen nach Zuwendung, reden viel und lange, ihnen fehlt Struktur. Wichtig ist, sie wertzuschätzen und das bei Gelegenheit auch immer wieder über anerkennende Worte zu formulieren.

9.2 Schwierige Konstellationen

Keine Fragen

Wenn Sie Vorträge halten oder ihnen zuhören, kennen Sie das Prozedere: Der Moderator fragt am Schluss das Publikum, was es noch wissen möchte. Schweigen im Walde. Erneute Nachfrage, nun sei die Chance, die offenen Punkte zu klären. Entweder weiterhin Schweigen oder der zaghafte Kommentar eines Zuhörers, es sei so viel gewesen, dass im Moment alles klar sei oder doch nicht, aber keine Fragen einfielen. Dann fällt meistens die Klappe, der Moderator bedankt sich artig bei Ihnen als Referent und beendet die Sitzung. Manche Referenten sind dann froh, nicht mehr Rede und Antwort stehen zu müssen. Andere ärgern sich, das Publikum so wenig aktiviert zu haben.

Übertragen Sie es auf Ihre ärztliche Gesprächssituationen: Sind Sie insgeheim froh, wenn keine Fragen kommen oder würden Sie sich über mehr Aktivität Ihrer Patienten freuen?

Bleiben Sie noch weiter im Bild Ihres öffentlichen Vortrags: Mit welcher Maßnahme hätte der Moderator doch noch Fragen ermöglicht? Damit, dem Publikum genug Zeit zu lassen, die Pause, die Stille zu ertragen. Es braucht genug Zeit, die Frage nach dem, welche Fragen offen sind, wirklich innerlich ventilieren zu können. Auf die gleiche Weise kommen Sie an das heran, was Ihr Patient noch wissen möchte: Lassen Sie ihm Zeit und akzeptieren Sie die stille Pause, bis er von sich aus sagt, was er noch wissen möchte – oder auch, dass definitiv für den aktuellen Termin alles geklärt ist.

Zeitdruck

Wie unter Transparenz (s. Kap. 3.2, S. 62) besprochen, sollten Sie zeitliche Begrenzungen gleich zu Beginn des Gesprächs offen darlegen und den Patienten im Verlauf des Gesprächs daran erinnern, wenn Sie einschätzen können, dass das Gespräch ansonsten diese Grenze überschreitet.

Unklare Befundlage/Diagnose

Was tun, wenn ein Patient eine Entscheidung möchte, der Arzt sie aber noch nicht geben kann? Vielleicht fehlen ihm noch Befunde oder er hat Zweifel. Diese Situation gibt es häufiger, als man glauben mag. Sie wird dann problematisch, wenn der Arzt dennoch einen Rat gibt. Besser ist es, um Aufschub zu bitten – auch wenn sich manche Patienten darin aalen, dass »ihr« Arzt alles weiß. Die Sicherheit, welche diese Patienten in sich selbst nicht spüren, soll ihnen ihr Arzt schenken.

Es ist wichtig, sich nicht in die Enge treiben zu lassen, nicht vom Patienten, aber auch nicht von den Ansprüchen an sich selbst. Wenn keine Akutsituation vorliegt, kann es emotional und fachlich hoch kompetent sein, eine oder mehrere Nächte darüber zu schlafen. Fragen Sie sich bei innerer Unsicherheit immer, ob es wirklich jetzt um Ihre Entscheidung geht.

Wenn Sie Ihre Unsicherheit nicht abbauen können, holen Sie kollegialen Rat ein. Das kann durch die Überweisung des Patienten an eine Klinik geschehen oder durch die Kontaktierung eines Kollegen, dem Sie vertrauen.

Wenn Sie aufgrund noch ausstehender Untersuchungsergebnisse oder auch aufgrund eigenen Unwissens keine klare Aussage treffen können, müssen Sie das kommunizieren. Denken Sie immer an ein absolut zentrales Ziel Ihrer Kommunikation: Sie *sollte* nicht, nein, sie *muss* Ihre **Glaubwürdigkeit** stärken. Es ist glaubwürdig, Defizite zuzugeben, wie im umgekehrten Fall Ihre Authentizität und Autorität leidet, wenn Sie Halbwissen oder -wahrheiten verkünden. Authentizität wird als **Wahrhaftigkeit** definiert, ihre Wirkung, die Glaubwürdigkeit, ist noch wesentlicher.

> Authentizität ist eine absolute Kernkompetenz eines Arztes.

Sobald Sie sich entschieden haben, treten Sie auch entschieden auf. Und das ist entschieden besser für den Patienten, damit er sich entscheiden kann.

Missverständnisse

> Das Normalste im Rahmen von Kommunikation sind Missverständnisse.

Missverständnisse entstehen auf allen möglichen Ebenen einer Aussage. Sie bedeuten, der andere hat etwas anders verstanden, als ich es gemeint habe. Im Prinzip geht es also nur um eine Klarstellung.

STEPS: Vorgehen bei Missverständnissen [56]

STEP 1 Schuldzuweisung unterlassen

Keinen Schuldigen suchen. Es gibt keinen. Damit auch Verzicht auf jede Anschuldigung. Eine Anschuldigung ist bereits:

Sie haben mich offenbar falsch verstanden.

Oder

Habe ich mich nicht klar ausgedrückt?

Es ist meistens besser, selbst die Verantwortung für das Missverständnis zu übernehmen; gleich wie Sie es einschätzen. Es geht um Inhalte, die Sie vermitteln wollen, nicht um Schuld oder Unschuld, also:
Ich habe mich leider unklar ausgedrückt.

STEP 2 Ursachen klären
Ohne Schuldzuweisung prüfen, was ursächlich zum Missverständnis führte.

STEP 3 Wortwahl ändern
Indem Sie andere Wörter wählen, klarmachen, was Sie wirklich sagen wollen.

Unwahre Behauptungen des Patienten

Stellen Sie sich vor, Ihr Patient erzählt Ihnen Blödsinn, beispielsweise: »Ich habe im Internet gefunden, wer täglich zwei Liter Rotwein trinkt, lebt 20 Jahre länger.« Wenn Sie offenkundigen Blödsinn als solchen betiteln, bezichtigen Sie letztlich Ihren Patienten einer Form von Lüge [31]. Wenn Sie nun mit Tatsachen kommen, entfernen Sie sich von der Ebene des Patienten. Der hat Ihnen ja offenkundig keine Tatsachen, sondern eine weit hergeholte Meinung präsentiert. Sie können mit einer Meinung kontern, denn Tatsachen wird Ihr Patient mit gewisser Wahrscheinlichkeit nicht annehmen, da er andere im Internet auffindbare Tatsachen offenbar ignoriert hat – und warum soll Ihr Wissen höher sein als das von scheinbar Unzähligen, welche sich im Web verewigen?

Wenn Sie Widersprüche zwischen sich und dem Patienten bemerken, gibt es einen Satzbeginn, um Ihre Aussage zu tätigen und zugleich dem Patienten seine Vorstellungen zu lassen [41]:
In meiner Welt …

Zum Beispiel:
In meiner Welt weiß ich, es ist ungesund, zwei Liter Rotwein täglich zu trinken.

Noch effektiver ist das folgende Vorgehen:

STEPS: Umgang mit unwahren Aussagen

STEP 1 Bewertungsfreier, indirekter Umgang
Das höre ich so zum ersten Mal.
Diese Aussage hat mehrere Vorteile: Sie gehen indirekt mit der Behauptung des Patienten um, bleiben damit ganz bei sich, wiederholen den Inhalt der Be-

hauptung nicht (das wäre eine Form von Bloßstellung) und verzichten auf jede Bewertung.

STEP 2 Bei sich bleiben
Meiner Erfahrung nach …
Sie bleiben uneingeschränkt weiter bei sich.

STEP 3 Honorierung der Äußerung
… ist es noch sinnvoller
Sie honorieren indirekt den Vorschlag des Patienten, der auch Sinn machte.

STEP 4 Lösungsvorschlag
… sich mit dem Rotweinkonsum zurückzuhalten. Mehr als ein Glas am Tag sollte es nicht sein, und ohnehin nicht jeden Tag.
Sie bieten eine Handlungsanweisung oder einen Lösungsvorschlag an.

Vermeiden Sie in einem solchen Kontext immer einen Angriff und auch alle Zwangsaussagen:

Das müssen Sie nun tun.
Wenn Sie das nicht befolgen, werden Sie …
Es führt kein Weg daran vorbei, dass …

Damit verunsichern Sie Ihr Gegenüber, weil Sie Fragen provozieren, beispielsweise:

- »Warum muss ich das jetzt tun? Gäbe es nicht doch eine andere Lösung?«
- »Was geschieht, wenn ich doch nicht auf meinen Arzt höre?«
- »Was steckt wirklich hinter seinen Aussagen?«
- »Meint er es wirklich gut mit mir?«
- »Welche Gefahr für mich versucht der Arzt zu verschweigen?«

9.3 Kritik-Management

Ich bin dankbar für die schärfste Kritik, solange sie nur sachlich bleibt. (Otto von Bismarck)

Kritik ist kein Feedback und Feedback ist keine Kritik (s. Kap. 6.7, S. 106).

> Kritik ist ein Widerspruch auf den Dyaden-unabhängigen Ebenen, also im objektiven und subjektiven Sachbereich, auf den Ebenen der Tatsachen, Meinungen und Vermutungen.

Kritik äußern

Kritik übt man unter vier Augen, außer im Notfall. Kritik korrekt zu formulieren erfordert Takt und Mut [48]. Wenn ein Fehler angesprochen wird, dann sollte das so konkret wie möglich sein. Es ist unprofessionell, aus einem konkreten Fehler eine Generalabrechnung zu machen:

Und wenn wir schon dabei sind: Was ich Ihnen schon immer einmal sagen wollte …

Wenn Sie ein bestimmtes Detail bei einem anderen kritisieren wollen, ein Detail, das keine fundamentale Bedeutung für Ihre Beziehung oder Zusammenarbeit hat, dann kombinieren Sie es mit einem Lob. Das sollten Sie aber nur dann tun, wenn das Lob wirklich ehrlich und berechtigt ist. Beginnen Sie mit der Kritik und nennen Sie dann rasch das Lob. Die Abfolge ist also:

- Kritik
- Lob
- Lösungsvorschlag geben oder einfordern

Beispiel

Sie wollen einen ärztlichen Mitarbeiter auf ein von Ihnen nicht erwünschtes Verhalten aufmerksam machen:

Herr Dr. Bleibhier, mir ist wichtig, dass Ihnen klar wird: Ich empfinde Ihren Umgang mit Patienten als grenzüberschreitend. Ich meine, es ist nicht gut, wenn Sie Ihren Patienten bei der zweiten Konsultation das Du anbieten. Das schafft eine Vertrautheit, die nur scheinbar existiert. Darauf bezieht sich meine Kritik, ansonsten schätze ich Sie als einen Mitarbeiter, der gewissenhaft alle Aufgaben erledigt. Ich freue mich, dass wir zusammenarbeiten. Immer wieder überzeugen Sie mich von Ihrer menschlichen und fachlichen Kompetenz. Zu der Frage Sie oder Du: Mir ist wichtig, eine Regelung zu finden, die uns beiden passt. Was schlagen Sie vor?

Kritik annehmen

Es gibt verschiedene Gründe, weswegen Kritik geäußert werden kann. Grundsätzlich kann Kritik berechtigt sein. Dann ist Ihnen möglich, dazu zu stehen, es nicht zugeben zu wollen oder die Berechtigung der Kritik nicht zu erkennen, sie somit als unberechtigt von sich zu weisen. Weiterhin gibt es die Möglichkeit, dass Kritik tatsächlich grundlos geäußert wird.

Wenn Kritik berechtigt ist oder Sie sich nicht absolut sicher sind, ob sie nicht berechtigt ist, empfiehlt sich folgendes Vorgehen [6, 34]:

STEPS: Kritik annehmen

STEP 1 Raum bieten
Lassen Sie den Kritisierenden vollständig ausreden, unterbrechen Sie ihn nicht.

STEP 2 Hinhören
Hören Sie genau zu: Was wird Ihnen konkret mitgeteilt?

STEP 3 Pause einhalten
Sagen Sie erst etwas, wenn der Kritisierende mindestens fünf Sekunden lang geschwiegen hat.

STEP 4 Überprüfung
Wenn der dargestellte Sachverhalt stimmt (zumindest in den wichtigen Punkten), streiten Sie nichts ab.

STEP 5 Zurückhaltung
Vermeiden Sie jeden Kommentar über die Form, in welcher Ihnen die Kritik zugedacht wird, außer die Form ist inakzeptabel.

STEP 6 Bedacht
Wenn juristische Konsequenzen drohen, überlegen Sie genau, was Sie zugeben und was nicht. Kein Mensch kann von Ihnen Selbstanklage verlangen.

STEP 7 Verzicht I
Wenn es sich um »übliche« Kritik handelt, erklären Sie nichts. Ihr Patient möchte nichts von der schlimmen Gesundheitspolitik oder den Problemen mit Ihren Kindern hören.

STEP 8 Verzicht II
Vermeiden Sie jede Gegenkritik. Sie dürfen keinen Widerstand bieten, das schaukelt die Diskussion regelhaft auf.

STEP 9 Floskeln
Nutzen Sie in diesem Fall Floskeln (es ist kein originär ärztliches Gespräch mehr) und vermeiden Sie dabei jeden zynischen Tonfall:

Da stimme ich Ihnen zu.
Das ist wohl so.
Da haben Sie wohl recht.
Gut, dass Sie das ansprechen.
Ich verstehe Sie gut.
Ich verstehe Sie wirklich.
Da habe ich einen Fehler gemacht.
Das muss ich mir wirklich in Ruhe überlegen.
Ich kann verstehen, wenn Sie so denken.
Danke, dass Sie so ehrlich sind.
Es ist richtig, was Sie sagen.

STEP 10 Abwarten
Warten Sie ab, was Ihr Gegenüber nun tut. Wenn Sie STEPS 1 bis 9 konsequent beachtet haben, ist der Unmut meistens deutlich gemindert. Wenn ein Schaden eingetreten ist, fragen Sie den Patienten, wie er sich eine Wiedergutmachung vorstellen kann.

STEP 11 Entschuldigen
Wenn Sie sich entschuldigen sollten, tun Sie es. Eine Entschuldigung wirkt als solche nur, wenn sie von Herzen kommt.

9.4 Konflikt-Management

Vom Verständnis zum Verzeihen ist es ein kurzer Weg. [55]

> Ein Konflikt ist ein Widerspruch auf einer oder mehreren Dyaden-abhängigen Ebenen, den Ebenen der Selbst-, Fremd- und Beziehungseinschätzung sowie denen der Absicht, der Aufforderung und der Vereinbarung.

Ärger in sensu strictiori, den Ärzte mit Patienten haben – und umgekehrt –, basiert meistens auf unerfüllten oder unerfüllbaren Erwartungshaltungen von einer der zwei Parteien. Der Patient erwartet also zu viel vom Arzt, und zwar keineswegs nur im medizinischen Bereich, was er nicht bekommt oder befürchtet, nicht zu bekommen, oder der Arzt erwartet zu viel vom Patienten (Beispiel Compliance).

Oftmals geht es für den Arzt um das Thema des Umgangs mit unverschämten oder unerfüllbaren Forderungen und für den Patienten um den Umgang damit, dass der Arzt seine letzte Chance sei oder er diese vertan habe.

Vermeiden von Konfrontationen

Auch wenn es durchaus sinnvoll sein kann, konfrontativ vorzugehen, ist die klare Zielvorgabe für ein Arzt-Patienten-Gespräch die **Kooperation**. Nur so kapituliert der Patient nicht innerlich vor dem Arzt, um dann zu Hause zu tun, was er will.

> Widerstand führt nicht zur Wandlung, Einverständnis führt dazu.

Mit folgenden Techniken lassen sich Konfrontationen vermeiden oder in ihrer Stärke abschwächen [6, 56]:

- hinhören
- nachfragen
- zustimmen, wann immer es geht, aber ehrlich bleiben, keine Zustimmung heucheln
- Gemeinsamkeiten mit dem Patienten deutlich machen
- nicht jedes Argument des anderen analysieren, auf entscheidende Argumente von ihm warten
- verbindliche, freundliche Formulierungen nutzen
- Würde des anderen wahren, ihn niemals herabwürdigen; auch Nicht-Anwesende entsprechend würdigen
- persönliche Ebene für konfrontative Argumente komplett und unbedingt meiden, sie führt unverzüglich zum Waschen dreckiger Wäsche
- vermeiden von persönlich angreifenden Sie-Formulierungen (*Sie sollten sich mehr am Riemen reißen!*)
- richtig und falsch sind immer relativ: eine auf den Punkt getriebene Polarität führt in aller Regel zum Widerstand, sie erzwingt einen Gewinner und der andere kapituliert irgendwann

Wer sich doch für eine Konfrontation entscheidet, sollte sie erst beginnen, wenn die Beziehung zwischen ihm und dem anderen sicher aufgebaut ist.

Grundlagen

Als Arzt sollte man jederzeit auf Konflikt- und Kritikgespräche vorbereitet sein. Sie können bei der regelhaft hohen Anzahl von Arzt-Patienten-Kontakten nicht ausbleiben, auch weil Inhalte besprochen werden, welche die Patienten sehr persönlich tangieren. Es macht deshalb viel Sinn, sich grundsätzliche Fähigkeiten für diese Gespräche anzueignen und sie nicht dem Zufall zu überlassen.

Ein Problem für Ärzte ist es, dass solche Gespräche oftmals unvermittelt kommen. Es ist eben nicht wie im Managementbereich, wo entsprechende Gespräche recht gut vorbereitet werden können. Patienten kommen und fangen an zu meckern oder zu stänkern.

Ein grundsätzlich konstruktiver Umgang mit Konflikten verlangt nach verschiedenen Einstellungen und Verhaltensweisen [6]: So rasch wie möglich sollte Ihnen klar werden, wie die vermutliche Perspektive des Gesprächspartners, des Patienten also, sein wird. Dazu müssen Sie ihm Raum und Zeit geben, sich zu äußern. Auf dieser Basis beginnen Sie, Ihr Gespräch ziel- und lösungsorientiert zu führen:

- Was soll sich ändern?
- Wie soll es in Zukunft sein?

Nehmen Sie das Konfliktgespräch als Anlass für **verbindliche Zukunftsaussagen,** für Vereinbarungen. Wenn möglich, versuchen Sie solche Gespräche nicht im Zustand des akuten Ärgers zu führen. Bei größeren Herausforderung gilt: Schlafen Sie möglichst eine Nacht darüber.

Im Einzelfall ist das jedoch nicht praktikabel. Sofern es sich nicht um einen ärztlichen Notfall handelt, entscheiden Sie nichts Schwerwiegendes spontan. Ein Denkpause nutzt, die Lage vielleicht doch etwas anders zu beurteilen, sich Rat einzuholen (nur sinnvoll von Menschen, die nicht direkt oder indirekt in die Problematik involviert sind), oder eine möglichst sachliche Argumentation für Ihr Gegenüber zu formulieren.

Eine Möglichkeit ist durchaus, den Patienten anzuhören, sich Notizen zu machen und ihm dann zu sagen, dass Sie überrascht sind, sich erst einmal Informationen holen müssen und ihn dann deshalb ein zweites Mal (eben vorbereitet) sprechen möchten. Das lässt jedoch nicht jeder Patient zu.

Wenn Ihr Patient akut ärgerlich ist, versuchen Sie unter allen Umständen (wenn das Gespräch nicht auf die Zeit nach dem akuten Ärger verschiebbar ist), Verständnis für ihn auszudrücken und ihn damit versöhnlicher zu stimmen. Beschimpfen Sie niemanden, nicht den Patienten, aber auch nicht andere Personen, die gar nicht dabei sind, und drücken Sie Ihre Entschlossenheit für eine gute Lösung aus. Wenn Sie von etwas überzeugt sind, seien Sie beharrlich. Nutzen Sie ausschließlich die bereits beschriebenen, konstruktiven Gesprächstechniken.

Sie klären Konflikte oder Unklarheiten immer mit dem Menschen, den es betrifft. Das ist in der Regel nicht die beste Freundin oder der Nachbar, sondern Ihr Partner oder Ihr Mitarbeiter oder eben der Patient selbst. Es macht keinen Sinn, sich bei anderen über etwas zu beklagen, was der Betroffene nicht oder nicht allein zu hören bekommt.

Die zwölf Ebenen eines Konflikts

Stellen Sie sich vor, Ihr Partner kommt 30 Minuten nach dem verabredeten Zeitpunkt zu Ihrem Treffen. Folgende Reaktionen sind möglich:

- Tatsachenebene
  Du bist eine halbe Stunde später gekommen, als wir vereinbart hatten.

- Meinungsebene
  Das gehört sich nicht.

- Vermutungsebene
  Auch in Zukunft werden wir deshalb weiter Ärger haben.

- Selbsteinschätzungsebene
  Ich fühle mich zurückgesetzt und allein gelassen.

- Fremdeinschätzungsebene (typischerweise sind es die kleinen Wörter wie immer, nie, typisch, wieder, andauernd, welche aus der Sachebene fortführen)
  Du kommst immer zu spät.

- Beziehungseinschätzungsebene
  Mir fällt es schwer, mich auf Dich zu freuen, wenn ich zu lange warten muss.

- Absichtsebene
  Ich bin nicht mehr länger bereit, das hinzunehmen!

- Aufforderungsebene
  Komm bitte ab sofort pünktlich!

- Vereinbarungsebene
  Ich möchte, dass Du in Zukunft maximal 15 Minuten Puffer einplanst, bis Du kommst, und ich tue das auch.

Die folgenden drei Ebenen sind keine regelhaften im Rahmen einer üblichen Kommunikation, sie sind typisch – und hier auch üblich – für die zunehmende Eskalation eines Streites:

- Abwertungsebene
  Du bist unzuverlässig!

- Droh- oder Angriffsebene
  Wenn Du mich noch einmal so hängen lässt, kannst Du mich gernhaben!

- körperliche Ebene: Sie schlagen zu oder zertrümmern die Vase aus der Ming-Epoche.

Von der Diskussion zum Konflikt

Es gibt einen relativ regelhaften Ablauf, wie es von einem Gespräch oder einer Diskussion zum Konflikt kommt. Dies geschieht durch die **Emotionalisierung** des Gesprächs [48], und zwar so:

- Zunächst wird die Sachdiskussion normal geführt, die Sachebene wird erst einmal selten verlassen.
- Dann merken beide Gesprächspartner, mindestens jedoch einer, dass es so zu keiner Einigung kommt.
- Nun erfolgt der wesentliche Schritt, der Wechsel von der sachlichen zur emotionalen Ebene, meist in einem Mix aus Fremd- und Beziehungseinschätzung, gekrönt von einer Aufforderung.
- Der eine Gesprächspartner versucht meistens, weiterhin auf der Sachebene zu bleiben, was nicht funktioniert, beide reden ab nun aneinander vorbei.
- Der zweite gibt dann die Sachebene doch auf und es kommt zu gegenseitigen Kränkungen, garniert von der Ausweitung auf andere Inhalte oder Personen.
- Gegenseitiges Vorwerfen von Täterschaften kann folgen, die Opfer- und Täterrollen werden verteilt.
- Es kommt zur Steigerung der Aggression oder zur Flucht.
- Letztlich herrscht Frustration auf beiden Seiten.

Beispiel

Ich möchte in Zukunft nicht mehr erleben, dass eine meiner Arzthelferinnen Patienten in dieser Weise behandelt.

»Was meinen Sie genau?«

Dass Patienten von Ihnen angemault werden!

»Ich maule niemanden an.«

Aber sicher haben Sie das getan. Das machen Sie doch nur, um schlechte Stimmung zu verbreiten!

»Wie kommen Sie darauf? Sie haben doch keine Ahnung, was an der Rezeption abgeht!«

Sie sind ebenso unfähig wie Ihre Vorgängerin!

»Ich? Sie haben mich doch erst vor vier Monaten zur Mitarbeiterin des Monats gekürt! Das ist nicht fair von Ihnen, mich so anzugehen!«

Ich gehe Sie nicht an, ich versuche nur, Ihnen objektiv mitzuteilen, was alles schiefläuft!

Angriff und Gegenangriff

Ohne Grund ist kein Patient aggressiv – Sie können ihm den Grund dazu geliefert haben oder einer Ihrer Mitarbeiter oder jemand anderes. Die Ursachen für Aggression sind nur scheinbar vielfältig, in aller Regel steckt **Angst** dahinter: die Angst, den weiteren Verlauf nicht mehr im Griff zu haben, angreifbar und damit verletzbar zu sein, minderwertig, da scheinbar nicht ausreichend beachtet worden zu sein, oder auch die Angst, dass etwas Schlimmes geschieht, wenn nicht alles kontrolliert wird. Wenn Ihnen die aggressive Form Ihres Patienten nicht taugt, kann sein ursächliches Anliegen dennoch berechtigt sein. Es kann im normalen Klinik- oder Praxiskontext nicht Ihre Aufgabe als Arzt sein, das psychologische Grundprinzip der die Aggression nährenden Angst mit dem Patienten zu erläutern oder lösen zu wollen. Folgende Chancen haben Sie üblicherweise:

- die Sorgen des Patienten erfragen und ernst nehmen
- Verständnis zeigen
- empathische Kommunikation trainieren

Wut oder Ärger sollten bei einem Arzt nur dann aufkommen, wenn vom Patienten Inhalte verdreht werden. Wenn der Patient die Wahrheit sagt oder bei sich bleibend seine eigene Wirklichkeit schildert, darf das den Arzt nicht treffen, es sollte ihn interessieren.

Wenn Sie sich angegriffen, schlecht behandelt oder auch nur unsicher fühlen, versuchen Sie, zwischen der Intention und der Form zu unterscheiden. Die **Intention** Ihres Gegenübers meint seine Wünsche, Motive, Absichten, Bedürfnisse, Interessen, sein Anliegen. Das ist zu akzeptieren. Es gibt kein Recht, das zu bewerten oder zu versuchen, darauf Einfluss zu nehmen. Die **Form,** in der Ihnen das entgegengebracht wird, die können Sie sehr wohl kritisieren oder ablehnen oder auch annehmen. »Der Ton macht die Musik«, heißt es so richtig.

Wer sich persönlich angegriffen fühlt, reagiert meistens gleich, egal, was konkret vorgefallen ist. Vielleicht kennen Sie das von Ihrem Partner. Wenn Sie dem sagen, das bereitete Essen schmecke nicht oder das neulich im Bett war nicht so gut oder er hat vergessen, etwas einzukaufen: Er wird grundsätzlich sehr ähnlich reagieren. Wie er reagiert, hängt vorrangig mit seiner Persönlichkeit zusammen – ist er eingeschnappt (Niemand liebt mich), ist er aggressiv (Angriff ist die beste Verteidigung), ist er scheinbar verständig (Ich darf mich nicht zeigen, Ich muss immer lieb sein) oder was auch immer. Das, was Sie dann erleben können, erleben andere auch an Ihnen; es sind Ihre Verhaltenskonstanten. Sie basieren auf motivationalen Mustern im Zentralnervensystem. Diese Muster wirken sich bei Weitem nicht immer positiv aus und sollten im Einzelfall unterbrochen werden. Dabei ist nachrangig, wie Sie ein solches negatives Muster unterbrechen. Wichtig ist: Sie unterbrechen es. Zwingen Sie sich, etwas anderes zu tun. Denn jedes erneute Wiederholen einer Handlungssequenz stärkt diese.

> Die Grundregel lautet: Wenn Sie emotional erregt sind, werden Sie als ersten Handlungsimpuls etwas wahrnehmen und tun wollen, was wahrscheinlich falsch wäre.

Je stärker Ihre Betroffenheit ist, umso wichtiger ist es, Ihre Lebensmuster oder Kernüberzeugungen wahrzunehmen – und sie anzuzweifeln. Folgen Sie ihnen nicht blind, es sind Inhalte, welche vor Jahrzehnten als Kind gut und richtig waren, aber heute?

Beenden eines Konflikts

Oft kommt es nicht vor, aber immer wieder einmal hat ein Arzt mit einem wütenden Patienten zu tun.

STEPS: Umgang mit wütenden oder aggressiven Patienten

STEP 1 Raum geben
Patienten erst einmal reden lassen, nicht unterbrechen.

STEP 2 Zuneigung
Eindeutig vermitteln, dass Sie zuhören und versuchen, ihn zu verstehen. Dafür können Paraphrasen gut genutzt werden.

STEP 3 Raum schaffen
Die äußeren Kondition für Ihren Patienten möglichst gut schaffen: Wenn er noch steht, unbedingt sitzen lassen. Wer steht, kann aktiver werden – sei es in Richtung Angriff oder in Richtung Flucht.

STEP 4 Beschränkung
Was Sie unbedingt vermeiden sollten:
Nun beruhigen Sie sich doch!
(Das gerade will er ja nicht, also wird er noch wütender werden.)
Nun bleiben Sie aber sachlich!
Nun sind Sie aber nicht mehr sachlich!
(Natürlich nicht, er ist ja wütend, und dieser Satz macht ihn noch wütender.)

STEP 5 Zurückhaltung
Auch wenn Ihnen hundert verschiedene Argumente einfallen, warum der Patient im Unrecht sei: Er will das jetzt nicht hören. Eine fruchtbringende Diskussion mit einem wütenden Menschen gibt es kaum.
Wiederholung von STEP 2: zuneigen, zuhören, verstehen.

STEP 6 Klärung
Persönliche Angriffe auf Sie sind starke Indizien, dass sich der Patient auf eine Dyaden-abhängige Ebene Ihrer Aussage oder Ihres Verhaltens bezieht. Was

also haben Sie unter diesen Gesichtspunkten gesagt oder getan? Versuchen Sie nach Ihrer inneren Klärung, die Ebene zu wechseln:

STEP 6/1 Kontrollieren Sie als Erstes, ob wirklich die Dyaden-abhängigen Ebenen angesprochen wurden. Wenn es die Sachebene ist, handelt es sich nicht um einen persönlichen Angriff, sondern um Kritik, mit der Sie anders umgehen sollten (s. o.).

STEP 6/2 Nehmen Sie die persönliche Botschaft wahr und Stopp! Lassen Sie ihr keine Ausbreitungskraft.

STEP 6/3 Lassen Sie sich nicht provozieren. Zwingen Sie sich, ruhig zu bleiben. Dafür nutzen Sie die Instanz Ihres Willens.

STEP 6/4 Beziehen Sie von vornherein die Metaebene mit ein:
- Warum verhält sich Ihr Patient so und warum nicht anders?
- Was sagt sein Angriff über Ihrer beider Beziehung aus?
- Was war wahrscheinlich der Auslöser für ihn?
- Haben Sie ihn eingeengt und war der Angriff eine Form eines Befreiungsschlags?
- Möchte er von etwas ablenken?
- Fürchtet er etwas und wenn ja was?

STEP 6/5 Überlegen Sie, was im Moment Ihr Ziel ist. Typisch ist, sich sofort vom Argument des anderen wie magisch angezogen zu fühlen und sich darauf einzulassen. Das kann fatal enden.

STEP 6/6 Wenn Ihnen Ihr Ziel klar ist, denken Sie darüber nach, welche Reaktion Ihrem Ziel nutzt.

STEP 6/7 Machen Sie sich klar, wie wichtig Ihnen eine fach- und sachorientierte, einvernehmliche Lösung ist.

STEP 6/8 Vermeiden Sie einen Gegenangriff, das schaukelt die Situation nur hoch.

STEP 6/9 Verbinden Sie Ihre Ziele mit Ihrem Lösungsansatz und sprechen Sie davon. Bleiben Sie dabei so sachlich wie möglich.

STEP 6/10 Streben Sie danach, so schnell wie möglich wieder eine stabile Beziehung zum Patienten aufzubauen. Solange die Beziehung gestört oder gar abgerissen ist, kann der Angriff nicht korrekt beendet werden.

STEP 7 Grenze wahren

Wenn Sie nicht nur angegriffen, sondern tatsächlich **beleidigt** oder indiskutabel **verletzend attackiert** werden, verbitten Sie sich das sofort. Wenn der Patient in gleicher Weise weiter spricht, brechen Sie das Gespräch ab (s. u.).
Irgendwann ist die akute Wut verraucht. Wenn Sie Ihrem Gegenüber keine Ratschläge (Sie kennen den Spruch vielleicht: das sind auch Schläge) gegeben und auf Widerspruch verzichtet haben, wird er sich beruhigen.
Nun weiter, wenn das Akute vorbei ist:

STEP 8 Verständnis

Sie signalisieren Verständnis. Das bedeutet nicht, die eigene Meinung aufzugeben, sondern Sätze wie:

Ich kann gut verstehen, dass Sie darüber so verärgert sind.
Das hat Sie berechtigt betroffen gemacht.
Das tut mit leid (für Sie).

Nun müssen Sie abwarten, ob Ihr Patient das annehmen kann. Er signalisiert das in der Regel durch eine Antwort wie: »Ja, ich bin sauer« oder »Ich habe mich wirklich sehr darüber geärgert«.

Damit stimmt er Ihrer letztgetätigten Aussage zu und Sie haben wieder eine gemeinsame Gesprächsgrundlage.

STEP 9 Zukunftsorientierung

Fast immer ist das reinigende Gewitter nun vorbei. Jetzt können Sie beginnen, konstruktive Lösungen gemeinsam mit dem Patienten zu finden oder auszuarbeiten.

Wenn Ihr Patient erst während des Gesprächs ärgerlich wird, dann ist es erste Aufgabe herauszufinden, was den Ärger initiiert hat, z. B.:

Herr Sauer, ich habe den Eindruck, Sie sind nicht einverstanden mit dem, was ich Ihnen gerade erläutert habe?
Sie wirken missmutig nach meinen Ausführungen. Ist etwas für Sie nicht in Ordnung?

Gespräch abbrechen

Es kommt sicher selten vor, aber für den Fall, dass Sie nicht mehr wissen, wie Sie aus einer wutgeladenen Situation mit Ihrem Patienten herauskommen, im Folgenden einige Hinweise.

- Wenn sich die Fronten komplett verhärtet haben, sollten Sie das Gespräch sofort abbrechen.
- Brechen Sie es auch ab, wenn Sie merken, dass die gegenteiligen Positionen sich immer mehr verhärten und de facto kaum eine Chance auf Änderung der Prozessrichtung besteht.
- Brechen Sie ein Gespräch weiterhin dann ab, wenn in Ihnen eine solche Wut kocht, dass Sie spüren, vielleicht Ihre Selbstkontrolle zu verlieren.

Wenn Sie das Gespräch durch Abbruch beenden, behalten Sie die Führung. Um zu demonstrieren, dass Sie nicht fliehen, sondern im Moment keinen Sinn mehr in der Fortführung sehen, können Sie folgende Floskeln nutzen:

Ich merke, wir kommen heute so nicht weiter. Meinen Sie nicht auch, es ist besser, wir beide lassen alles erst einmal ruhen und sich setzen und sprechen dann in ein paar Tagen (heute Abend) darüber?
Ich glaube, zurzeit kommen wir nicht weiter. Wir sollten später noch einmal darüber sprechen, wenn wir beide nicht mehr so aufgebracht sind.
Vielleicht ist es doch sinnvoll, erst einmal unser Gespräch zu beenden, um später zu einer Einigung zu kommen?

Wenn Sie das Gespräch abbrechen, tun Sie es bitte im Wissen, dass es grundsätzlich von Vorteil ist, einen Konflikt gleich zu lösen. Ansonsten kann in Ihnen oder dem Patienten Groll aufkommen. Der Patient kann sich beim Abbruch auch überlegen, Sie hätten doch klein beigegeben, mit Ihnen könne man es ja machen oder Sie seien noch nicht einmal fähig, einen Streit einvernehmlich zu lösen.

Wenn Ihnen ein Versöhnungsangebot gemacht wird, nehmen Sie es an, so es Ihnen nur möglich ist. Aber tun Sie zumindest so, als würden Sie es sich wirklich überlegen. Nicht zu rasch zustimmen, das kostet Stärke. Wut kann als Ziel Destruktion haben, Zorn hat als Ziel die Versöhnung – so, wie Arzt und Patient ein Recht auf Zorn haben, haben sie auch ein Recht auf die Versöhnung.

Verletzung und Entschuldigung

Wenn Sie jemanden verletzt haben – was immer einer **Grenzüberschreitung** durch Sie entspricht –, führt an einer Entschuldigung kein Weg vorbei. »Entschuld-igung« bedeutet, die Schuld, in die Sie dann zweifelsfrei gekommen sind, wieder von sich zu lenken.

Nun kann es durchaus aber auch sein, dass Ihre Grenzen missachtenden inhaltlichen oder persönlichen Äußerungen Ihren Überzeugungen entsprechen. Dann wäre eine Entschuldigung eine Farce oder Scheinheiligkeit. In diesem Fall empfehlen sich folgende drei Schritte:

STEPS: Auf der eigenen Position beharren

STEP 1 Bedauern
Das eigene Bedauern über die Verletzung des anderen ausdrücken.

STEP 2 Besprechen
Inhalte kurz ansprechen.

STEP 3 Beharren
Auf der eigenen Position beharren, dabei möglichst andere Worte wählen.

Beispiel

Herr Fettus, ich wollte Sie mit meinen Bemerkungen über Adipositas nicht verletzen. Es tut mir leid. Die medizinischen Kenntnisse darüber sind jedoch eindeutig: Herzinfarkt, Schlaganfall, Bluthochdruck und viele andere Erkrankungen hängen sicher mit einem zu hohen Gewicht zusammen. Es ist mir wichtig, dass wir beide verstehen, es sollte ein Ziel für Sie sein, abzunehmen.

Sprache kann sehr verletzend wirken, das beginnt bei der Wortwahl:

in Ihrem Alter (funktioniert halt alles nicht mehr so)
Altersdiabetes
ausgelatschte Gefäße
abgenuckelte Gelenke
Ist eben alles nicht mehr so straff.
Das geht jedem so, wenn er älter wird.
Das kann nicht jeder leisten/bieten/machen/erleben.
Die Brust wird halt lappiger, wenn man älter wird.
Matschkopf (für schwere Kopfverletzungen)
Schlackenstoffe in Ihren Gefäßen
Haken halten, Maul halten (Chirurg zum Assistenten)
Sie können von Glück reden, anderen in Ihrer Situation geht es deutlich schlechter.
Sie haben sich gut gehalten.

Abwehrmechanismen

Neben dem gerade beschriebenen, wirkungsvollen Umgang mit Wut und Aggression gibt es ein großes Spektrum von vielleicht nicht ganz so sinnvollen, aber möglichen und verbreiteten Abwehrmechanismen als Reaktionen auf einen zornigen oder schwierigen Patienten [6, 18, 36]. Diese Mechanismen sind auch sonst weitverbreitet:

- **Dissoziation:** In Ohnmacht fallen (sich aus der Situation heraustrennen).

- **Handeln:** Den Patienten anschreien (den Kampf aufnehmen).

- **Identifikation:** Sie findet meistens anhand von Äußerlichkeiten statt. Merkmale, die man selbst gerne hätte, aber meint, sie nicht zu besitzen oder tatsächlich nicht besitzt, werden gewählt, um von den vermeintlichen Schwächen abzulenken:
  - betont sexistische Sprache von Mauerblümchen
  - als Grufti herumlaufen und überstarke Angst vor dem Tod haben
  - einen PS-Boliden fahren und die eigene Impotenz nicht wahrhaben wollen
  - seine überirdischen Fähigkeiten betonen, jedoch ein ganz normaler Arzt sein

▪ **Isolierung:** Abschotten von der aufkeimenden Emotion, alles gleichgültig empfinden.

▪ **Kompensation:** Ersatzziele anstreben, um die Angst zu verringern, die wirklichen Ziele nicht zu erreichen – oder aus gesellschaftlichen Normen heraus nicht erreichen zu »können«:

- der Homosexuelle, der »stattdessen« in einer heterosexuellen Beziehung lebt und wunderbare Musik produziert
- die Gehemmte, welche keinen Orgasmus bekommt und überaus häufig ihre Partner wechselt
- der Arzt, der selbst größte Angst vor dem Tod hat und Onkologe oder Palliativmediziner wird
- der Arzt als Weichei, der viele Patienten hart angeht

▪ **Neubewertung:** Sie führt zur Veränderung des Blickwinkels. Positives Denken ist eine solche Methode. Wenn Sie vor einem schwierigen Gespräch stehen und letztlich selbst ein wenig Angst spüren, konzentrieren Sie sich auf die positiven Aspekte statt auf die negativen Inhalte. Positive Gesichtspunkte von schwierigen Gesprächen sind die Tatsachen, dass Sie die menschliche Kraft, das Fachwissen und die Techniken haben, solche Gespräche zu führen.

▪ **Projektion:** Eigenes Empfinden auf das Gegenüber übertragen, es dem anderen zuschreiben. Funktion: Angst vor den eigenen Gefühlen dämpfen oder nicht mehr wahrnehmen.

Der Patient hasst mich, weil ich nicht ertrage, dass ich ihn hasse – ich projiziere; oder bei zurückhaltenden, Zartbesaiteten:

Sie sind wirklich äußerst ruhig und zurückhaltend.

▪ **Rationalisierung:** Eigene Wünsche oder die anderer, welche eigentlich unerfüllbar erscheinen, mittels akzeptabler Motive zu kaschieren, um die Angst vor der Stärke der Wünsche zu dämpfen.

Es ist die klassische Rechtfertigung:

Ich konnte nur so auf seinen Zorn reagieren – was sollte ich tun?

▪ **Reaktionsbildung:** So reagieren wie gewünscht, bei einem Angriff beispielsweise unterwürfig sein oder tun. In der Regel bedeutet Reaktionsbildung, genau anders zu reagieren, als es einem eigen wäre. Besonders freundlich tun, wenn man besonders sauer ist.

Ich bin genau Ihrer Meinung, auch mit einer gut eingestellten Hypertonie sollte man berentet werden.

Großzügigkeit spielen, obgleich es einem um jeden Cent leidtut:

Das macht nichts, wenn wir vier Liegenauflagen während einer OP für Sie verbrauchen.

■ **Regression:** Statt Schnuller: Zigarette rauchen oder Gummibärchen essen (besonders beliebt in Arztpraxen).

■ **Somatisierung:** Kopfschmerz oder Magendrücken entwickeln.

■ **Träumerei:** Sich vorstellen, wie der Patient mit mittelalterlichen Methoden gefoltert wird.

■ **Verschiebung:** Die Arzthelferin anschreien – oder den Partner oder Mitarbeiter. Verschiebung wird auch in anderer Weise definiert: als die Fähigkeit, Emotionen anzuerkennen, aber nicht zu versuchen, darüber zu sprechen oder sie aufzulösen. Der wesentliche Unterschied zur Vermeidung besteht darin, die Emotion für kurze Zeit wirklich anzuerkennen und dann loszulassen.

Beispiel: Ein Patient ist aufgebracht, weil er von einer Arzthelferin unfreundlich angeredet wurde. Sie als Arzt wissen, Ihre Mitarbeiterin ist in aller Regel freundlich; wenn Sie einmal weniger nett auftritt, hat es meistens einen guten Grund. Sie wollen aber in keine Diskussion abdriften und reagieren:

Ich verstehe, dass Sie ärgerlich sind. Ich spreche nachher mit der Arzthelferin und kläre das. Es ist ungewöhnlich für sie. Aber weshalb kommen Sie heute zu mir?

■ **Gegenangriff** (als wenig effektive Methode): Richten Sie Ihre Aufmerksamkeit in die Vergangenheit, als es noch Ritter gab. Die wurden bekanntermaßen immer wieder angegriffen. Wie haben sie sich geschützt? Mit ihrem Panzer und einem Schutzschild. Sie hielten ihrem Angreifer etwas entgegen. Das ist noch heute unsere Reaktion: Sobald wir angegriffen werden, bauen wir unsere Mauern auf (bezüglich des Aggressors eine passive Tat) oder gehen gegen ihn vor (eine aktive Tat).

Ärzte haben meistens keine Ritterrüstung an und ein Schutzschild steht auch nicht am Klinik- oder Praxiseingang bereit. Sie nutzen dann vielleicht ihre Sprache als Schutz oder Angriff. Sprache ist schnell und mit ihr kann man leicht verwunden.

Übung: Gegenangriff

Ein Patient sagt Ihnen mit fordernder, bösartiger Stimme: »Ich weiß nicht, wo Sie Ihre Ausbildung genossen haben. Sie haben die falsche Diagnose gestellt. Sie können doch nichts!«

Wie reagieren Sie nun? Überlegen Sie sich zunächst, was Sie in diesem Fall täten und sagten. Käme Ihnen einer der folgenden Sätze über die Lippen?

Wie kommen Sie darauf?
Was genau meinen Sie?
Was wollen Sie damit sagen?
Sie selbst können noch weniger!

Haben Sie sie noch alle!?
Was bilden Sie sich ein!?
Verlassen Sie den Raum!
Was haben Sie gerade behauptet?

Was geschieht in diesem Moment? Sie versuchten, den scheinbar erlittenen Gesichtsverlust durch einen Angriff, ein Herabwürdigen Ihres Gegenübers auszugleichen.

Es gelingt nicht, mit einem Gegenangriff Sieger zu werden, weil man dadurch in der Verteidigungsposition verhaftet bleibt. Das Spiel kann einige Phasen weitergehen, irgendwann gewinnt einer scheinbar, im Ende verlieren beide. Was besser wirkt, konnten Sie unter STEPS: Umgang mit wütenden oder aggressiven Patienten (S. 143) lesen.

9.5 Umgang mit »negativen« Emotionen

Eine Emotion ist der Ausdruck eines Gefühls.
Ein Gefühl ist das, was wir anfangs oder im Laufe einer Emotion fühlen und was die Emotion initiiert hat.

Mit negativen Emotionen sind nicht Angriffssituationen wie Kritik oder Konflikte gemeint, sondern Emotionen, welche vom Patienten oder vom Arzt als negativ bewertet werden, wie Angst oder Hoffnungslosigkeit. Negative Emotionen als solche gibt es nicht – als negativ wird das eigene Empfinden bewertet, wenn eine bestimmte Emotion auftritt.

»Negative« Emotionen beim Arzt selbst

Wenn Sie feststellen, im Moment mit den in Ihnen schwelenden Emotionen nicht adäquat umgehen zu können, gibt es drei wesentliche Strategien, darauf zu reagieren.

Die schlechteste nenne ich am Anfang: Sie können so tun, als wären Sie abgeklärt und das Ganze berühre Sie nicht. **Ignorieren** ist die emotional inkompetente Variante. Regelhaft bedeutet sie, sich selbst zu betrügen.

Die zweite ist, die eigenen Emotionen zu **unterdrücken**. Das ist immer dann sinnvoll, wenn

- Ihnen die Mittel fehlen, die Gefühle im Moment verarbeiten zu können.
- Ihre Emotionen eindeutig gegen übliche Konventionen verstoßen. Nur dann, wenn Sie mit einem solchen Verstoß bewusst versuchen, etwas Neues, Anderes zu initiieren, können Sie den Emotionen nachgeben.
- Ihre Emotionen andere, wie den Patienten, irgendwie verletzen können.
- Sie sich selbst über Ihre Emotionen irgendwie verletzen können.
- Ihrem Patienten wahrscheinlich die Mittel fehlen, Ihre Emotionen zu verarbeiten; das schließt auch die langfristige Verarbeitung ein. (Patient: »Noch heute denke ich daran, wie missmutig der Chefarzt wirkte, als er die Operationsnarbe sah. Da stimmt doch etwas nicht, befürchte ich seitdem.«)

Mit der dritten Strategie können Sie die eigenen Emotionen **zulassen**. Das können Sie dann tun, wenn die gerade beschriebenen Inhalte nicht zutreffen, auch wenn die Emotionen

- unerwartet sind oder
- Ihnen zunächst nicht passen oder
- unwillkommen sind.

Die dritte Strategie kann in zwei Varianten gelebt werden:

- Variante 1: **Klärung** für sich selbst. Das heißt, Sie stellen dem Patienten Fragen, um sich klar darüber zu werden, ob Sie etwas korrekt oder missverstanden haben:
  Mir ist das jetzt nicht ganz klar. Habe ich Sie richtig verstanden, dass Sie meinen, meine Qualifikation und Ihre Behandlung hingen davon ab, welche Zeitschriften im Wartezimmer ausliegen?

- Variante 2: Sie **gehen offen** mit Ihren Emotionen **um**. Das bedeutet nicht, dem anderen etwas vorzuwerfen.

STEPS: Offener Umgang mit eigenen Emotionen

STEP 1 Paraphrasieren
Zuerst Inhalte korrekt wiederholen, die der Patient genannt hat.

STEP 2 Gefühl ausdrücken
Das damit in Verbindung stehende eigene Gefühl so konkret wie möglich in der Ich-Form ausdrücken.

STEP 3 Dyaden-unabhängige Inhalte darstellen
Auf die Tatsachen oder die eigene Meinung dazu zu sprechen kommen – so wie es die Sicht des Arztes ist.

Beispiel

Frau Hopeless, gerade haben Sie gesagt, Sie möchten den letzten Zyklus der Zytostatikabehandlung nicht mehr durchführen lassen. Das verwundert mich. Und ich bin auch etwas entsetzt darüber, weil Ihnen die bisherigen Zyklen geholfen haben, den Krebs zu unterdrücken. Sie selbst haben erst vor wenigen Wochen gesagt, dass Sie sich viel besser fühlen und wieder etwas Lebensmut schöpfen. Alles in allem ist Ihre Behandlung das, was man als Therapie der Wahl bezeichnen würde. Es ist die Behandlung mit dem erfolgversprechendsten Ausgang.

Egal, worum es geht, eine der Grundregeln emotionaler Kompetenz lautet: Versuchen Sie nicht – außer bei einer sehr bewussten Entscheidung zur Unterdrückung –, Gefühle oder Emotionen zu ignorieren, sie wegzudiskutieren oder zu lähmen. Nehmen Sie sie wahr und gehen Sie auf sie ein. Die Ihren Emotionen zugrunde liegenden Gefühle sind grundsätzlich keine Störfaktoren, sondern ein ganz wesentliches differenzialdiagnostisches Hilfsmittel.

»Negative« Emotionen beim Patienten

Wer als Arzt tätig ist, kann kaum verhindern, dass sich immer wieder negative Gefühle bei den Patienten anstauen oder bilden – und ebenso wenig lässt es sich bei den eigenen Mitarbeitern verhindern. Es gibt ein breites Spektrum an »Chancen« hierfür – von Patienten, die sich alles irgendwie anders vorgestellt haben bis hin zu Mitarbeitern, die Sie zu Recht nicht gut beurteilen. Ein ungutes Gefühl des Patienten spiegelt letztlich wenige **Grundemotionen**:

- Scham: Mit einem eigenen, so empfundenen, körperlichen Mangel nicht zurechtkommen.
- Ekel: Ekel ist grundsätzlich angeboren, aber dessen Ziele oder Inhalte sind anerzogen, z. B. Ekel über das Aussehen einer eigenen Wunde.
- Enttäuschung: Das bedeutet, der Patient hat sich selbst etwas vorgemacht, das »ent-täuscht« wurde. Anspruchsdenken als ein Teil der Enttäuschten.
- Kränkung: Eine Bemerkung wurde auf der persönlichen Ebene missverstanden.
- Angst: Unsicherheit über den Verlauf der Erkrankung, Angst vor dem Tod.
- Hoffnungslosigkeit: »Selbst die Koryphäe kann mir nicht mehr helfen«.
- Trauer.

Als Arzt haben Sie durchaus Chancen, mit solchen Gefühlen umzugehen [56]:

- Wenn Sie beim anderen starke Gefühle spüren und mit denen letztlich nichts wirklich anfangen können, sprechen Sie ihn daraufhin an:
  Patient Jedermann, Sie wirken sehr … ängstlich, betroffen, verzweifelt, ungläubig, entsetzt, uninteressiert … Was ist mit Ihnen?

Nun könnte es sein, der Patient teilt Ihnen mit, es läge an Ihnen. Dann wenden Sie die bereits besprochenen Techniken an. Sie wechseln auf die Sach- und Fachebene und erläutern ihm zunächst, weshalb etwas so und nicht anders stattfand.

- Dem anderen Raum lassen, sich auszudrücken. Auch wenn es die Grundregel bestätigen wird, dass geteiltes Leid doppeltes Leid ist, das ist ein Teil der ärztlichen Aufgabe.
- Versuchen Sie, den anderen zu verstehen und sagen Sie ihm das.
- Drücken Sie Ihre eigenen Gefühle aus, wenn Sie damit den Patienten weder schädigen, kompromittieren noch herabsetzen – das heißt, wenn Sie etwas für ihn bedauern, schade finden, mit ihm fühlen, dann sagen Sie es auch.

Weinen

Was kann ein Arzt tun, wenn sein Patient weint? Früher war das Ei-dei-dei-dei-dei durchaus verbreitet. Das heißt, wenn ein Gesprächspartner weint, dann kümmere dich, »sorge« dich um ihn. Was steckt in der Regel dahinter? Das Gefühl der Trauer, des Weinens bei sich selbst nicht zu akzeptieren. Weinen ist eine Emotion wie alle anderen auch, nicht mehr, aber auch nicht weniger.

STEPS: Umgang mit weinenden Patienten

STEP 1 Grundsätzliche Akzeptanz
Akzeptieren Sie, dass Weinen eine normale und überaus häufige Ausdrucksform des Gefühls eines Menschen ist. Es ist weder schlimm noch peinlich noch überflüssig.

STEP 2 Raum schenken
Lassen Sie dem Weinen Raum. Es sollte sich zeigen können.

STEP 3 Floskeln vermeiden
Verzichten Sie auf alle pseudomildernden Floskeln wie:
Das wird schon wieder.
So schlimm ist das alles doch nicht.
Das kriegen wir schon hin.
Sie kriegen nichts hin, wenn der Patient etwas anderes fühlt, als Ihnen recht ist.

STEP 4 Verstärkung vermeiden
Tun Sie nichts, was das Weinen forcieren kann, wie:
Ja, lassen Sie Ihren Emotionen freien Lauf.
Weinen Sie nur, wenn Sie es brauchen.
Es ist wirklich nicht schlimm, wenn Sie weinen.
Ich würde an Ihrer Stelle auch traurig sein.

Verstärken Sie also nichts und versuchen Sie es weder abzumildern noch zu unterdrücken. Wenn ein Patient weint, lassen Sie es ihn einfach tun.

STEP 5 Unterstützung anbieten
Bieten Sie Unterstützung an, wenn sie diese bieten können.

9.6 Verbalonanie

Auch wenn sie seltener sind, als Ärzte meinen, es gibt sie, die Patienten, deren Redeschwall unversiegbar erscheint. Wenn das der Fall ist, handelt es sich von Patientenseite aus um Verbalonanie – der Kontakt zum Arzt ist damit längst abgebrochen, ansonsten würde der Patient die Körpersprache des Arztes wahrnehmen müssen. Daneben gibt es reelle Zeitnot, welche dem ärztlichen Gespräch Grenzen setzt. Somit genug Gründe, sich damit zu befassen, wie man gepflegt unterbricht.

Zu viel zu reden ist meistens eine Taktik, etwas zu verdecken, sich nicht zu zeigen. Diese Taktik wird vom Patienten dann auch außerhalb des ärztlichen Gesprächs genutzt, also im privaten Rahmen, und ist entsprechend gut trainiert. Die Unfähigkeit, die für das anstehende ärztliche Gespräch wesentlichen Inhalte als solche zu erkennen, kann ebenfalls zu ungehemmtem Redefluss führen.

In beiden Fällen sollte der Arzt versuchen, den Patienten auf das Wesentliche hinzuführen. Das geht durch konkretes Fragen und Nachhaken:
Was genau möchten Sie heute besprechen?
Bitte kommen Sie zu Ihrem Anliegen.
Worum geht es Ihnen heute im Kern?
Ich habe noch nicht verstanden, was Sie genau klären wollen.

STEPS: Redeschwall beenden

STEP 1 Blickkontakt
Patient anschauen.

STEP 2 Namenskontakt
Patient mit korrektem Namen ansprechen und ihn damit auch unterbrechen – das ist der Wachmacher.

STEP 3 Körperkontakt
Je nach Situation eventuell den Patienten beim Nennen seines Namens dezent am Arm oder an der Hand berühren.

STEP 4 Sprachkontakt
Arzt fasst ganz kurz zusammen, was er von dem verstanden hat, was der Patient gerade ausführlich erläutert hat.

STEP 5 Alternativangebot (fakultativ)
Je nach Situation eventuell die Alternative bieten, das Thema des Patienten zu einem anderen Zeitpunkt zu besprechen.

STEP 6 Rückkehr zum heutigen Thema
Wenn der Patient – was häufig ist – inhaltlich vollkommen abgedriftet ist, auf das für heute anstehende Thema zurückkommen. Das wird durch vorherige Transparenz erleichtert, also wenn der Arzt zu Beginn ausgesprochen hat, was heute Thema sein soll. Wenn er das nicht getan hat, wird es in diesem Moment viel mühsamer, eine gemeinsame Basis aufzubauen, weil bereits viel zerredet wurde.

STEP 7 Ziel neu oder erneut festlegen
Das Ziel für das heutige Gespräch neu aussprechen.

STEP 8 Klärung (fakultativ)
Je nach Situation eventuell ausführen, was geschähe, würde das Gespräch nicht so strukturiert werden.

STEP 9 Einverständnis einholen
Nachfragen, ob der Patient mit dem weiteren Ablauf einverstanden ist.

STEP 10 Gespräch neu starten
Fortfahren. Wenn der Patient wieder abdriftet, sofort zu STEP 7 wechseln und auf die eben getroffene Vereinbarung hinweisen.

9.7 Störungen und Stockungen

Störungen

Während des ärztlichen Gesprächs sind Störungen obsolet. Es werden keine Telefonate durchgestellt und kein Mitarbeiter kommt herein wegen irgendeiner Frage. Wie immer gibt es eine Ausnahme von der Regel: Die Klinik oder Praxis brennt.

Für diese scheinbar rigide Regelung gibt es zwei profunde Gründe: Alle Störungen kann und wird der Patient auf sich beziehen: »Ich bin dem Arzt nicht so wichtig, dass wir uns wirklich auf das Gespräch konzentrieren können.« Denn jede Unterbrechung sagt dem betroffenen Patienten zu Recht: Der Grund der Unterbrechung ist jetzt wichtiger als er.

Daneben beweisen wissenschaftliche Untersuchungen, dass jede Störung deutlich länger braucht als sie dauert, weil sich beide Gesprächspartner anschließend wieder neu einfinden müssen. Bis das alte Aufmerksamkeitsniveau nach einer Unterbrechung erreicht wird, dauert es einige Minuten.

Stockungen

Wenn der Patient stockt und nicht weiterkommt, dann empfehlen sich verschiedene Möglichkeiten; aus folgendem Spektrum können Sie wählen:

- Wiederholung der letzten Worte des Patienten als Aussage
  Sie haben sich noch nicht damit abgefunden, dass der Tumor gewachsen ist.

- Wiederholung der letzten Worte des Patienten als Frage
  Sie haben sich noch nicht damit abgefunden, dass der Tumor gewachsen ist?

- Auffordernde Frage stellen
  Möchten Sie mir noch mehr dazu erzählen?

- Hier liegt eine typische mögliche Falle, nämlich wenn Sie den Patienten inkorrekt zum Rückzug auffordern (das sollte vermieden werden)
  Sie möchten mir nicht noch mehr erzählen?

- Zwischenzusammenfassung
  Sie haben über Ihre Probleme mit der Einhaltung der Ernährungsratschläge berichtet.

- Aussage treffen
  Lassen Sie sich Zeit und denken Sie genau nach, was Ihnen noch wichtig ist zu sagen.

- Aufforderung geben
  Sprechen Sie ruhig weiter.

- Blockade direkt ansprechen
  Offensichtlich fällt es Ihnen schwer, über dieses Thema zu sprechen.

Verbale Enthaltsamkeit

Es gibt auch die Situation, dass der Patient zu wenig erzählt, um zu früh vom Arzt Hilfe zu verlangen. Das drückt er passiv über eine Pause aus oder aktiv, indem er auf irgendeine Weise sagt: »Mehr gibt es nicht zu berichten. Nun sind Sie dran« oder »Bitte stellen Sie mir ein Rezept aus« oder »Was kann ich nun machen?« oder »Was würden Sie in meinem Fall machen« oder »Was raten Sie mir?«

Dem Arzt kommt das aus Zeitgründen oft entgegen, er sollte sich aber davor hüten, auf das Spiel einzugehen, wenn ihm noch Informationen fehlen oder er das Gefühl hat, dass sich der Patient aus seiner Verantwortung stehlen will. Dann sagt er besser:

Mir fehlen noch ein paar Informationen. Wie ist es mit …

Ich kann Ihnen noch keinen Rat geben, das wäre voreilig. Bitte erklären Sie mir noch …

10 Schwere ärztliche Gespräche

Lass mein Schweigen Dir sagen, was keine Worte sagen können. (Johann Wolfgang von Goethe)

Schwere Gespräche haben meist keine komplexen Themen wie wissenschaftliche Neuerungen zum Inhalt, sondern es geht um einschneidende, das Leben oder die Lebensqualität des Patienten beeinflussende Themen. Das sind nicht nur neu gestellte, **schwerwiegende Diagnosen,** sondern auch Mitteilungen über das **Versagen einer Therapie** oder die **Progression einer Erkrankung**.

Ein schweres Gespräch bedeutet für den Arzt eine hohe Anspannung. Wenn er das während und vor einem solchen Gespräch nicht wahrnimmt, stimmt etwas mit seiner Einstellung oder Selbstwahrnehmung nicht. Es kann einen mitfühlenden Menschen nicht kalt lassen, einen anderen über seine unheilbare Erkrankung zu unterrichten.

Folgende Fragen des Patienten und Gesprächsinhalte können als schwer bezeichnet werden [33]:

- Fragen, die nicht beantwortet werden können, weil es keine Antwort gibt.
- Fragen, die der Arzt nicht beantworten will.
- Fragen, die zu ungünstigen prognostischen Informationen führen.
- Fragen, die existenziell sind.
- Fragen, die nach dem Sinn des Todes oder nach einer Schuld fragen, die zur Erkrankung geführt habe.
- Fragen, die den Arzt an seine eigenen Ängste erinnern: Die Angst des Patienten konfrontiert den Arzt mit der eigenen Angst, mit seiner Vorgeschichte, seinen Erfahrungen mit Leiden und Tod.
- Fragen, die den Arzt mit besonders intensiven Emotionen, jedoch nicht mit Konflikten oder Kritik konfrontieren.

Die meisten schweren Gespräche sind sicherlich **Aufklärungsgespräche** über eine neu erkannte, schwere Erkrankung oder die starke Progredienz der Erkrankung mit sehr fraglichem Ausgang.

Wenn Menschen gefragt werden, was ihnen am meisten bedeutet, antwortet die Mehrzahl von ihnen: meine Gesundheit. An zweiter Stelle werden Familie und Kinder angegeben. Bei schweren Erkrankungen sind deshalb die zwei einem Menschen wichtigsten Bereiche eingreifend betroffen.

Bevor eine schwere Diagnose vom Arzt mitgeteilt wird, geht dem fast immer etwas voraus wie Voruntersuchungen, auffallende Körpersymptome wie Blut im Stuhl oder blutiger Husten. Das bedeutet, der Patient ist irgendwie vorinformiert und meistens höchst angespannt. Nun kann der Arzt sich hinter nichts mehr verschanzen, keine Technik, keine Formblätter, kein Delegieren, keine Fachsprache. Wenn Sie die infauste oder stark die Lebensqualität mindernde Diagnose kennen, führt heute kein Weg an der Wahrheit vorbei. Wenn Sie jetzt etwas nicht sagen, realisiert es der Patient dennoch. Auch er kann Ihre Körpersprache und alle nonverbalen Botschaften wahrnehmen. Alles, was Sie nun tun, wird er in die Skala zwischen Hoffnung und Hoffnungslosigkeit einordnen.

Dennoch, gegen den Willen des Patienten kann kein Aufklärungsgespräch geführt werden, das seinem Namen gerecht wird. Ohne Klärungsbedarf und Klärungswunsch würde es zur psychischen Vergewaltigung [10].

Das kann der Tatsache entgegenkommen, dass Ärzte große Probleme damit haben können, über eine unheilbare Erkrankung mit ihren Patienten zu sprechen und den nächsten Angehörigen die schlimme Prognose mitzuteilen [17]. So werden die Partner von 20 % aller Patienten während deren Lebenszeit niemals über die Diagnose »unheilbar« informiert. Weitere 21 % erfahren maximal eine Woche vor dem Todestag davon. Andererseits wollen nur 14 % der Überlebenden nicht unmittelbar über die Prognose der Erkrankung ihrer Partner informiert werden [17]; übrigens wollten diese zugleich zu 39 % nicht, dass ihr Partner sofort über die unheilbare Krankheit informiert wird. Ein schweres Feld also.

Die Diagnose »unheilbare Krankheit« bedeutet bei Weitem nicht nur Krebs, z. B. auch AIDS, multiple Sklerose, Parkinson, Alzheimer, systemische Sklerodermie, Mukoviszidose, alle Erbkrankheiten sind unheilbar.

Mit dem Moment der Diagnosestellung mündet die Unsicherheit dessen, was ist, nicht in eine Sicherheit (außer der der Diagnose als solcher), sondern wird durch eine andere, belastendere Unsicherheit abgelöst. Ab diesem Moment stellen sich teils dramatische Gedanken und Gefühle beim Patienten ein: die Gewissheit, dass keine Heilung möglich ist, und die Ungewissheit, was alles durch die Erkrankung geschehen wird. In Unsicherheit oder Ungewissheit zu leben kostet Kraft, innere Ressourcen werden abgebaut.

Es ist die Unsicherheit des weiteren Verlaufs, der Dauer, des Endes, der Schmerzen und sonstiger Symptome, der Klinikaufenthalte, der vielleicht folgenden chirurgischen oder onkologischen Therapie, des Ausgeliefertseins, der Notwendigkeit, sich auf neue Ärzte oder Pflegepersonal einstellen zu müssen, der Angst, wie die eigenen Angehörigen reagieren. Überwältigend viel bricht auf einmal ein.

Der Moment der Diagnosenmitteilung ist auch der Moment einer Sicherheit, der nun gewissen und greifbaren **Endlichkeit des eigenen Lebens**. Ab jetzt ist es normal, ungesund zu sein, was in unserer Gesellschaft einem sozialen Stigma entspricht; bislang war man normal, weil man gesund war.

Ab diesem Zeitpunkt wird sich die Sicht auf die eigene Zukunft radikal ändern, in wenigen Minuten macht ein einziges Gespräch einen etwas anderen Menschen aus Ihrem Patienten. Auch deshalb gilt der einfache Satz:

> Ein schweres Gespräch ist schwer.

Für ein solches Aufklärungsgespräch müssen Sie genug Zeit einplanen (in der Regel 30–45 Minuten). Das Gespräch sollte so rasch wie möglich nach Diagnosesicherung stattfinden, denn Sie wissen nicht, was der Patient noch alles zu regeln hat; vielleicht braucht das viele Monate.

Das Gespräch richtet sich strikt danach, was der Patient in welcher Zeit aufnehmen kann. Gehen Sie davon aus, nach der eingreifenden Diagnosenmitteilung wird nur noch wenig dauerhaft aufgenommen.

Wecken Sie Hoffnungen, aber niemals falsche. Der Hauptgrund für falsche Hoffnungen liegt darin, wie wenig Ärzte sich mit ihren eigenen Trauergefühlen und ihrer eigenen Hilflosigkeit auseinandersetzen. Sie beruhigen quasi sich selbst damit.

Ärzte meinen oft, sie sollten gegenüber dem Patienten die Bedeutung einer schwerwiegenden Diagnose herunterspielen oder wie auch immer verschleiern. Aus vielen Untersuchungen ist bekannt, dass Emotionen kaum zu verbergen sind, deshalb besteht für den Arzt das »Risiko«, doch erkannt zu werden. Zumindest wird das Vertrauensverhältnis zwischen Arzt und Patient leiden.

Neun von zehn Patienten möchten auch über eine schwere, lebensbedrohende oder -beendende Diagnose aufgeklärt werden. Mehr als zwei Drittel von ihnen möchten das vollständig und unmittelbar erfahren, weniger als ein Drittel schrittweise, via Angehörigem wollen 7 % aufgeklärt werden [47].

> Wir leben im 21. Jahrhundert: Außer bei Patienten, die psychisch sehr labil sind, die Suizidabsichten hegen oder gerade von einer wirklich schweren anderen Erkrankung betroffen sind, sollten Sie als Arzt aufklären. Es liegt nicht primär in Ihrer Verantwortung, wie der Patient damit umgeht oder umgehen kann. In Ihrer Verantwortung liegt, mit Ihrer vollen Empathie die Prinzipien des schweren Gesprächs komplett zu garantieren und den Ablauf und den Inhalt genau zu achten. In Ihrer Verantwortung liegt, als Arzt zu handeln.

10.1 Vertrauenspersonen

Wenn Sie das schwere Gespräch planen, sollten Sie Ihrem Patienten ermöglichen, eine von ihm bestimmte Vertrauensperson daran teilhaben zu lassen. Manche wollen das unbedingt, die meisten wollen es eher nicht. Aber das hat nicht der Arzt zu entscheiden. Er hat bei Anwesenheit einer dritten (maximal einer vierten) Person eine eher schwierigere Aufgabe, denn jede zusätzliche Person, auch wenn sie nur schweigt, beeinflusst den Ablauf. Das kennen wir aus Prüfungssituationen, wenn uns Prüfer nur schweigend beobachten.

Eine dritte Person verändert Ihre Aussagen und manches wird wahrscheinlich gar nicht gesagt werden. Alles in allem scheint das schwere Gespräch eine echte Dyade zu fordern; es ist höchst intim, über diesen Inhalt informiert zu werden. Dennoch, der Patient hat das zu entscheiden.

Das Gespräch als solches ist bereits schwer, die Anwesenheit jedes weiteren Menschen kann es letztlich nur komplizieren: Was sage ich? Was sage ich nicht? Wie sage ich das? Wen schaue ich an? – all diese Fragen stellt sich der Arzt nicht nur für seinen Patienten, sondern auch für jede weitere anwesende Person.

Falls Sie das Gefühl haben, der Angehörige drängt sich als zusätzliche Person mit hinein, nehmen Sie Ihren Patienten vor dem Gespräch zur Seite und fragen Sie ihn, ob er das wirklich will. Sollte er das Ihnen gegenüber verneinen, fragen Sie ihn, ob er das kundtun möchte. Wenn er das verneint, fragen Sie ihn, ob Sie das in seiner Anwesenheit dem Angehörigen sagen dürfen. Vielleicht klären Sie auch die Alternative, zunächst das Gespräch unter vier Augen zu führen, um später den Angehörigen zu integrieren.

10.2 Grundvoraussetzungen

Das schwere Gespräch sollte [10]

- nach einigen Minuten der Sammlung für den Arzt vorab begonnen werden.
- vom Arzt persönlich durchgeführt werden, er kann es nicht delegieren.
- in einer den Patienten schonenden Weise durchgeführt werden, also behutsam erfolgen.
- verständlich sein.
- die Gebote der Menschlichkeit achten.
- verbindlich sein.
- in einem geschlossenen Raum stattfinden.
- sicher ohne irgendeine Störungen oder Unterbrechung ablaufen. Wollen Sie über Ihren nahen Tod unterrichtet werden und eine dritte Person platzt herein, um Unterschriften für Rezepte einzufordern? Damit sind auch das Handy (oder der Notfallpiepser) und das Handy des Patienten ausgeschaltet.

- in völliger Ruhe stattfinden.
- die bestmögliche Position für den Patienten (angenehmer Sitz, kein grelles Licht usw.) bieten.
- in einem Raum stattfinden, in dem Patient und Arzt auf gleicher Ebene miteinander sind.
- die richtige Entfernung zwischen Nähe und Distanz zwischen Patient und Arzt bieten.
- mit einer freundlichen Begrüßung mit Ihrer Namensnennung beginnen, so der Patient Ihren Namen nicht sicher weiß, mit Augenkontakt und Händedruck.
- genug Zeit und Raum für Fragen des Patienten bieten.
- sicher ohne Zeitnot stattfinden (Puffer einplanen: mindestens 15 Minuten länger, als Sie dessen Dauer vorab einschätzen).
- in einem würdevollen Raum stattfinden, nicht im Durchzug.
- die Möglichkeiten der Therapie erläutern.
- die Möglichkeit und die Auswirkungen eines Behandlungsverzichts darstellen.
- mit angemessener Wortwahl stattfinden.
- die Möglichkeit zum gemeinsamen Schweigen erlauben.
- in einer privaten, nicht geschäftsmäßigen Atmosphäre stattfinden.

Je mehr Stress im Außen herrscht oder geschaffen wird, umso mehr Ruhe muss in Ihnen herrschen. Umgekehrt gilt auch: Wenn der Raum und die anderen externen Faktoren stimmen, haben Sie es etwas leichter, zumindest können Sie sich voll auf das schwere Gespräch konzentrieren.

10.3 Überbringer der Botschaft

In einer Einzelpraxis ist die Sache klar: Der Überbringer der Botschaft ist der eine Arzt. In der Klinik, in größeren Praxen oder Medizinischen Versorgungszentren sollte folgende Gewichtung berücksichtigt werden [10]:

- Wer kennt den Patienten am besten?
- Wer hatte bisher den meisten Kontakt mit ihm?
- Wem vertraut der Patient?
- Wer weiß fachlich am meisten über die Diagnose?
- Wer hat hohe empathisch-kommunikative Kompetenzen?

10.4 Vorbereitungen für den Arzt

Bevor Sie sich zum schweren Gespräch begeben, brauchen Sie die Ihnen eigene **seelisch-mentale Einstimmung** hierfür. Zwischen Tür und Angel, zwischen zwei Operationen, nach 36 Stunden Dienst, unter dem Zeitdruck eines üblichen Praxisvormittags können Sie ein solches Gespräch nicht menschenwürdig führen. Das meint Ihre eigene Würde, die Würde des Patienten und die des Gesprächsinhaltes.

Klären Sie vorher für sich selbst die folgenden Inhalte [10]:

- Haben Sie die Art der zu vermittelnden Diagnose genau definiert (infaust, Pflegefall, Invalidität)?
- Wissen Sie, welche Beschwerden auf den Patienten wahrscheinlich zukommen werden?
- Kennen Sie die State-of-the-Art-Behandlungsmöglichkeiten genau?
- Wissen Sie um die bestmöglichen Erfolge? Das ist deshalb so wichtig, weil es Sinn macht, dem Patienten den optimalen Verlauf darzustellen, mehr aber nicht.
- Haben Sie die Fachinformationen gründlich vorbereitet? Was ist beim ersten Gespräch mitzuteilen, was nur auf Nachfrage, was bei einem nächsten Gespräch?
- Wissen Sie sicher den Namen des Patienten? In einem solchen Gespräch Herrn Müller-Lüdenscheid als Herrn Meier-Bottrop anzusprechen, ist unwürdig bis unverschämt.

Grundsätzlich kann die Beantwortung folgender Fragen vor einem schweren Gespräch dem Arzt selbst helfen:

- Habe ich Angst vor dem Gespräch?
- Wenn ja, wovor konkret habe ich Angst?
- Habe ich Angst vor meinem eigenen Tod?
- Wie gehe ich für mich mit dieser Angst um?
- Habe ich Angst vor den Emotionen des Patienten?
- Kann ich es ertragen, wenn ein anderer weint?
- Wie gehe ich mit dem Weinen des Patienten um?
- Bin ich mir sicher, wie ich das Gespräch beginnen, führen und beenden will?
- Fühle ich mich unwohl, weil ich gleich einem anderen Menschen Schmerz zufügen werde?
- Habe ich bisher alles getan, um dem Patienten zu helfen?
- Fühle ich mich fähig, das Gespräch zu führen?
- Habe ich Angst, der Patient könnte wütend auf mich sein oder mich nicht mehr mögen?

10.5 Ziele

Ziele des schweren Gesprächs – noch mehr als bei jedem anderen ärztlichen Gespräch – sind folgende:

- Der Patient sollte die ärztliche Botschaft verstehen.
- Die eigenen ärztlichen Kompetenzen sollten genutzt werden.
- Die eigenen ärztlichen Kompetenzen sollten vom Patienten wahrgenommen werden: Es muss klar sein, dass ein Arzt und kein Seelsorger oder Freund spricht.
- Dem Patienten sollte klar sein, sich auf seinen Arzt verlassen zu können.
- Dem Patienten sollte klar sein, von seinem Arzt Hilfe in seiner Not zu bekommen.
- Dem Patienten sollte klar sein, dass er in Ordnung ist, auch wenn er krank ist.

10.6 Grundsätzliches

Der Patient braucht einen zeitlichen Freiraum, seine Interpretation der ihm mitgeteilten Fakten zu äußern. Das kann passiv durch schlichtes Abwarten geschehen, also durch Pausen, oder auch durch aktives Eingreifen des Arztes, der den Patienten konkret nach seiner Weltsicht fragt:

Wie haben Sie die Informationen aufgefasst?
Was ist Ihnen klar geworden?

Fragen Sie nicht:

Was wollen Sie noch wissen?

Das kann der Patient nicht wissen, wenn er nicht weiß, worum es geht.

Es ist bei jedem schweren Gespräch wichtig, dass der Arzt wirklich weiß, was im Patienten vorgeht. Es geht nicht darum, was der Arzt vermutet – das ist ein Quell fataler Missverständnisse.

Beispiel

Patient: »Bedeutet das, dass ich ans Bett gefesselt sein werde?«
Die Verlockung ist groß, mit
Nein
zu antworten, oder mit einem erläuternden
Das ist unwahrscheinlich.
Aber noch wissen Sie nicht, weshalb der Patient auf diese Idee kommt. Also fragen Sie nach:
Wie kommen Sie auf diese Befürchtung?

Dann wird Ihnen Ihr Patient wahrscheinlich erzählen, worum es tatsächlich geht: dass sein Onkel nach einem Schlaganfall ans Bett gefesselt war. Dann können Sie detailliert auf diese Frage eingehen.

10.7 Durchführung

Die folgenden STEPS zeigen, wie differenziert ein schweres Gespräch durchgeführt werden sollte:

STEPS: Das würdevolle, schwere Gespräch [6, 10, 11, 22]

STEP 1 Wissensstand
Erfragen, was der Patient schon weiß.

STEP 2 Wissenswunsch
Den Patienten fragen, wie viel er wissen möchte.

STEP 3 Patientenrecht
Den Patienten unterrichten, dass er Sie jederzeit unterbrechen kann, wenn er etwas anderes wissen will oder das jetzt nicht hören möchte.

STEP 4 Vermutung
Erfragen, was der Patient vermutet.

STEP 5 Zieldarstellung
Das Ziel der Besprechung klarstellen. Dazu als Vorbereitung und Einleitung sagen, dass Sie etwas Ungutes mitzuteilen haben. Diese Einleitung sollte unbedingt in der authentischen Wortwahl des Arztes erfolgen, die ganz anders oder genauso sein kann wie:
Ich muss Ihnen leider eine schwere Nachricht mitteilen.
Ich befürchte, ich habe keine guten Nachrichten für Sie.
Die Ergebnisse der Untersuchungen sind ernst.
Leider ist es nun zur Gewissheit geworden.

STEP 6 Pause
Nach dem einleitenden Satz eine Pause machen und warten, bis der Patient verbal oder nonverbal signalisiert, mehr wissen zu wollen. Diese Pause müssen Sie einhalten und damit ertragen. Wenn Sie auf das Signal verzichten, reden Sie ab jetzt vermutlich ins Leere.

STEP 7 Zentrale Botschaft
Zentrale Botschaft in klaren, direkten, kurzen Worten formulieren:
Unsere Untersuchungen haben die Diagnose Brustkrebs erbracht.
Auch bei Ärzten als Patienten oder bei Halb- und Pseudofachleuten deutsche Wörter benutzen.
Anmerkung: Das Wort Krebs ist eindeutig negativ besetzt. Viele Ärzte scheuen das Wort, sprechen von Tumor, Geschwulst, bösartigem Wachstum, Neubildung, Neoplasie usw. Es gibt aber an der Diagnose Krebs nichts zu rütteln, wenn sie sicher ist. Alles andere verbrämt die Brisanz der Erkenntnis. Wenn es nicht Ihr Ding ist, so zu reden, verwenden Sie Ihre Worte, vergewissern Sie sich aber, dass Ihr Patient verstanden hat, was Sie ihm gesagt haben.

STEP 8 Informationsbeschränkung
Geben Sie nur die wichtigsten Informationen und in kurzen Sätzen. Passen Sie Ihre Wortwahl der Sprache des Patienten an. Jeder Mensch, der erstmals eine solche Diagnose hört, schaltet ab. Vieles von dem, was Sie sagen, wird ab dem Moment der Diagnosemitteilung nicht mehr aufgenommen. Dennoch fahren Sie fort.

STEP 9 Zeit schenken
Zeit geben nach jeder neuen Information, schweigen, um Pausen zu erreichen. Das Schweigen aushalten, auch Minuten dafür geben. Wenn es nichts mehr zu sagen gibt, nichts mehr sagen.

STEP 10 Nachfragen
Fragen Sie den Patienten, was er nun im Moment noch wissen möchte und beantworten Sie die Fragen in so schlichten Worten wir möglich. Wenn keine Fragen kommen, eine Pause einlegen und diese ertragen. Erst wenn die Pause zu lang wird, den Patienten zu Fragen ermuntern. Selbst wenn der Patient sagt: »Ja, ja, das weiß ich alles schon«, nachfragen, was er konkret weiß – und was nicht.

STEP 11 Ergänzungen
Fügen Sie weitere, aber nur die wesentlichen Informationen hinzu, z. B. über Therapiemöglichkeiten oder Behandlungsziele. Über Nebenwirkungen der Behandlung oder die Prognose der Erkrankung im Moment nur sprechen, wenn der Patient gezielt danach fragt. Ansonsten sind dies zwei Themen für das notwendige zweite Gespräch.

STEP 12 Realitätssinn I
Wird das Thema Prognose besprochen, dann diese ehrlich darstellen. Inhalte möglichst positiv ausdrücken, aber niemals lügen und verleugnen. Ziel ist die ärztliche Glaubwürdigkeit und ein soweit wie möglich positiver, aber eben Rea-

litätssinn. Hierher gehört auch ein Fallstrick, die mit entsetztem und verzweifeltem Ton gestellte Frage des Patienten: »Warum geschieht gerade mir das?« Wissen Sie eine Antwort auf die Frage? Ich wusste sie bisher nicht und ich weiß sie bis heute nicht. Ich werde sie nicht wissen. Es gibt keine Antwort darauf, also sagen Sie:
Ja, das ist furchtbar, und ich weiß auch nicht, warum Ihnen das passiert.

STEP 13 Emotionsebene nutzen
Spätestens wenn die Sachinhalte ausreichend klar sind, wechseln Sie auf die Ebene der Emotionen, das heißt, konzentrieren Sie sich auf die Emotionen des Patienten. Nehmen Sie wahr, was Ihr Patient nun braucht. Sie müssen diese Ebene einbeziehen. Wenn Sie das nicht oder kaum können, holen Sie sich professionellen Rat, warum Sie eine solche emotional belastende Situation nicht aushalten. Weichen Sie, auf dieser Ebene angekommen, erst einmal nicht zurück auf die der Sachthemen. Nehmen Sie die Gefühle des Patienten, auch wenn Sie andere erwartet haben, vollkommen ernst und daran Anteil.

STEP 14 Beistand bieten
Lassen Sie den Patienten mit seiner Angst und Ohnmacht nicht allein. Gehen Sie jedoch nur auf Emotionen ein, welche Sie klar spüren können. Reden Sie ihm z. B. keine Verzweiflung ein, wenn er (noch) nicht verzweifelt ist. Nichts verstärken.

STEP 15 Floskelverzicht
Verzichten Sie auf alle Floskeln, die entstammen Kitschfilmen:
Das Leben ist schwer.
Es wird schon irgendwie weitergehen.
Das wird schon wieder.
Hoffnung gibt es immer.
Wir tun alles für Sie.
Mehr kann man nicht machen.

STEP 16 Zusicherung I: Behandlung
Sichern Sie Ihrem Patienten die bestmögliche Behandlung zu.

STEP 17 Zusicherung II: Begleitung
Sichern Sie Ihrem Patienten die stetige Begleitung zu. Fragen Sie ihn, ob er einen anderen Beistand möchte. Den Patienten niemals mit dem Gefühl entlassen, er sei nun allein. Alleinsein und Einsamkeit sind in diesem Moment unerträgliche Gefühle. Stehen Sie zu Ihrem Patienten und sagen Sie ihm das, bis er es verstehen und annehmen kann. Vielleicht geben Sie ihm eine Telefonnummer, unter der er Sie erreichen kann, wenn er das möchte.

STEP 18 Realitätssinn II
Machen Sie Ihrem Patienten deutlich, dass Sie und seine Angehörigen bei ihm sind und er nicht aufgegeben wird. Aber: *Machen Sie ihm keine falschen Hoffnungen.* Kein vorschneller Trost, keine falschen Informationen.

STEP 19 Ärztliche Rolle beibehalten
Niemals (!) sagen:
Es ist mir schwergefallen, Ihnen das mitzuteilen.
Das bedeutet die Aufforderung an den Patienten, seine Rolle zu wechseln und Ihnen nun Trost zu spenden. Es ist eine Umkehr der wahrhaftig existenten Situation und beweist darüber hinaus noch nicht einmal, dass es Ihnen tatsächlich schwergefallen ist. Diesen und entsprechende Kommentare müssen Sie sich verkneifen.

STEP 20 Suizididee ansprechen
Wenn Ihr Gefühl Ihnen sagt, etwas stimmt nicht, fragen Sie Ihren Patienten, ob er nun angesichts der schlechten Nachricht auf die Idee kommt, sich selbst etwas anzutun. Wenn er das bejaht oder auffallend zögert, konsultieren Sie unmittelbar einen Psychiater. Dessen Telefonnummer müssen Sie also vor dem schweren Gespräch bereithaben.

STEP 21 Terminfrage I
Nachfragen, was der Patient nach dem Gespräch machen möchte. Nachfragen, ob der Patient am gleichen Tag persönlich oder fernmündlich noch einmal mit dem Arzt oder auch mit einem Angehörigen sprechen möchte.

STEP 22 Terminfrage II
Einen fixen zweiten Termin nach heute vereinbaren. Dieser ist wichtig, weil während eines solchen schweren Gesprächs so viel auf den Patienten einströmt, dass es für ihn sehr wichtig ist, zu einem zeitlich nahen zweiten Termin mit etwas mehr eigener Kontrolle weitere Details zu erfahren. Da es unmenschlich wäre, einem Menschen am Freitag eine schwere Diagnose mitzuteilen und ihn am Wochenende de facto damit allein zu lassen, sollte eine solche Diagnose nur von Montag bis Donnerstag genannt werden. Ausnahme: Sie stehen auch am Samstag oder Sonntag für das Zweitgespräch zur Verfügung. Den zweiten Termin kann der Arzt selbst vorab definieren (in der Regel nach 24–48 Stunden) und dem Patienten dann als Angebot unterbreiten. In aller Regel wird der Patient sich dafür Zeit nehmen und ihn bestätigen.

STEP 23 Besinnung
Nach dem Gespräch: Der Arzt sollte sich die Zeit nehmen, sich über seinen eigenen Seelenzustand klar zu werden.

Übung: Ein schweres Gespräch umgehen [33]

Die folgende Übung soll Sie damit konfrontieren, wie Sie ein schweres Gespräch *nicht* führen sollen, beispielsweise, indem Sie es führen, ohne wirklich anwesend zu sein, wie Sie es also innerlich zu umgehen versuchen, was Sie nicht tun sollen.
Ihre Aufgabe besteht darin, die Fehler des Arztes zu erkennen.

Die knappe Mitteilung des Unvermeidbaren
Guten Tag, Frau Interessiertmichnicht, ich bin Oberarzt Borniert und muss Ihnen leider mitteilen, dass Ihr Mann soeben an einem Herzinfarkt gestorben ist. Wir konnten ihm leider nicht mehr helfen. Mein herzliches Beileid. Die Schwester gibt Ihnen die Sachen Ihres Mannes. Auf Wiedersehen, ich muss in den OP.

Fehler: Eine höchst emotionale Botschaft wird ohne jede Emotion vorgetragen, es wird der Angehörigen weder ein für diese Mitteilung würdevoller äußerer noch innerer Raum geschenkt. Zeitnot als Flucht des Arztes wird vorgegeben. Alles in allem eine Unverschämtheit.

Die sanfte empathische Art
Herr Pechgehabt, das Ergebnis der Gewebeuntersuchung liegt vor. Leider muss ich Ihnen mitteilen, es wurde eine bösartige Erkrankung diagnostiziert.
»Meinen Sie, ich habe Darmkrebs?«
Ja, so ist es leider.
Patient schweigt.
Ich kann gut verstehen, dass Sie nun vollkommen entsetzt sind.
Patient weint, sagt noch immer nichts.
Arzt legt seine Hand auf die Schulter des Patienten und sagt:
Ja, ich wäre nun auch sehr traurig.
Nach einigen Minuten hört der Patient auf zu weinen.

Fehler: »Ziel« dieses ärztlichen Gespräches war vielleicht, den Patienten zum Weinen zu bringen: Ziel erreicht. Diese sanfte Art ist in der Tat alles andere als sanft und noch weniger empathisch. Der Arzt hat nach dem Gespräch keine Ahnung davon, wie es dem Patienten wirklich geht, weshalb er wirklich geweint hat.
Konkret: Wie kommt der Arzt darauf, der Patient sei entsetzt? Das Schweigen kann vieles bedeuten, z. B. Furcht, Verzweiflung, es nicht glauben können, selbst eine Art Erleichterung, wenn der Mensch nicht mehr leben möchte, Verwirrung, innere Unklarheit, Unsicherheit. In das Weinen kann der Arzt den Patienten mit seiner Idee des »Entsetzens« getrieben haben. Und woher weiß der Arzt, dass der Patient nun traurig ist – und was interessiert den Patienten in diesem Moment, wie es dem Arzt gehen würde? Dagegen verzichtete der Arzt darauf, den Patienten zu unterrichten, dass er nicht alleine ist, dass er ihn ab jetzt begleitet, was gemacht werden kann und was nicht.

Die offene und vollständige Information
Herr Dirmutichszu, das Ergebnis der Röntgenuntersuchung zeigt leider eine Ausbreitung der Metastasen in die Lunge.
»Oh nein, das kann ich nicht auch noch verkraften.«
Ich möchte, dass Sie gut informiert sind. Die Metastasen im rechten oberen Lungenlappen haben sich bereits weit ausgebreitet. Einzelne davon beginnen, zentrale Nekrosen zu entwickeln. Es besteht die Gefahr, dass …
Nun teilt der Arzt einige der ihm relevant erscheinenden Einzelheiten zum Befund mit.
Darauf geht der Patient nicht ein, sondern fragt: »Das bedeutet, mir bleiben nur noch wenige Monate?«
Nein, das kann ich so nicht sagen. Sie dürfen die Hoffnung nicht aufgeben.

Fehler: Hier reiht sich ein Fehler an den anderen. Der Patient äußert sich auf der Gefühlsebene und der Arzt bleibt auf der Sachebene. Hofft er, damit den Patienten dort abzuholen, wo er ist? Der Abgleich des Arztes mit dem Interpretationsschema des Patienten findet nicht statt. Der Abschluss mit der Farce einer Floskel setzt dem Ganzen die Krone auf.

11 Fehler ärztlicher Kommunikation

11.1 Grundsätzliches

Es gibt eine Vielzahl von Kommunikationsfallen im ärztlichen Gespräch [23]. Grundsätzlich sollten Sie Folgendes vermeiden:

- Befehlen, anordnen, kommandieren
  Die Therapieentscheidung müssen Sie schon mir überlassen.

- Warnen, ermahnen
  Wenn Sie meinen Rat nicht befolgen, wird es Ihnen schlechter gehen.

- Beschimpfen, beschämen
  Es ist doch eine Schande, wenn ein Mann wie Sie sich so gehen lässt.

- Verurteilen, beschuldigen
  Wenn Sie weiter so viel essen, müssen Sie sich nicht wundern, dass Ihr Blutdruck oben bleibt.

- Einwenden, widersprechen, belehren
  Sie wissen offenbar zu wenig über die Erkrankung. Ich will Ihnen das mal genau erklären.

- Analysieren, interpretieren
  Das tun Sie doch nur, um weiter krankgeschrieben zu werden.

- Ignorieren, ablenken, sich zurückziehen, unterbrechen
  Patient: »Früher war ich so kräftig und nun brauche ich für alles eine Hilfe. Daran verzweifle ich.«
  Heute wollen wir Ihren Blutzucker messen.

Mögliche, wenngleich nicht uneingeschränkt empfehlenswerte Techniken und deren Risiken sind:

- Zustimmen, unterstützen, loben
  Diese Techniken sind grundsätzlich möglich. Wenn Sie immer wieder und viel loben und dann auf einmal nicht, wird das als Kritik aufgefasst. Oder wenn Sie eine positive Wertung abgeben, welche dem Selbstbild des Patienten widerspricht, kann er Sie für unaufrichtig halten.
- Beruhigen, trösten
  Wenn es keinen Trost mehr gibt, darf er nicht gegeben werden. Auch sonst sollten Sie diese Techniken nur ausnahmsweise anwenden. Sie könnten damit ausdrücken, Sie wollten die Schwere der Erkrankung herunterspielen oder die Gefühlsäußerungen des Patienten abwürgen.
- Ratschläge erteilen, Lösungen vorgeben
  Ratschläge, die dem Patienten nicht passen, führen zur inneren Blockade.
- Befragen, ausforschen
  Wenn der Patient zu etwas befragt, zugleich aber seine Gefühle oder sein Problem ignoriert werden, wird die Effektivität des Gesprächs leiden.

Grundsätzlich sollte ein Arzt beachten, sich weder

- unklar,
- mehrdeutig,
- weitschweifig,
- ungeordnet noch
- unwahr

zu äußern. Unwahr bedeutet auch, Informationen zurückzuhalten, weitschweifig kann bedeuten, den Patienten mit Informationen zu überfrachten.

Im Detail gibt es zahlreiche Fallstricke in einem ärztlichen Gespräch, welche vermieden werden sollten.

11.2 Den Patienten missachten

Floskeln

Floskeln (gleichbedeutend Phrasen oder Euphemismen) werden im ärztlichen Gespräch überaus häufig verwendet, gern auch zur **Bagatellisierung** (s. u.). Aber jede Floskel degradiert den Patienten [31]:

Ist doch nur halb so schlimm.

Tab. 11-1 Gängige Floskeln

• Damit sollten wir noch warten.	• Dazu ist jetzt keine Zeit mehr.
• Daran ist noch keiner gestorben.	• Diese Erkrankung hat niemand verdient.
• Daran sollten Sie nicht denken.	• Es geht immer weiter.
• Darüber müssen Sie sich nicht aufregen.	• Es gibt immer Hoffnung.
• Das erlauben die Vorschriften nicht.	• Es gibt ja Schlimmeres.
• Das geht mich nichts an.	• Es wird irgendwie weitergehen.
• Das hat noch nie funktioniert.	• Es wird schon gehen.
• Das hat bei anderen auch schon nicht funktioniert.	• Es wird schon wieder.
	• Jeder hat mal so eine Phase.
• Das ist doch normal.	• Kopf hoch.
• Das macht doch wirklich nichts aus.	• Machen Sie sich doch darüber keine Sorgen.
• Das Schicksal ist nicht immer gerecht.	• Wenn das so klappte, hätte es schon ein anderer versucht.
• Das stellen Sie sich in der Theorie so vor.	• Wer weiß, wozu es gut ist.
• Das tut nicht weh.	

Auch andere Floskeln kennen Sie wahrscheinlich und nutzen Sie vielleicht hin und wieder (Tab. 11-1).

Vorteile von Floskeln sind, zunächst Zeit zu sparen, sich nicht auf den Patienten einlassen zu müssen und sich damit für eine gewisse Zeit »Ruhe« zu erkaufen.

Floskeln dienen auch zur Entstellung der Wahrheit; Lehrbuchbeispiel ist der Kommentar des Arztes einem Kind gegenüber, die Impfung täte nicht weh. Der körperliche Schmerz mag für einen Erwachsenen gering sein, für das Kind aber nicht. Phrasen nehmen der ärztlichen Aussage Kraft und dem Arzt Integrität. Der Preis ist das schwindende Vertrauen in den Arzt.

Sprachliche Unarten wie Verallgemeinerungen, die nicht zulässig sind [31], sind letztlich auch Phrasen:

Das ist bei jedem Bluthochdruckkranken so.

Das tritt bei Diabetes immer auf.

Stereotypien

Die meisten Menschen können maximal etwa drei stereotype Wiederholungen abwehren [34]. Betrachten Sie zunächst das Phänomen von der Seite eines routinierten Patienten aus.

Beispiel

»Ich möchte unbedingt Hilftimmer haben.«
Ich verstehe das, wahrscheinlich haben Sie schon Wunder darüber gehört, aber ich kann Ihnen da nicht helfen.
»Um Wunder geht es mir nicht, aber ich möchte Hilftimmer ausprobieren und nur Sie können mir das ermöglichen.«
Ich verstehe Sie, aber was soll ich tun? (Floskel!)
»Sie könnten mir schon helfen, aber das müssen Sie auch wollen. Springen Sie doch über Ihren Schatten und schreiben mir das einmal auf.«
Zuweilen wird der Arzt an dieser Stelle weich. Steter Tropfen höhlt bei Gesprächen meistens nach zwei oder drei Anläufen den Stein.

Verzichten Sie möglichst auf diese Strategie. Nur im Ausnahmefall, wenn Sie mit Ihrem Latein am Ende wären, können Sie sie einsetzen. Je stupider Sie Ihren Satz wiederholen, umso stärker wirkt er. Aber es bleibt immer ein fahler Nachgeschmack.

Beispiel

Ich kann Ihnen das Medikament Hilftimmer nicht rezeptieren.
»Das weiß ich, aber ich möchte unbedingt Hilftimmer haben.«
Es tut mir leid, ich kann Ihnen Hilftimmer nicht rezeptieren.
»Aber für mich können Sie doch einmal eine Ausnahme machen.«
Nein, so leid es mir tut, ich kann Ihnen Hilftimmer nicht rezeptieren.

Unglaube

Die Botschaft des Arztes *Ich kann es Ihnen nicht glauben* wird häufig formuliert, wenngleich versteckt. Auch sie führt zu einer Form der **Degradierung des Patienten;** letztlich bedeutet sie ja den verschleierten Vorwurf einer Lüge:

Ist es wirklich so, dass Sie den Verband täglich gewechselt haben?

Denken Sie doch noch einmal nach. Haben Sie nicht doch vergessen, die Tabletten regelmäßig zu nehmen?

Wer meine Anweisungen korrekt befolgt, dem geschieht so etwas eigentlich nicht.

11.3 Den Patienten nicht würdigen

Anklagen

Anklagen, vorrangig moralischer Natur, haben im ärztlichen Gespräch keinen Platz. Sie machen den Arzt zum moralisierenden Prediger:

Wie konnten Sie so lange damit warten?
Sie können doch nicht weiterrauchen, wenn Gefahr besteht, dass Ihnen ein Bein amputiert werden muss!
Sie müssen doch auch auf die Kosten für das Gesundheitssystem achten.
Sie sollten sich daran halten. Denken Sie doch an Ihre Kinder!

Bagatellisieren

Bis ein Patient beim ärztlichen Gespräch angekommen sitzt, ist viel geschehen. Er hat Sie als Arzt ausfindig gemacht oder sich an Sie erinnert, Ihre Telefonnummer gesucht, angerufen, sich auf den Weg zu Ihnen begeben usw.

Allein diese Tatsache sollte den Arzt von der Wichtigkeit dessen überzeugen, weshalb der Patient kommt. Damit sind Bagatellisierungen eine Degradierung der Sorgen des Patienten. Sie klingen in etwa so:

Es wird schon wieder werden.
Wo ist denn Ihr Problem überhaupt?
Wenn's das schon war.
Wenn es nicht mehr ist.
Nur deshalb kommen Sie?
War's das schon?
Deshalb hätten Sie nicht kommen müssen.
Das ist nur eine Kleinigkeit.
Das haben wir gleich wieder.

Zudem degradiert der Arzt seine eigene Leistung und sein Wissen damit.

Hohn und Vergleiche

Es gibt immer Hoffnung.

Dieser Satz, vielleicht noch verbunden mit einem seelsorgerischen Tonfall, ist eine Strafe für den Patienten, wenn es keine Hoffnung gibt.

Fair und dem Arzt möglich ist, **realistische Hoffnung** zu geben. Diese kann darin liegen, die maximalen Überlebenszeiten darzustellen oder die Tatsache in den Vordergrund zu rücken, dass die Erkrankung viel Leid bedeutet, man damit aber weiterleben kann. Was es auch immer ist, es gibt nur ganz wenige Diagnosen, die keine realistische Hoffnung bieten, wenngleich nicht betreffs des endgültigen Ausgangs.

Es gibt eine Grundregel: Das Leid, welches den Patienten zu Ihnen brachte, ist immer das Größte – für diesen Patienten und für den Moment jedenfalls. In der Tat gibt es natürlich immer noch größeres Leid auf der Erde, weshalb Sätze wie die folgenden dümmlich sind und dem aktuell gegenübersitzenden Patienten seine Ernsthaftigkeit und Einmaligkeit nehmen:

Neulich war ein Patient bei mir, bei dem musste gleich der ganze Magen entfernt werden.

Die meisten sterben nicht daran.

> Vergleichen Sie niemals, wirklich niemals die Erkrankung des Patienten, den sie gerade beraten oder behandeln, mit irgendeinem anderen Leid oder Patienten – und noch weniger mit sich selbst.

Das gilt allein schon deshalb, weil das Risiko des Bruchs des Arztgeheimnisses besteht. Kein Patient kommt zu Ihnen, um über das Leid von anderen unterrichtet zu werden. Damit ist es auch wenig sinnvoll, bei Bandscheibenproblemen des Patienten zu antworten:

Das kenn' ich leider auch zu gut.

Hohn ist, Trost zu geben, wo es keinen Trost gibt. Schulter klopfen, Phrasen, kumpelhaftes Anknuffen oder Pseudo-Umarmung und Realitätsflucht sind allesamt kein Trost, sondern eine Form von Hohn, sich der Trostlosigkeit des Moments nicht zu stellen [10].

Spott, Ironie, Sarkasmus, Zynismus

Sarkasmus und Zynismus sind wesentliche Verhaltensweisen von Ärzten mit Burnout. Wenn Sie das von sich kennen oder vermuten oder wenn Ihnen das bereits vorgehalten wurde, sollten Sie vielleicht einmal ein Buch über Burnout bei Ärzten lesen [4] – das gerade war Sarkasmus, er ist oft hinterhältig versteckt.

Sarkasmus ist dem Zynismus nahe. Der Unterschied ist, der Zyniker äußert sich ausschließlich über sein Gegenüber und wertet es ab. Der sarkastische Arzt bezieht bei der Abwertung sich selbst irgendwo in die Abwertung mit ein. Das macht Sarkasmus jedoch keineswegs gesellschaftsfähig; letztlich bedeutet auch er eine Abwertung der Dyade Arzt-Patient.

Wir alle haben doch unsere Probleme mit dem Gewicht.
Sterben müssen wir alle einmal.
Na, Omchen, ist doch gut, wenn man nicht mehr alles mitkriegt.
Ach, wenn der liebe Gott uns nicht unsere Schwächen gegeben hätte.
Ah ja, Sie sind der akute Blinddarm von heute Nacht!
Ja, ja, Penisbrüche entstehen immer, weil man nach 35 Jahren das erste Mal aus dem Bett fällt.
Natürlich juckt das, aber immerhin stirbt man nicht dran.

Zynismus und Spott werten das Gegenüber immer ab, ohne Ausnahme. Sie sind damit aus dem ärztlichen Gespräch zu verbannen.
Eigentlich müssten Sie schon längst tot sein, bei Ihrem Alkoholkonsum.
Wer so lebt wie Sie, muss sich nicht wundern, wenn es ihm schlecht geht.
Glauben Sie, Sie sind der Erste mit diesen Beschwerden?
Hätten Sie mal eher mit dem Rauchen aufgehört.
Habe ich Ihnen das nicht schon vor Jahren gesagt?

11.4 Fehlende ärztliche Authentizität

Das Aber

Aber kommt in zwei Formen vor: als sogenannter »Totschläger« im Ablauf eines Gesprächs und im Sinne eines konstruktiven Jedoch, was bedeutet, eine wahrscheinliche Kontinuität wird gebrochen.

Die Wirkung des Aber wird nicht davon beeinflusst, ob es einer positiv oder negativ formulierten Aussage folgt: Ich bin jeden Morgen pünktlich in der Praxis, aber heute hat ein unerwarteter Stau das unmöglich gemacht.

Spüren Sie nach, ob sich etwas an der grundsätzlichen Wirkung ändert, wenn Sie lesen: Ich war heute Morgen nicht pünktlich in der Praxis, aber heute hat ein unerwarteter Stau dafür gesorgt.

Ein Aber soll alles zuvor Gesagte abschwächen, die Verantwortung abgeben: Es war ja nur der Stau, ich bin nicht schuld dran.

Ein anderes Beispiel [41]:

Fallbeispiel

Der Assistenzarzt einer Universitätsklinik sitzt bei seinem Chefarzt. Thema der Besprechung ist die wissenschaftliche Präsentation der neuesten Forschungsergebnisse auf einem Kongress. Chef sagt:
Sie haben alle im Saal überzeugt. Ich denke, viele waren beeindruckt von den Zahlen und davon, wie Sie diesen interessanten Forschungsansatz weiter verfolgen wollen. Sie

sollten das unbedingt in Lancet publizieren; ich bin sicher, die werden das annehmen. Aber Ihre Powerpoint-Charts waren einfach schlecht. Es kann doch nicht sein, dass Sie nun im dritten Jahr an der Klinik immer noch nicht wissen, wie man so etwas aufbereitet. Das war wirklich unprofessionell.
Mit welchem Gefühl wird der Assistenzarzt trotz des eindeutigen und ehrlichen Lobs zu Beginn des Gesprächs den Raum verlassen? Mit dem Gefühl, versagt zu haben. Das Aber hat eine Art Löschfunktion für praktisch alles, was davor gesagt wurde. Obwohl der Inhalt vor dem Aber klar zeigte, dass es eben nicht auf die Powerpoint-Folien ankam, wird dieser Inhalt de facto aufgehoben.

Das Aber ist ein wirkungsvolles Wort im Deutschen. Es wirkt wie ein »Killer«, ein »Totschläger«. Wenn es nach einem Ja oder Nein verwendet wird, dreht es die Aussage um 180 Grad.

Beispiele

Patient fragt Arzt: »Darf ich weiter mein Glas Wein am Abend trinken, wenn ich die neuen Tabletten einnehme?«
Ja, aber es wäre besser, Sie verzichteten darauf.
Korrekt:
Nein, darauf sollten Sie verzichten.

Arzt fragt Patient:
Haben Sie das Formblatt für die Versicherung ausgefüllt dabei?
Antwort: »Nein, aber ich kann es noch holen.«
Korrekt: »Nein.«

Was soll das so sehr beliebte »Ja, aber«? Das Ja signalisiert zunächst Einverstandensein und Zustimmung, das Aber hebt die Aussage wieder auf. Es ist nur scheinbar Wischiwaschi, sich nicht wirklich festlegen wollen oder müssen. Es ist bequem, damit zu versuchen, eine Konfrontation zu vermeiden.

»Ja, aber« bedeutet »Nein« und sonst nichts.

Seien Sie auch achtsam, wenn Ihr Gegenüber das Aber benutzt, obgleich es keinen logischen Zusammenhang zwischen den zwei Satzteilen gibt: »Mein Vater war immer ein zurückgezogener Mensch, aber er konnte auch richtig aufdrehen.« Ja, was war er denn nun?

Es wird mit solchen Inhalten eine Manipulation angestrebt; Inhalten, die nichts miteinander zu tun haben, wird eine Beziehung untereinander verschafft. Ein schönes Beispiel ist der Titel einer Talkshow: Hart, aber fair. Härte hat mit Fairness nichts zu tun, und Fairness erst recht nichts mit Härte, sondern mit Gerechtigkeit, Ehrlichkeit, Verständnis, Güte.

Wenn Sie auf verbale »Totschläger« ab und zu nicht verzichten möchten, empfiehlt sich das »Ja, und …« Das ist auch ein Nein, jedoch ein besser verpacktes. Das kann Ihr Gegenüber wahrscheinlich besser nehmen. Damit können Sie Bewegung ins Gespräch bringen. Vielleicht spüren Sie den Unterschied in den folgenden Aussagen:

Ja, aber Sie sollten Ihr Verhalten ändern.
Ja, und Sie sollten Ihr Verhalten ändern.

Wenn es Ihnen trotz der bisherigen Ausführungen zusagt, können Sie Floskeln wie »Ja, aber« auch gezielt einsetzen, in den täglichen Gebrauch integrieren [34].

Wenn Sie nun einige wirksame Formulierungen lesen, bedenken Sie immer die auch **manipulative Note** des Aber:

Ich kann Sie gut verstehen, aber …
Sicher haben Sie recht, aber …
Ihre Einstellung kann ich gut verstehen, aber …
Mir ist klar, dass Ihnen das schwerfällt, aber …
Ich habe schon vermutet, dass Sie das sagen würden, aber …
Grundsätzlich stimme ich Ihnen voll und ganz zu, aber …

Untersuchungen zeigen, dass ein Gespräch ohne irgendeinen Nutzen, ohne eine Lösung beendet werden wird, wenn mindestens fünfmal ein »Ja, aber« oder ein »Nein, aber« auftaucht [10].

> Menschen wollen mit »Ja, aber« meistens beweisen, dass es keine Lösung gibt.

Individuelle Wirklichkeit als Wahrheit verkaufen

Wenn Sie sich vor ein Publikum stellen und verkünden, Christus käme genau morgen im Einkaufscenter Billig wieder auf die Erde zurück, und zwar in Form eines Playboyhäschens, dann ist diese Information zu unglaubwürdig, dass sie zu wiederholen vergebliche Mühe wäre. Stellten Sie sich jedoch als Arzt vor das Publikum und verkündeten, die Wissenschaft habe nach langjähriger Forschung ein Zaubermittel gegen Krebsgefahr entwickelt, das einfach anzuwenden und bei 83,27 % aller Anwender wirken würde, ist die Information grundsätzlich glaubwürdig. Appellierten Sie nun noch, jeder solle sich selbst die kümmerlichen 182 Euro wert sein, welche die Monatsdosis kostet, dann hätten Sie die erste Stufe der Manipulation erfolgreich gemeistert. Wenn Sie während Ihres Vortrags die fünf wichtigen Informationen (langjährige Forschung, Zaubermittel gegen Krebs, einfach anzuwenden, wirkt bei weit über 80 %, jeder sollte es sich wert sein) wiederholten (je öfter, umso besser), dann glauben Ihnen das am Ende des Vortrags viele Zuhörer. Seien Sie sicher, Sie werden es kaufen, denn:

> Eine vom Grundsatz her eher glaubwürdige Information findet bei steigender Wiederholung immer weniger Widerstand gegen den in ihr enthaltenen Inhalt.

Es ist die Methode der Propaganda. Detailtreue (83,27 %) sehen wir als sicheren Hinweis für hohe Qualität von Fakten an. Dabei fragen wir nicht nach der Relevanz der Einzelheiten.

> Wahrheit hat mit Gewissheit nichts zu tun.

Sie können sich einer Sache oder eines Inhalts vollkommen gewiss sein, dennoch hat es mit der Wahrheit nichts zu tun. Andererseits kann etwas wahr sein, Sie sind sich dessen aber überhaupt nicht gewiss. Wir können nur schwer Wahrheit von Gewissheit trennen, immer wieder fehlen uns dafür Informationen oder Wissen. Unsere Schlussfolgerung ist dann, wenn uns etwas gewiss ist, sei es auch wahr. Das führt zu einer Verwechslung oder Vermischung von Realität (Wahrheit) und Wirklichkeit. Denn die Gewissheit fühlt sich in uns an wie Wahrheit.

Ein Ausdruck dieses Phänomens können wir alle in furchtbarer Perversion bei jeder Diktatur oder dem weltweiten Terrorismus erleben: Wenn nur ausreichend viele Menschen sich etwas gewiss sind, führt dies zu wahrhaftig starken Konsequenzen, gleich, auf welch morastigem Boden die Überzeugung gründet.

Unsere Wirklichkeit nehmen wir als wahr an und hin, in der Tat gehört sie in das Reich der Meinungen. Das ist menschlich und normal und nutzt Ihnen in einer befriedigenden Partnerschaft dann viel, wenn Sie und Ihr Partner ähnliche Meinungsstrukturen haben. Dafür gibt es den schönen, altmodischen Ausdruck der Seelenverwandtschaft.

Wir alle lieben es, wenn unsere Meinungen, unsere Wirklichkeit also, bestätigt werden, dann sind wir dankbar und finden den Menschen, der uns in dieser Weise bestätigt, toll oder seriös oder einfach einfühlsam.

Vermeiden Sie zugunsten Ihrer Authentizität in Ihrem ärztlichen Gespräch, Ihre hoch individuelle Wirklichkeit als Wahrheit anzupreisen. Sie können sie jederzeit und dem Patienten helfend als Ihre Meinung äußern, wenn Sie sie als solche kennzeichnen.

Inkongruenz

Inkongruenz meint, verbale und nonverbale Signale stehen im Widerspruch zueinander. Wer die Fäuste ballt und zugleich sagt »Ich liebe dich«, macht offenkundig etwas falsch. Das verwirrt den Aufnehmenden, zugleich demonstriert der Aussprechende, sich nicht festzulegen. Es kann auch ein Zeichen für die Unsicherheit des Aussprechenden sein, der seine eigenen Gefühle nicht genau spürt.

Übrigens wird auch ein aufgesetztes Lächeln, das nicht das komplette Gesicht umfasst, also die Augenpartie nicht einbezieht, als Widerspruch zur verbalen Aussage wahrgenommen.

Die nonverbalen Signale (»Körpersprache«) besitzen größere Authentizität und werden bei Inkongruenz verstärkt beachtet. Das kann zu Problemen führen, weil Körpersprache mehrdeutig ist und ihre Interpretation mittels einer genauen Würdigung im Zusammenhang mit den gesamten Verhaltensmustern erfolgen sollte.

Um solche Fallen zu meiden, stellen Sie sich folgende Fragen über sich selbst und Ihre Patienten:

- Wie stimmen verbale Sprache und Mimik überein – oder auch nicht?
- Wie stimmen die Informationen der verbalen Sprache mit den nonverbalen Inhalten der Sprache überein?
- Wie stimmen verbale Sprache, Gestik und Haltung überein?
- Wie passt die generelle Aussage des Körpers zu den Inhalten und zur Situation?
- Sind Gestik, Mimik und Haltung in Einklang?

Wenn Sie inkongruente Signale wahrnehmen, wie einen scheinbar fröhlich lachenden Patienten, dem Sie gerade eine schwere Diagnose mitgeteilt haben, wissen Sie lediglich, dass eine Inkongruenz vorhanden ist. Sie wissen noch nicht, worauf diese zurückzuführen ist.

Es gibt eine Art Klassiker inkongruenter Körpersprache: zugleich verbal bejahen und den Kopf schütteln. Das können Sie bei Interviews beobachten, bei Talkshows und bei Ihren Patienten, wahrscheinlich auch bei sich selbst. Schauen Sie deshalb unbedingt Ihre Patienten an, wenn Sie mit ihnen eine Vereinbarung wie einen Therapiebeginn oder die Änderung der bisherigen Behandlung besprechen.

Wenn dieser Klassiker auftritt und es für Sie von Bedeutung ist, was im Patienten wirklich vorgeht, sprechen Sie den Patienten direkt an. Fragen Sie nach, was ihm dabei vielleicht doch nicht so passt, ob ihn etwas besorgt. Das ist in diesem Fall die richtige Reaktion, weil Sie Klarheit haben müssen, ob das, was Ihre Fachkompetenz ausmacht, auch ankommt und zum Wohl des Patienten genutzt wird.

Noch wichtiger ist es, als eine Aufgabe für Selbsterkenntnis und -achtsamkeit bei sich selbst auf dieses Signal zu achten und es aktiv abzustellen.

Lügen

Jeder Mensch lügt zwischen zwei- bis zweihundertmal am Tag, je nach Definition der Lüge: Ist eine Höflichkeitsfloskel eine Lüge? Anderen die Wahrheit nicht mitzuteilen, ist ein üblicher Teil unserer emotionalen Kompetenz. Wir entwickeln die Fähigkeit unmittelbar nach unserem Ich-Bewusstsein, also mit zwei bis drei Lebensjahren, ab vier Jahren setzen wir sie gezielt ein. Lügen sind also übliche und damit wohl auch notwendige Teile unseres kommunikativen Spektrums. Sie sind tabu, wenn ich annehmen kann, der von mir angelogene Partner würde, wenn er es herausfände, mein Lügen als den Versuch einer Vorteilnahme oder als Vertrauensbruch empfinden.

Das ist in der Arzt-Patienten-Beziehung immer dann der Fall, wenn Sie wichtige Diagnosedetails oder prognostische Faktoren oder Behandlungsalternativen nicht mitteilen. Es ist auch der Fall, wenn Sie IGeL anbieten, obgleich diese nicht wirklich Sinn machen oder kassenfinanzierte Alternativen bestehen.

Scheinheiligkeit

Es gibt Fragen, die oft unaufrichtig beantwortet werden. Eine davon lautet: »Störe ich?« Wer wagt es schon, der Arzthelferin, dem Pharmareferenten, dem Patienten direkt und ehrlich zu sagen: »Ja, Sie stören mich gerade! Bitte verlassen Sie den Raum!«

Was wird stattdessen gesagt: Das Spektrum reicht von »Nein, überhaupt nicht« (der kompletten **Lüge**) über »Was gibt es denn?« (**Ausweichen**) bis zu »Eigentlich schon, aber kurz geht es schon« (**Entgegenkommen**).

Stellen wir uns die erste Version vor: Sie wollen Ihre Ruhe haben, weil Sie nur so Ihre gerade anstehende Arbeit effektiv vollbringen können. Eine Arzthelferin kommt herein und fragt Sie: »Störe ich?« Sie antworten:

Nein, alles in Ordnung.

Wenn Sie nun gleichzeitig mürrisch schauen oder die Arzthelferin nicht anschauen oder sich abwenden, sind das Signale, mit denen Sie zeigen, dass Vorsicht angesagt ist. Da auch Ihre Arzthelferin Körpersprache von Natur aus »kann«, wird sie denken, dass sie im Moment nicht erwünscht ist. Das führt zu eher unsicherem Verhalten Ihnen gegenüber, vielleicht auch dazu, dass die Arzthelferin herumdruckst und nicht zügig aufs eigentliche Thema kommt: Die zeitliche Verzögerung ist vorprogrammiert und Ihre eigene Stimmung sinkt weiter in den Keller. Vielleicht würden Sie gern sagen:

Wie lange dauert das denn noch?

Warum sagen Sie nicht:

Ich möchte im Moment für mich sein. Ich stehe Ihnen in zehn Minuten zur Verfügung.

Tab. 11-2 Unwörter

• bald	• man
• dann	• möglicherweise
• dürfte	• müsste
• eben (mal)	• nie
• eigentlich	• schon
• einfach	• sollte
• eventuell	• ungefähr
• gleich	• versuchen
• im Allgemeinen	• vielleicht
• immer	• wahrscheinlich
• in Zukunft	• wäre
• irgendwann	• will
• ja, aber	• wollte
• könnte	• würde
• mal	

Unwörter

Eines der effektivsten Unwörter, Aber, wurde bereits besprochen. Es gibt eine Vielzahl von Unwörtern, auf die im ärztlichen Gespräch weitgehend verzichtet werden sollte (Tab. 11-2).

Neben dem Aber ist wahrscheinlich das **Man** das wirkungsvollste und mit Abstand am häufigsten benutzte Unwort:

Man empfiehlt bei Ihrer Erkrankung die Einnahme von Verantwortungs-L-os.
Man kann das schon so sehen.
Da kann man nichts machen.

Man fragt sich bei solchen Sätzen, wer ist nur dieses Man?

In einer Ausnahme können Sie Man benutzen, wenn es eine wirklich allgemein gültige Aussage ergibt:

Man sollte zwei Stunden nach einem Herzinfarkt nicht die nächste Zigarette rauchen (und Sie, lieber Patient, damit auch nicht).

Die Hauptfunktion von Man ist, sich verbal aus der Eigenverantwortung zu stehlen.

Unwörter sind Wörter, die etwas abschwächen sollen – oder sprachlich unklar bleiben und damit jede Interpretation ermöglichen oder verhindern. Unwörter sind neben den oben aufgeführten in vielen Zusammenhängen auch: nur, wieder, leider, alles, ausnahmslos, unbedingt, nichts, nicht, jedes Mal – das alles sind Begriffe, welche eine aggressive Note induzieren können.

Kein Mensch nimmt *einfach nur eben mal so* zehn Kilogramm ab.

Verzichten Sie möglichst auf Folgendes:

- das Man
- Einleitungen, die Unsicherheit signalisieren: *Wahrscheinlich müsste man …*
- Wörter, welche Unsicherheit oder Unklarheit ausstrahlen – wie vielleicht, kann sein, eventuell, möglicherweise – Ausnahme: die Facherkenntnisse sind nicht genügend fortgeschritten, sodass die Unklarheit die Wahrheit spiegelt; das ist seltener der Fall als dass solche Wörter verwendet werden
- Konjunktive, sie bedeuten eine Möglichkeit, keine Sicherheit; sobald Sie sich sicher sind, verzichten Sie strikt darauf
- unnötige Verkleinerungen wie *Ein wenig Ahnung davon habe ich schon, Ich habe das einmal während meiner Zeit an der Klinik kennengelernt, Wir haben da eine kleine Chance …*
- indirekte Ansprache; nicht Jemand müsste heute noch den Müll aus dem OP bringen sondern *Frau Nuntuwas, bitte bringen Sie den Müll jetzt aus dem OP*

Übung: Unwörter

Erkennen Sie die Unwörter in folgendem Text und korrigieren Sie ihn in eine eigenverantwortliche Variante.

Eigentlich müssten Sie mit Ihren Problemen operiert werden. Da könnte ich Ihnen auch eine Klinik empfehlen, die wohl gut ist für Sie. Im Besonderen wird diese Klinik von einem Fachmann geleitet, der alles in allem große Reputation besitzt. Ich denke, wenn ich an Ihrer Stelle wäre, würde ich mich dort operieren lassen.

Eine mögliche korrigierte Form:

Mit Ihren Problemen sollten Sie operiert werden. Ich kann Ihnen eine Klinik empfehlen, die gut für Sie ist. Sie wird von einem Fachmann geleitet, der weithin anerkannt ist. Sie sagten mir anfangs, Sie möchten einen Rat von mir hören: An Ihrer Stelle würde ich mich dort operieren lassen.

11.5 Arzt auf dem Sockel

Verbrüderung

Sie sind nicht der Pabst. Schränken Sie deshalb die Verwendung des Ausdrucks »Wir« ein und vermeiden Sie strikt das »Uns«. Das entspricht einer Art Verbrüderung zwischen Ihnen und dem Patienten, die aber nicht existiert und damit vollkommen unglaubwürdig ist. Damit geht es ab sofort niemals mehr »uns« gut oder schlecht und eine Frage wie

Wie geht's uns denn (heute)?

vermeiden Sie bitte für immer. Nur noch selten sind »wir« der Überzeugung oder Meinung, sondern »ich« bin es. Also:

Ich bin davon überzeugt, dass …
Ich weiß um …
Ich …

Ich nutze im Buch immer einmal wieder das »Wir« – weil wir, Sie als Leser und ich als Autor, Ärzte sind. Aber »Uns«, diese Verbrüderung, vermeide ich möglichst und Sie sollten es auch tun.

Wenn Sie gemeinsam mit Ihrem Patienten etwas besprochen haben, können Sie natürlich sagen:

Wir haben gerade festgelegt …

Als Autorität brillieren

Sich als Arzt und zugleich als Autorität darzustellen kann verlockend sein. In der Tat weiß der Arzt meist erheblich mehr als der Patient; nicht über den Patienten, aber über Erkrankungen und Behandlungen.

Wer versucht, als Autorität oder Koryphäe zu brillieren, versucht, sich selbst mittels seines scheinbar oder tatsächlich übermächtigen Wissens durchzusetzen:

Wenn ich Ihnen das sage, dann stimmt das so.

Der Arzt setzt damit seinen Anspruch durch und tut das Gegenteil dessen, was partnerschaftliche Gesprächsführung bedeutet. Er spiegelt so die Einstellung wider, er könne alles besser beurteilen als der Patient. Daher mag der vor etwa 40 Jahren von einer deutschen Illustrierten erstmals geprägte Ausdruck des »Halbgott in Weiß« stammen. Ein Problem neben der grundsätzlichen Fragwürdigkeit einer solcher Einstellung ist: Wer schon so eine Autorität hat, »muss« auch für den anderen entscheiden – und das strengt auf Dauer ziemlich an.

Beurteilungen und Bewertungen

Arztsein bedeutet, den anderen so weit wie möglich ohne Bewertung anzunehmen. Wenn überhaupt, sollten Bewertungen über den Patienten positiv ausfallen. Negative Bewertungen nutzen grundsätzlich niemandem, vielleicht einmal kurzfristig dem Arzt als Ventil – aber ein solches braucht ein Arzt kaum, der seine eigenen Grenzen wahrt und die seiner Patienten auch. Sätze wie der folgende sind also überflüssig:

Es hat keinen Sinn, wenn wir noch mal darüber sprechen. Sie tun ohnehin nur, was Sie selbst wollen.

Wer etwas beurteilt, nimmt sich heraus, dies tun zu können. Die ärztlichen Therapieempfehlungen basieren auf Beurteilungen des Arztes, das ist in Ordnung. Nicht in Ordnung sind Beurteilungen von Leistungen, Vorstellungen, Meinungen, Weltsichten oder Verhaltensweisen der Patienten. Sie sollten vermieden werden.

Sie haben da völlig recht. Das Gesundheitswesen in Deutschland gehört grundlegend reformiert.

Ich habe eine vollkommen andere Meinung als Sie. Ein Mensch braucht Fleisch, ohne das kann man sich nicht gesund ernähren.

Ich kann Ihnen wirklich gratulieren, wenn Sie die gleiche Einstellung haben wie ich.

Das haben Sie richtig gemacht. Gut, dass Sie sich endlich von Ihrem Job getrennt haben.

Wie ginge es Ihnen selbst, wenn ein Fremder Ihnen solche Kommentare anbieten würde? Wertungen sind immer auch Abwertungen, zumindest der erwachsenen Rolle Ihres Patienten.

Emotionale Ausstrahlung

Fast kein Mensch kann sich entziehen, wenn eine Emotion intensiv im Raum wirkt, sei es, weil der einzige, der mit einem im Raum ist, zutiefst ergriffen ist von der einen Emotionen, sei es, weil viele Menschen – wie bei einem Konzert oder einer Propagandaveranstaltung jeder Couleur – im Raum das Gefühl entwickeln. Emotionale Ausstrahlung (»**emotional contagion**«) ist die Methode von Diktatoren und Verführern, ihr klebt immer etwas Manipulatives an. Sie ist keine würdevolle Methode im ärztlichen Gespräch. Sie wird ab und zu bei IGeL-Empfehlungen verwendet, wenn der Arzt scheinbar begeistert ist über die wundervollen Auswirkungen der feilgebotenen Methode, Leistung oder Diagnostik.

Intellektualisieren

Das Phänomen ist überaus verbreitet: Ärzte, die versuchen, die Probleme ihrer Patienten ausschließlich abstrakt oder rational zu lösen, eben nur mit dem Kopf zu agieren.

Beispiel

»Herr Doktor, meinen Mann zu pflegen fällt mir immer schwerer.«

Schaffen Sie es körperlich nicht mehr?

»Das schon auch, aber es ist so schlimm für mich, ihn so zu erleben.«

Ja, ja. Vielleicht ist es doch besser, Sie tun Ihren Mann ins Pflegeheim. Ich kenne da ein wirklich gutes, ganz nah bei Ihnen. Ich kümmere mich um einen Platz dort.

Ob Herr Doktor wirklich davon ausgeht, dass eine Trennung vom Mann der pflegenden Frau hilft?

Moralisieren

Hier spielt sich der Arzt als Instanz auf, dabei wird auch die Rolle des Vaters oder der Mutter gern genutzt. Um dem Ganzen Gewicht zu verleihen, wird gern das Man verwendet, es scheint der Aussage Allgemeingültigkeit zu verleihen. Moralisieren plustert den Arzt auf, macht den Patienten klein und zwingt ihn, entweder irgendetwas zuzugeben oder sich zu verschließen. Es ist damit destruktiv.

Aber Herr Blödmann, das macht man doch nicht.
Was haben Sie sich nur dabei gedacht? So geht das doch nicht. Sie müssen doch tun, was Ihnen der Pfleger sagt.
Was sollen denn Ihre Bettnachbarn von Ihnen halten, wenn Sie …

Schelten

Schelten hat oftmals eine Note von Drohung. Schelten des Patienten führt ihn zielsicher in die Rolle des Kindes – und damit muss der Arzt dauerhaft sehr, sehr erwachsen sein. Der Preis des Scheltens ist also, weiterhin uneingeschränkt die Verantwortung für den Patienten tragen zu müssen.

Wie Sie sich vorhin an der Rezeption aufgeführt haben, kann ich nur als indiskutabel bezeichnen.
Können Sie denn nicht besser aufpassen, wenn Sie essen? Die Schwester musste heute schon zweimal das Bett neu beziehen.

11.6 Ärztliche Machtausübung

Bitten als Forderungen verpacken

Eine Sonderform von Lügen sind Bitten, die als Forderungen aufgefasst werden müssen. Das geschieht, wenn der andere davon ausgeht, dass er beschuldigt oder bestraft wird, solange er nicht zustimmt. Wenn eine Bitte nichts verlangt, sondern eine von einigen Möglichkeiten darstellt, ist es eine Bitte, sonst ist es ein freundlich verpackter Befehl.

Ich bitte Sie, es ab sofort zu unterlassen, die Krankenschwestern mit anzüglichen Bemerkungen bei ihrer Arbeit zu stören!

Drohen

Drohen ist das Gegenteil von empathischer ärztlicher Kommunikation.

Wenn Sie noch einmal nachts das Bett verlassen, müssen wir Sie verlegen.

Wenn Sie den Verband wieder abreißen, müssen wir sehen, wie wir Sie anders ruhigstellen.

Wer meine Anweisungen so konsequent missachtet, den möchte ich nicht mehr behandeln.

Sie-Äußerungen

Sie-Äußerungen sind Sätze mit einem Sie am Anfang. Solche Sätze wirken eher vorwurfsvoll und maßregelnd, auch wie ein Befehl. Es ist sehr schwierig, mit einem freundlichen, offenen Ton einen Satz mit einem anfänglichen Sie zu äußern. Zudem erscheint die Aussage immer wieder als eine eigene Konterkarierung:

Sie können das gerne weiter so machen.

Das hat auch die Note, eigentlich sollten Sie das nicht tun.

Sie sollten, Sie müssen, Sie dürfen – das alles sind ungute Formulierungen. Versuchen Sie, Ihre Sie-Sätze zu vermindern – das klingt doch besser als: Sie versuchen bitte ab jetzt, Ihre Sie-Sätze zu vermindern. Da hilft selbst das Bitte wenig.

Überreden oder Druck machen

Satzanfänge, die Druck machen, sind:

Ich habe Ihnen bereits gesagt, dass …

Sie müssen endlich verstehen, dass …

Sätze mit einem »dass« darin wirken druckvoll. Wer als Arzt in eine solche Gesprächsführung kommt, hat seine Rolle und sein Amt aufgegeben. Als Ausnahme gelten Notfallsituationen, in denen eine echte Gefahr für die Unversehrtheit des Patienten besteht. Im tagtäglichen ärztlichen Gespräch haben druckvolle Äußerungen nichts verloren.

Verbale »Totschläger«

Neben einzelnen Wörtern wie dem Aber gibt es Methoden, welche als verbale »Totschläger« fungieren (Tab. 11-3).

Tab. 11-3 Falsche Methoden

Methode	Wesentlicher verletzter Wert
etwas vorgaukeln	Ehrlichkeit, Sicherheit
Verständnis, wenn es keines geben sollte (Sucht, Non-Compliance)	Desinteresse (der Patient weiß, welches Verhalten korrekt wäre), Glaubwürdigkeit (Sie sind Arzt, kein Pfarrer)
von anderen verlangen, was man selbst nicht einhält (wie Normgewicht oder nicht rauchen)	Glaubwürdigkeit
erhobener Zeigefinger (mahnen)	Gleichwertigkeit, Gleichberechtigung

Verbotene Fragen

Es gibt Fragen, deren Beantwortung mit hoher Wahrscheinlichkeit unangenehme Gefühle provozieren. Ein markantes Beispiel ist folgendes, das ich selbst erlebt habe, als AIDS noch Tagesthema war:

Beispiel

Ein Chefarzt stellte in der Mittagsvisite einem Mann mit Kaposi-Sarkom eine bestimmte Frage. Zu diesem Moment waren ca. 70 Ärzte und ein paar Dutzend Studenten anwesend, der Mann saß im Zentrum, umringt von den Zuhörern, und sollte öffentlich und unmittelbar auf eben diese Frage antworten:
Darf ich Sie fragen, sind Sie homosexuell?
Ein solches, erzwungenes Gruppenouting ist nicht akzeptabel.

Schon während einer nicht öffentlichen Dyade wäre diese Frage so zu hart. Wenn Sie meinen, etwas unbedingt wissen zu müssen, wonach Sie aber nicht fragen sollten, nutzen Sie eine auf das Thema hinleitende, eher allgemeingültig gehaltene Aussage statt einer Frage und warten Sie, nachdem Sie die Aussage getätigt haben, lange genug, ob der Patient auf das Thema eingeht:

Beispiel (Fortsetzung)

Es ist bekannt, dass die Erkrankung, welche Sie haben, gehäuft bei Homosexuellen auftritt.
Pause, schweigen, die Ruhe aushalten und den Patienten kommen lassen. Er hat einige Möglichkeiten auf die nicht gestellte Frage zu antworten:
»Ja, ich bin schwul.«
»Was wollen Sie damit sagen?«
»Was geht Sie das an?«
»Dazu möchte ich nichts sagen.«
»Das ist interessant, aber was hat das mit mir zu tun?«

Die Auswahl der möglichen Reaktionen macht klar, dass Sie sich auch hier in eher unsicheres Fahrwasser begeben.

Beherrschen Sie lieber Ihre Neugier, vermeiden Sie, wo es Ihnen nur möglich ist, Fragen, welche

- grenzverletzend,
- zu intim (*Was kostet so ein Genitalpiercing?*) oder
- zu persönlich (*Und Ihr Mann geht noch immer fremd?*)

sind. Verzichten Sie auch auf Fragen, die ausschließlich Ihre Neugier befriedigen sollen. Wenn Sie die Fragen doch stellen wollen, formulieren Sie Ihren Beweggrund zumindest mit Ihrer Frage:

Es tut nichts zur Sache, aber es brennt mich, zu wissen, wie gut es Ihnen auf La Palma gefallen hat. Wir möchten unseren nächsten Urlaub dort verbringen.

Umgekehrt dürfen Sie sich jederzeit das Recht nehmen, wenn Patienten Ihnen entsprechende grenzüberschreitende Fragen stellen, folgendermaßen zu antworten:

Diese Frage möchte ich nicht beantworten.

12 Kommunikation als Schutzwall

Viele Techniken, von denen Sie im vorhergehenden Kapitel lesen konnten, können dem Arzt auch zum Aufbau eines persönlichen, verbalen Schutzwalls dienen. Die nun folgenden Methoden werden deshalb getrennt dargestellt, weil sie am häufigsten vom Arzt statt eines Schutzschildes benutzt werden.

12.1 Fachjargon

Ist Ihnen klar, wie viele Wörter Sie neben dem üblichen Deutsch kennen: Tausende, wahrscheinlich Zehntausende. Allein der Wissens- und Sprachschatz Ihres Fachgebietes ist markant. So geht es jedem Arzt, er kennt eine unüberschaubare Anzahl von Wörtern. Das kann dafür blind machen, was ein anderer Mensch davon auch kennt oder versteht oder annähernd versteht.

Pruritus, proximal, infaust, AV-Block, lege artis, iatrogen usw.: Kein Laie versteht, worum es geht. Wenn Ihr Patient nicht versteht, worum es geht, versteht er Sie nicht! Je mehr Sie sich in Fachsprache flüchten, umso unnahbarer werden Sie zwar, aber umso **ineffektiver** wird das sein, was Sie sagen. Wenn Ihr Patient nichts versteht, wie soll es dann zu einer hohen Therapietreue kommen, geschweige denn zu einem tiefen Verständnis seiner Erkrankung?

> Es sollte das Ziel jeder Kommunikation sein, sich so verstehbar, also verständlich auszudrücken wie nur möglich.

Das ist die eine Grundbedingung für Ihre Kommunikation. Die andere ist, dass Sie selbst Ihren Patienten verstehen und zugleich verstehen wollen.

> Das ärztliche Verständnis geht über die Aufnahme von Patienteninformationen weit hinaus. Der Arzt sollte sich der Welt seines Patienten öffnen wollen und öffnen.

Wenn Ihr Patient nicht versteht, wovon Sie reden, stellt er Ihnen auch keine Fragen und Sie müssen ihm weniger antworten [23]. Dieser kurzfristige Vorteil verkehrt sich ins Gegenteil, wenn die Compliance leidet, der Krankheitsverlauf anders ist als üblich oder der Patient Sie nicht mehr konsultiert.

Fachjargon sind nicht nur rein medizinische Begriffe wie Thorax oder Appendix, sondern ebenso Wörter, die für Ärzte eine andere Bedeutung haben als in der Umgangssprache:

Ihre Werte sind stabil.
Ihr Blutdruck ist zu hoch.
Ihre Haut ist zu trocken.
Das Gefäß ist wieder offen.

Wenn Laien einen Satz mit dem Wort »Dialyse« hören und danach gefragt werden, was der Arzt ihnen mitgeteilt hat, antworten sie beispielsweise: »Dass man jeden Tag etwas untersuchen muss«, »Hängt das mit den Zehen zusammen?«, »Dass man sich mehr bewegen muss« oder »Weiß nicht« [13].

Dieselbe Untersuchung wies nach, dass Ärzte inzwischen bei der Erläuterung von Untersuchungsergebnissen deutlich seltener medizinischen Fachjargon nutzen (10 %) als wenn sie Ratschläge zum Gesundheitsverhalten geben (37 %). Dies spricht für ein Risikobewusstsein bei sensiblen Gesprächsthemen. Je scheinbar alltäglicher der Gesprächsinhalt wird, umso höher ist das Risiko, in den Fachjargon abzudriften.

Ärztliche Fachsprache bewirkt Folgendes:

- emotionale Distanz zum Patienten
- protzen mit (scheinbarem) Fachwissen (Imponiergehabe)
- verstecken von fachlicher und menschlicher Unsicherheit
- vermeiden der Wahrhaftigkeit oder der Wahrheit
- dämpfen möglicher Reaktionen des Patienten
- Ich-Ferne des Arztes: sich heraushalten, sich nicht einlassen
- Sterilität für den Arzt
- Stabilisierung der Rolle des Fachmanns

12.2 Den Patienten nicht ernst nehmen

Botschaften, damit sich der Patient nicht ernst genommen fühlt und der Arzt sich sicher zu fühlen meint, sind folgende [40]:

- keinen Blickkontakt aufnehmen
- fordernde, strenge Stimme
- Vermittlung von zu wenig Informationen
- Verzicht auf Lächeln
- Verzicht auf Händedruck
- Händedruck in wegstoßender Weise
- missachten der wirklichen Äußerungen des Patienten
- fehlende Empathie: nicht auf die Gefühlsregungen des Patienten eingehen
- Zeitnot
- Verzicht auf Anerkennung, wenn sie angebracht ist
- verbales Abstrafen
- Distanz aufbauen
- Gespräch auf ein Minimum reduzieren
- nicht hinhören

Aber etwas ganz anderes demonstriert letztlich, den Patienten nicht ernst zu nehmen: Das typische ärztliche Gespräch im Alltag läuft so ab, dass der Arzt meint, vom Patienten in möglichst kurzer Zeit möglichst viele relevante Informationen erfragen zu müssen. Das Wesentliche, wie sich der Patient zu seiner Erkrankung stellt, was er dafür oder dagegen tun will und kann, welche Weltsicht er hat, wird in aller Regel weniger beachtet. Fragen zu stellen, welche den Patienten auffordern, sich selbst besser wahrzunehmen, seine inneren Bedeutungswelten zu erkunden, bleiben die Ausnahme.

Der Vorteil für den Arzt ist, in der Rolle des Fachmanns bleiben zu können, der ohnehin genau weiß, was für den Patienten gut ist. Ein solcher Arzt stellt die Fragen so, dass die Antworten des Patienten stetig eine solche Lösung näherbringen, welche dem Arzt als stimmig erscheint.

Diese Einseitigkeit hat ihren Preis, den so mancher Arzt nicht als Preis erkennt, was auf Dauer jedoch seine Energie mindert: Es ist der Preis, dem Patienten quasi als Gegenleistung für seine breitwillige Auskunft auf Sachinhalte die Lösung seiner Probleme anzubieten. Damit kommt es rasch zu einem **Verzicht auf Eigenverantwortung** beim Patienten, und der ist für ihn bequem, aber nicht für den Arzt.

12.3 Imponieren

Sprache kann auch dazu dienen, sich selbst nicht »verraten« zu müssen. Dafür haben sich zwei Grundtechniken herauskristallisiert: die Imponiertechnik und die Fassadentechnik [34].

Imponieren hat das Ziel, die eigenen bei sich selbst so bewerteten positiven Seiten zu demonstrieren, also einen guten Eindruck zu machen – zumindest die Hoffnung auf diesen Erfolg treibt an.

Imponiertechniken sind [34]:

- Umlenken auf Gesprächsthemen, die Imponieren ermöglichen
  Wenn Sie schon von Ihrem neuen Fahrrad sprechen, ich bin auch ganz glücklich mit meinem neuen Fahrzeug. Endlich habe ich mir meinen Traum von einem Aston Martin verwirklichen können.

- »Beiläufiges« Erwähnen von Inhalten, welche Eindruck schinden sollen
  Als ich neulich beim Weltkongress für Diabetologie in Singapur war …

- Extraordinärer Sprachgebrauch
  Die Wissenschaft hat längst eruiert, dass die veritable Kombination aus Sedativa und H-90-Blockern …

- Darstellung von höherem Wissen
  Syphiliticus mendax est, sagt der Lateiner.

- Darstellung von ungewöhnlichen Interessen
  Als ich letztes Wochenende mit meiner Mannschaft beim Poloturnier in Sankt Moritz war …

- Nutzen von Statussymbolen: Tragen einer teuren Uhr, Golfurkunden an der Wand, Doktorurkunde an der Rezeption.

Wer imponieren muss, hat Minderwertigkeitsgefühle, Angst, Scham oder Schuld. Das Prinzip ist der Versuch des Verbergens von Schwächen, Problemen, Nöten und des Aufbaus scheinbarer Überlegenheit. Die Wirkung ist Distanz.

12.4 Fassadentechnik

Fassadentechnik zeigt sich an Folgendem:

- keine Gefühle zeigen
- Professionalität ausstrahlen
- Freundlichkeit ohne Herzlichkeit geben, um kein Risiko einzugehen
- Nicht-Anwesende abwerten
- sich voll auf Sachlichkeit konzentrieren
- Kühle und Distanz wahren
- eine Show spielen: lächeln trotz Traurigkeit, Ruhe mimen trotz Angst
- reden lassen, an sinnvollen Stellen nichts fragen

Wer die Fassadentechnik nutzt, will meistens signalisieren, wie harmlos er doch ist, dass der andere nichts Schlimmes von ihm zu erwarten hat – aber auch wenig Gutes –

und dass es doch so korrekt ist, sich nicht einzulassen. »Ich lass dich in Ruhe, lass du mich auch in Ruhe«, das ist die Aussage dahinter. Die Wirkung ist ebenfalls Distanz.

12.5 Macht ausdrücken

Machtausdruck über Sprache geschieht folgendermaßen [15]:
- gezielte Unterbrechung des Redeflusses des Patienten
- den Patienten grundsätzlich nicht ausreden lassen
- die fast ausschließliche Nutzung von Ja/Nein-Fragen
- heftige Intonation (»Wortgewalt«)
- stetig lauter werdende Nachfragen (z. B. wenn der Patient einer vorgeschlagenen Therapie nicht zustimmt)
- verstärkte Nutzung von Fachwörtern

12.6 Zeitdruck

Viel Zeit haben Ärzte in Deutschland nicht, auch das mag ein Grund sein, dass ein Arzt im Durchschnitt nach höchstens 18 Sekunden erstmals seinen Patienten im Gespräch unterbricht [1].

Patienten ist klar, wie stark Ärzte unter Zeitdruck stehen – was sie nicht unbedingt zu adaptierten Verhaltensweisen veranlasst. Zeitnot ist eine Not und Not macht Druck, der wiederum wirkt als ein Stressor sowohl für den Arzt als auch für seine Patienten. Nur kann der Patient keinen Einfluss auf die Strukturen in der Praxis oder Klinik nehmen. Das bedeutet, letztlich geht Zeitnot vom Arzt aus – und wirkt wie eine Form von **Machtausübung** und Machtgefälle – eine besonders ungünstige Variante, weil sie eben auch den Arzt negativ berührt.

98 % aller Patienten sprechen nicht länger als fünf Minuten, wenn sie nicht unterbrochen werden, und 78 % schließen nach maximal zwei Minuten ihre Ausführungen ab. Das sollte Anlass sein, jedem Patienten zumindest diese zwei Minuten zu schenken. Dadurch bekommen Sie als Arzt erheblich mehr und bessere Informationen, als dauernd dazwischenzureden. Diese zwei Minuten sparen Ihnen viel eher Zeit als sie kosten.

13 Nonverbale Kommunikation

Das Ich ist vor allem ein körperliches. (Sigmund Freud)
Viele halten die Informationsfunktion der Sprache für das Wesentliche im Sprechen. Sie haben nicht völlig und immer unrecht. [34]

Untersuchungen zeigen: Wir vermitteln 7 % unserer Botschaft verbal über Wörter, unseren Wortschatz und die Formulierung. 38 % verlaufen paraverbal durch Pausen, Sprechgeschwindigkeit, Lautstärke und Tonfall. 55 % sind nonverbale Botschaften durch Körpersprache: Gestik, Mimik, Körpererscheinung, Haltung, Outfit, Art unserer Bewegung, Frisur und Schmuck.

Die 55 % nonverbaler Kommunikationsanteile, welche Informationen für den Aufnehmenden entsprechen, entfallen bei einem Telefonat; bei einer E-Mail entfallen auch noch die 38 % der paraverbalen Informationen – durch eine E-Mail, einem Infofolder oder einem Fax entsprechend, kommen nur noch 7 % beim Aufnehmenden, in dem Fall dem Lesenden, an.

Das Ausmaß para- und nonverbaler Anteile unserer Kommunikation von mindestens 90 % mag ein wichtiger Grund sein, weshalb wir nonverbale Botschaften höher einschätzen als Worte. Eine spontane, annehmende Geste zeigt uns klarer als Beteuerungen, was Sache ist.

13.1 Körpersprache im ärztlichen Gespräch

Menschen haben oftmals Hemmungen, wenn sie erfahren, jemand könne Körpersprache gut lesen. Sie können beruhigt werden: Man kann keine Gedanken an der Körpersprache ablesen, nur mögliche Gefühle.

Der Körper spricht immer, gleich ob wir reden oder nur zuhören, ob wir stehen, liegen oder sitzen. Diese Sprache ist stetig und nicht abschaltbar, noch nicht einmal gänzlich im Schlaf.

Körpersprache (Mimik, Gestik, Haltung) vermittelt am ehesten die ungeschminkte Wahrheit, sie ist eher glaubwürdig, ehrlich, eindeutig. Das bedeutet, Körpersprache kann auch die Funktion einer **Kontrollinstanz** für den Aufnehmenden innehaben. Sie fungiert als **Wahrheitsfilter.** Damit bestätigt sie entweder Inhalte, verstärkt sie oder schwächt sie ab – bis hin zur Negierung des gesprochenen Inhalts.

Interessant ist in diesem Zusammenhang ein bestimmtes Phänomen: Aphasie-Patienten kann man praktisch nicht mittels Sprechen anlügen: Wer die Worte nicht versteht, versteht »nur« den Tonfall und die Signale der Körpersprache. Der Tonfall wird von solchen Patienten so gut verstanden – und erheblich besser als von Nicht-Aphasie-Patienten –, dass sie sich von Worten nicht irritieren lassen. Das Verstehen des körperlichen Gesamtausdrucks, das, was als Ausstrahlung bezeichnet werden kann, kann nicht simuliert werden.

Worte sind geduldig, formen aber auch Lügen. Die Präzision dessen, was Worte begleitet, ist nahezu unfehlbar: die Sprache des Körpers.

Körpersprache ist deshalb eher stärker wirksam als verbale Sprache. Nonverbal drücken Sie Ihr Interesse oder Ihr Desinteresse aus, die Wichtigkeit oder Unwichtigkeit, die Beutung oder Bedeutungslosigkeit, die Angst oder Ihr Wohlempfinden usw.

Übung: Fallen des Alltags

Körpersprache korrekt zu lesen ist nicht leicht. Wie interpretieren Sie folgende Verhaltensweisen:

1. Ihr Patient bewegt sich auffallend unruhig hin und her oder neigt sich nach vorne.
2. Ihr Patient wendet sich leicht von Ihnen ab, während Sie mit ihm sprechen.
3. Ihr Patient verschränkt die Arme vor sich.
4. Ihr Patient neigt sich vor, in Ihre Richtung.
5. Ihr Patient neigt sich nach hinten, weg von Ihnen.

Überlegen Sie zunächst, wie Sie die Körperhaltung interpretieren, und lesen Sie dann weiter:

Zu 1. Das muss nichts heißen, außer der Stuhl ist unbequem.
Zu 2. Das muss nichts heißen, außer Ihr Patient hat Bandscheibenprobleme.
Zu 3. Das muss nichts heißen, außer Ihr Patient empfindet seine eigene Position als in sich ruhend.
Zu 4. Das muss nicht heißen, Ihr Patient wendet sich Ihnen offenbar zu. Das kann auch bedeuten, dass er in eine Angriffsposition übergeht.
Zu 5. Das muss nicht heißen, Ihr Patient lehnt sie ab. Es kann auch bedeutet, dass es ihn entspannt und er sich wohlfühlt.

Körpersprache richtig zu lesen erfordert einiges an Übung. Gerade bei diesem Thema sind sogenannte »Kochrezepte« mit großer Vorsicht zu genießen, auch wenn Sie im Folgenden einige lesen werden.

Sicher, wenn sich ein Patient so hinsetzt, dass er sich von Ihnen leicht abwendet, kann das Verschlossenheit, Ablehnung oder auch Zurückhaltung bedeuten. Oder wenn ein Patient die Arme öffnet, kann es Offenheit meinen, so wie verschränkte Arme als Abwehr oder Distanz beurteilt werden können. Sich vorzuneigen mag eher für Interesse sprechen. Zurückgelehnt sein kann Abwehr bedeuten, genauso jedoch Entspannung.

Die Beispiele der oben genannten Übung sollten eines zeigen, nämlich die Tatsache, dass Körpersprache nicht standardisiert abgehandelt werden kann, sondern individuell ist.

> Körpersprache ist immer kontext- und prozessabhängig.

Kontext- und Kulturabhängigkeit von Körpersprache

Erst im Kontext mit der Sprache und der Situation, sogar im intrapersönlichen Kontext wie der Herkunft, kann Körpersprache mit einigermaßen ausreichender Sicherheit gedeutet werden.

Sie alle kennen das Zeichen, mit dem im deutschen Kulturraum der Anus mittels Daumen und Zeigefinger in Form eines Kreises abgebildet werden soll, und Sie kennen dessen Bedeutung. Wenn Sie in die USA reisen, werden Sie das Zeichen in bester Gesellschaft und gelungenen Situationen wieder sehen, da bedeutet es nämlich: alles Bestens!

Prozessabhängigkeit von Körpersprache

Wenn jemand wütend ist und mit der Faust auf den Tisch haut, erwarten wir nicht, dass er sich anschließend gelassen verhält. Körpersprache unterliegt dem gleichen Prozess wie die diskutierten Inhalte und Situationen und deren Veränderungen.

Die Frage ist, ob das, was während eines Prozesses neu an Körpersprache gezeigt wurde, in einer kongruenten Linie mit der bisherigen Körpersprache ist oder eher nicht. Wenn sich im Laufe eines Gesprächs ein Patient komplett anders hinsetzt, z. B. von einer zugewandten zu einer offenkundig abgewandten Position wechselt, sollte der Arzt das wahrnehmen und sich sofort fragen, welcher Gesprächsinhalt oder was sonst dazu geführt hat. Stört den Patienten die Art des Arztes oder stört ihn der Inhalt des Gesprächs, beispielsweise die Forderungen des Arztes?

Körpersprache ist erheblich differenzierter, als es in Büchern dargestellt wird, vielleicht auch dargestellt werden kann. Es sind die winzigen, ganz schnell ablaufenden Veränderungen, welche von Profis erkannt werden können und Laien per Videoaufzeichnung in Zeitlupe demonstriert werden, damit sie sie überhaupt wahrnehmen können. Einige Beispiele:

- minimales, rasch vorübergehendes Anheben einer Lippe auf einer Seite
- minimales, ganz schnelles Anheben eines Fußes
- extrem schnelles und kurzes Eindrehen einer Hand

Diese Zeichen sind es, welche am ehrlichsten sind. Sie zu lernen und richtig einzuordnen verlangt nach praktischer Übung und Einweisung.

Es gibt keine Körperbewegung, die nicht auch Ausdruck der Gefühlsebene ist, ein seelisches Geschehen ausdrückt. Patienten nehmen die nonverbale Kommunikation des Arztes wahr. Sie spiegelt zu einem Teil dessen Persönlichkeit, auch Aspekte davon, die ihm nicht bewusst sein müssen oder die ihm weniger passen. Es führt zur – eher unbewussten – Ablehnung oder Zustimmung beim Patienten, zu dessen Misstrauen oder Vertrauen.

Übung: Spieglein an der Wand

Wenn Sie an Ihrem Selbstbild arbeiten wollen, verschaffen Sie sich ein Bild von sich selbst. Das geht am besten vor dem Spiegel:

- Wie wirken Sie?
- Was strahlen Sie aus?
- Was kann ein anderer in Ihrem Gesicht ablesen?
- Wie wird Ihre Haltung auf den anderen wirken?

Wenn Sie einen Partner haben, dem Sie vertrauen, können Sie ihn bitten, mitzuschauen und Ihnen ein Feedback (s. Kap. 6.7, S. 106) zu geben, wie weit Ihr Selbstbild mit seinem Fremdbild übereinstimmt.

Egal, ob allein oder zu zweit, Sie können die Übung ausbauen, indem Sie im Spiegel einen imaginären Patienten sehen, mit dem Sie zunächst ein übliches ärztliches Gespräch führen. Es wäre wünschenswert, wenn Ihr Partner die Rolle des Aufnehmenden übernimmt [49]. Sie sprechen also mit ihm in seiner Rolle des Patienten, schauen dabei jedoch nicht ihn an, sondern sich selbst im Spiegel.

- Wirken Sie überzeugend?
- Oder gar zu machtvoll?
- Könnte Ihr Gegenüber Angst bekommen?
- Welche Hinweise sehen Sie für Empathie oder für Mitgefühl?
- Wie wird sich Ihr Patient nun fühlen?

In einer dritten Stufe können Sie wieder vor dem Spiegel ein Gespräch mit einem Patienten aufbauen, diesmal ist es jedoch ein schweres Gespräch – Sie müssen Ihrem Patienten eine schlimme Diagnose mitteilen. Nutzen Sie hierfür die STEPS aus Kapitel 10 (S. 166). Ihr Übungspartner übernimmt wieder die Rolle des Patienten, Sie schauen weiterhin sich selbst im Spiegel an.

- Wie wirken Sie nun auf den anderen?
- Kann er Ihnen glauben?
- Wie wahrhaftig sind Ihre Emotionen?
- Spürt Ihr Patient, wie sie mit ihm sind?
- Woran merkt er das?

Wenn Sie sich mit Körpersprache mehr befassen wollen, nutzen die folgenden fünf übergeordneten Kriterien [8] zur Orientierung:
- **Haltung:** Welche Haltung nimmt ein Mensch ein, welche Bewegungen verändern die Körperhaltung in welcher Weise und zu welchem Moment? Achten Sie auf auffällige Veränderungen der Haltung, sie spiegeln oft eine ebenso markante wie plötzliche Veränderung der *inneren* Haltung wider.
- **Mimik:** Alles, was wir im Gesicht beobachten können, es sind vorrangig die feinen Muskelbewegungen, nachrangig Farbveränderungen (Erröten, blass vor Angst).
- **Gestik:** Alles, was Hände und Arme zeigen, z. B. das Gestikulieren beim Sprechen, auch die Art des Händedrucks oder des Öffnens einer Tür, sind von Bedeutung.
- **Abstand:** Wie nah kommt jemand, kommt er langsam näher oder rückt er wieder ab (wie das plötzliche einen Schritt zurücktreten)?
- **Erscheinung:** Dazu gehören die Kleidung, die Frisur, der Schmuck und die Schminke.

Ihre **nonverbalen Signale** zeigen Ihrem Gegenüber [57],
- wie wichtig oder unwichtig Ihnen etwas ist.
- wie negativ oder positiv oder neutral (gleichgültig) Sie der Situation oder dem Menschen gegenüber sind.
- wie sicher Sie sich fühlen – oder wie unsicher Sie sind.
- wie wohl Sie sich in Ihrer Haut fühlen oder wie unwohl.
- welche Haltung Sie Ihrem Gegenüber einnehmen.
- wie groß Ihr Engagement ist.

13.2 Mimik und Gestik

Mimik

Zur Basis des Erkennens von Mimik gehört, sich auf den Mund und die Augenpartien zu konzentrieren. Dort werden meist die wichtigen Informationen vermittelt.

Mund

Eine gute Stimmung (aber auch Lachen, und das kann Ausdruck des Gegenteils einer guten Stimmung sein) führt zum Anheben der Mundwinkel nach oben. Ansonsten gehen die Mundwinkel nach unten, bei Traurigkeit genauso wie bei Angst oder Abwehr oder Abscheu. Wut macht die Lippen schmal und Überraschung lässt im Extremfall den Mund offen stehen.

Lächeln

Lächeln hat drei Funktionen [37], es ist

- ein Türöffner.
- eine Investition.
- ein Wohlfühlsteigerer.

Echtes Lächeln öffnet die Türen zum anderen, weil es Friedlichkeit, Wohlwollen, Stil und Souveränität bekundet. Es zu investieren lohnt, weil es auch mehrfach zurückkommen kann. Und es kann selbstverstärkend wirken: Wer lächelt, fühlt sich wohler. Wer sich wohler fühlt, lächelt mehr.

Lächeln wirkt nur dann authentisch, wenn nicht nur die Mundwinkel lächeln, sondern auch die Augenwinkel, das haben Studienreihen eindeutig belegt. Muskeln, welche die Augenpartie zum Lächeln bringen, unterliegen jedoch zum Teil nicht unserer Willkür.

Übung: Lächeln

Stellen Sie sich vor einen Spiegel und lächeln Sie so, wie Sie zunächst lächeln wollen. Betrachten Sie sich dabei mit genügend selbstkritischer Distanz.

- Wie wirken Sie?
- Wie stehen Ihre Mundwinkel und die äußeren Winkel der Augen?

Wiederholen Sie nun Ihr Lächeln und versuchen Sie, die Augen aktiv einzubeziehen.

- Wie wirken Sie nun?

Nase

Wut bläht die Nase auf, bei Abscheu oder Abwehr rümpfen Sie Ihre Nase. Ansonsten gibt sie nur wenige Informationen preis.

Augenbereich

Bei Überraschung und Angst weiten sich die Augen stark (»aufgerissene Augen«), die Augenbrauen sind bei Überraschung nach oben gebogen, bei Angst eher gerade. Bei Abscheu oder Abwehr und Wut entstehen zusammengekniffene Augen, beide Augenbrauen zusammen nehmen die Form eines »V« an. Bei Traurigkeit werden die Augen etwas hängen und die Augenbrauen sind zusammengezogen, der Glabellabereich auch. Bei Glück sind die Augen geöffnet, aber nicht so stark wie bei Angst. Es bilden sich bei echter Freude Lachfältchen um die Augen. Diese sind wichtige Hinweise, um echtes von gewolltem Lachen oder Lächeln zu unterscheiden.

Augenbewegungen

Wenn Sie wissen möchten, wo sich Ihr Patient innerlich gerade befindet, sollten Sie einen Blick auf seine Augen werfen. Die Augenbewegungen sind sehr sichere nonverbale Informationen eines Menschen (Tab. 13-1). Abhängig davon, wohin der Mensch blickt, sind andere Gehirnregionen aktiv und werden andere Informationen abgerufen. Sie können daran erkennen, ob er etwas konstruiert oder tatsächlich erinnert, ob er etwas fühlen möchte oder ob er sich mit sich selbst befasst.

Konkrete Inhalte sind Ihnen dadurch natürlich nicht bekannt, weshalb die Kongruenz zwischen Augenbewegung und Äußerungen Ihres Gegenüber nicht alles sagt.

Tab. 13-1 Was Augen verraten [5]

Ziele Ihres Patienten **Er will …**	**Augenbewegung Ihres Patienten** **Er schaut nach …**
• (innere) Bilder sehen	• oben
• Bilder erinnern	• oben links
• Bilder konstruieren	• oben rechts
• sich besser (ein-)fühlen	• unten rechts
• mit sich selbst reden	• unten links
• etwas Gehörtes konstruieren	• horizontal rechts
• etwas Gehörtes erinnern	• horizontal links

Stirn

Wenn Ihnen bei Ihrem Gegenüber waagerechte Stirnfalten auffallen, spricht das dafür, dass seine Aufmerksamkeit stark in Anspruch genommen ist. Senkrechte Stirnfalten deuten darauf hin, dass die komplette Aufmerksamkeit mit besonders starker Konzentration auf etwas oder jemanden gerichtet ist. Sie stellen also eine Steigerung der waagerechten Stirnfalten dar. Dennoch wissen Sie nicht viel mehr, als dass Ihnen zugehört oder intensiv über etwas nachgedacht wird. Denn Aufmerksamkeit erfolgt aus

- Angst,
- Unkenntnis,
- Unverständnis,
- Verwunderung,
- Schreck,
- Verwirrung und
- Überraschung.

Es gibt eine Rückkopplung zwischen der Gesichtsmuskulatur und den Gefühlszentren im Gehirn. Jeder Mensch produziert »**Micro-Expressions**«, das sind unwillentliche Veränderungen der Mimik, welche etwa eine Fünftelsekunde dauern [46].

Menschen nehmen kleinste Gefühlsregungen im Gesicht wahr, ohne sich darüber bewusst zu sein. Schon 30 Millisekunden kurze Veränderungen, die definitiv nicht bewusst werden, werden unbewusst exakt wahrgenommen. Wenn Sie als Arzt traurig sind, weil Sie eine schlimme Diagnose weitergeben, können Sie Ihr Gesicht zumindest einmal 30 Millisekunden oder eine Fünftelsekunde nicht beherrschen. Das bedeutet, wenn Sie die Unwahrheit sagen, merkt das Ihr Patient. Sie können es nicht verhindern, also lassen Sie es.

Diese feinen Muskelbewegungen ermöglichen uns mehr als 10 000 Kombinationen [20], die einen ausgeprägten Signalcharakter haben und bestimmten Gefühlszuständen wie Trauer oder Wut universal Ausdruck verleihen; das heißt, jeder Mensch auf der Erde versteht sie. In Überzeichnung werden sie für Comics genutzt – auch die versteht jeder Mensch weltweit, unabhängig vom Kulturkreis.

Emotionale Kompetenz verlangt, Menschen offen anzuschauen. Und zwar so offen, dass einem über deren Mimik klar wird, welches Gefühl im Gegenüber wahrscheinlich sein wird. Die Mimik korrekt zu deuten ist eine Hauptkompetenz.

Gestik

Auch wenn manche eine Perfektion entwickeln, mit sich selbst zu sprechen, sogar in Momenten, in denen sie mit anderen sprechen, hat Sprache den Zweck, das Zwischen auszufüllen und zu gestalten.

> **Sprache entwickelt sich im zwischenmenschlichen Raum, wenn dieser einen Boden für Handlungs- und Interaktionserfahrungen bildet [2].**

Sprache ist eng an unsere Motorik gebunden, zahlreiche wissenschaftliche Untersuchungen sprechen dafür, dass sie aus unserer Motorik entstanden ist. Das mag ein Grund sein, weshalb wir praktisch nicht ohne Gesten sprechen können. Sie sind die Begleitmusik unserer Sprache. Unsere Gesten bilden mit unserer Sprache eine **untrennbare Einheit** [58], ihnen liegt ein gemeinsamer kognitiver Prozess zugrunde. Die Bedeutung der Geste wird bei der Interpretation der Sprache unmittelbar einbezogen. Wegen der Rückkopplung für sich selbst beraubt sich derjenige, der nicht oder sehr verhalten gestikuliert, einer wichtigen Informationsquelle.

Es gibt die folgenden vier grundsätzlichen Gestentypen [58]:

- deiktische Gesten (zeigende Gesten)
  - weisen auf etwas hin und unterstützen dabei Wörter wie hier, dort, das da, dies, ich (wenn man auf sich weist), du (wenn man auf den anderen weist)
- ikonische Gesten (bildhaft)
  - Versuch, das Ausgesprochene mit den Armen zu beschreiben; typisch ist, wenn ein Kind etwas »sooo« Großes benennt und die Arme entsprechend auseinander bewegt; oder wenn man beschreibt, wie ein Werkzeug gehalten oder verwendet werden sollte
- Beats (Schläge)
  - typische Politikersprache, wenn sie stetig mit einer Hand aufs Pult schlagen, praktisch eine zeitliche Struktur einem Metronom gleich vorgeben; Beats sollen die Schlagkraft eines Arguments unterstreichen
- metaphorische Gesten
  - wie ikonische Gesten, aber auf abstrakte Dinge oder bildhafte Sprache bezogen; Beispiel: Hand zur Seite bewegen, wenn etwas zunächst nicht beachtet wird oder etwas unter den Teppich kehren

13.3 Veränderbarkeit von Mimik und Gestik

Mimik

Was glauben Sie, ab wann kann ein Mensch Mimik nachahmen? Dazu gehört immerhin, sie zu erkennen und sie muskulär umzusetzen. Jeder Mensch kann das unmittelbar nach seiner Geburt. Mögen Sie daran das **Archaische der Körpersprache** erkennen und wie sehr Menschen andere Menschen als Spiegel ihrer selbst benötigen und welch einmaliges Wesen jedes Neugeborene ist.

Änderungen der Mimik sind kurzfristig und bewusst schnell möglich, dauerhafte Änderungen nur sehr schwer. Antrainierte Mimik wirkt noch unnatürlicher, noch weniger authentisch als antrainierte Gesten. Das liegt daran, dass Mimik letztlich differenzierter ist als Gestik, damit vielfältiger und zugleich oft sehr dezent. Das Antrainierte ist jedoch monomorph.

Wir nehmen jede Änderung und jeden mimischen Ausdruck sehr genau wahr, dennoch können wir unsere Rückschlüsse daraus bei Weitem nicht immer begründen. Zeitlupenaufnahmen zeigen dann die Bruchteile einer Sekunde dauernden mimischen Äußerungen des anderen. Mimik ist jedoch uneindeutig. Es gibt nahezu keinen Gesichtsausdruck, der *einer* Emotion vorbehalten wäre und damit keinen, der immer sicher richtig interpretiert werden kann.

Es gibt Profis, die trainieren sich, zumindest teilweise, bestimmte Aspekte der Mimik an, z. B. Regierungs- oder Unternehmenssprecher – sie sollen einzelne Botschaften so neutral oder überzeugend wie möglich vermitteln. Deren Pokerface und das anderer Politiker wirkt aufgesetzt.

Als Arzt ziemt sich kein Pokerface. Neutral ist fast keine Botschaft eines Arztes. Selbst »Normalbefunde« stellen für den Patienten eine Erleichterung dar, sind also emotional ebenso besetzt wie pathologische Befunde.

Übung: »Facial Feedback«

Vor einigen Jahren hieß es, ein Mensch bräuchte einfach nur zu lächeln, das einige Minuten durchzuhalten – und schon vergingen schlechte Laune und Verdruss. Manche, die es versuchen, sind ob der Wirkung angetan und andere merken kaum etwas. Versuchen Sie es einfach.

Setzen Sie einige Minuten lang (vor dem Spiegel üben!) einen lächelnden, offenen, freundlichen Gesichtsausdruck auf. Geht es Ihnen besser?

Wenn ja: Versuchen Sie immer wieder während beruflicher Situationen den lächelnden Ausdruck für sich zu nutzen.

Gestik

Gestik hat viel mit Herkunft und Persönlichkeit zu tun. Sie ist noch am ehesten zu einem gewissen Grad antrainierbar. Das können wir alle beobachten, wenn wir beispielsweise Videoaufzeichnungen von Politikern in früheren Zeiten mit heutigen vergleichen. Nach der Wahl zur Bundeskanzlerin begannen bei einer deutschen Führungskraft offenbar entsprechende Trainings, die dann dazu führten, dass sie während ihrer Reden stetig mit der linken Faust auf und nieder schlug (Beats). Zuvor war ihr diese Gestik fremd gewesen. Inzwischen hat sie diese wenig zu ihr passende Gestik auch weitgehend abgemildert.

Erst wenn bestimmte Gesten länger trainiert werden, gehen sie so in Fleisch und Blut über, dass sie authentisch wirken. Anfangs wirken Änderungen der Gestik oft gestelzt und unnatürlich.

Dennoch, bestimmte Gesten wie offene Hände, die nach oben gedreht sind, um Argumente zu bekräftigen, wirken fast immer gut und können vom Arzt trainiert werden.

14 Meta-Ziele ärztlicher Gespräche

14.1 Arzt- und Patientenzentrierung nutzen

Das ärztliche Gespräch ist durch einen stetigen Wechsel zwischen Patienten- und Arztzentrierung charakterisiert (Abb. 14-1). Ab dem Moment der verbalen Einleitungsfloskel kommt es zur ersten, wesentlichen Patientenzentrierung: Der Patient berichtet unter der lockeren Anleitung von offenen Fragen. Dann folgt der große Block der Arztzentrierung: Der Arzt fragt nach, ventiliert in sich selbst und empfiehlt daraufhin (**wissenszentrierte Gesprächsführung**). Schließlich wechselt es zur Patientenzentrierung: Der Patient nimmt an und entscheidet selbst.

Der Wechsel zum arztzentrierten Gespräch sollte und darf erst dann erfolgen, wenn zweifelsfrei klar ist, welche Symptome und welchen Verlauf der Patient beim ärztlichen Gespräch von sich aus äußern möchte und es getan hat. Das Wesentliche der Arztzentrierung ist vom Gespräch selbst unabhängig. Es ist die Nutzung des eigenen inneren ärztlichen Fachkompetenzraums. Das meint, sein Wissen in Verbindung mit seiner Erfahrung einzusetzen. Wenn der Arzt diesen Raum betreten und sich selbst ausreichend befragt hat, kommt es zum endgültigen Wechsel auf die Patientenzentrierung, beginnend mit dessen Beratung. Zum Schluss des Gesprächs ist auf jeden Fall die **Zustimmung des Patienten** im Rahmen der bestehenden Patientenzentrierung anzustreben.

Der erste, wesentliche Schritt für ein wirkungsvolles ärztliches Gespräch ist, dass Sie sich als Arzt möglichst rasch auf eine patientenzentrierte Gesprächsführung einlassen. Sie vermitteln Ihre Patientenzentrierung wie folgt [15]:

- Kommunikationsstil
  - namentliche Vorstellung des Arztes
  - glaubhaftes Erfragen der Patientenwünsche
  - entspannte Gesprächsatmosphäre
  - genug Zeit
  - Eingehen auf Gefühlsäußerungen des Patienten
  - dezidiertes Erfragen der Zufriedenheit

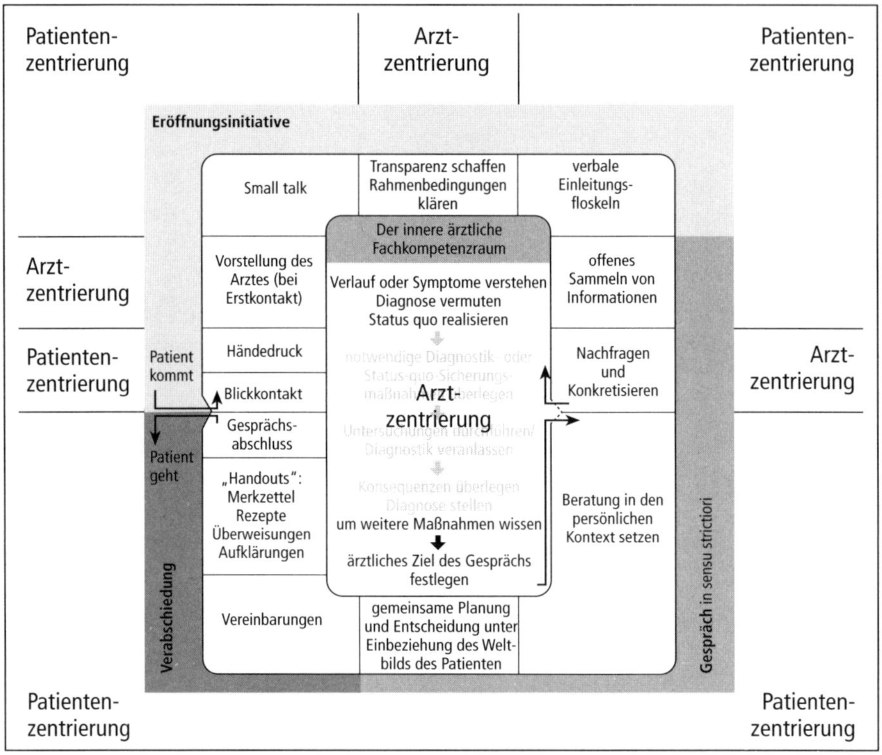

Abb. 14-1 Wechsel zwischen Arzt- und Patientenzentrierung

- Informationsvermittlung
  - Rückfragen zum Verständnis der ärztlichen Erläuterungen
  - genaue Erklärung der Diagnose
  - Darstellung des wahrscheinlichen Krankheitsverlaufes
- Interesse am Leben und der Weltsicht des Patienten
  - Klärung der aktuellen Beschwerden
  - Eigenanamnese
  - Familienanamnese
  - eigene Krankenvorgeschichte
  - Auswirkungen der Beschwerden im Alltag
  - grundsätzlicher Umgang mit Beschwerden
- Ermutigung zur partizipativen Entscheidungsfindung
  - detaillierte Informationen zur Erkrankung
  - detaillierte Informationen zu Nutzen und Risiken möglicher Therapien
  - Erörterung der Perspektive aus ärztlicher Sicht
  - Erörterung der Perspektive aus Patientensicht

Auch wenn es grundsätzlich beim ärztlichen Gespräch um die Zentrierung auf den Patienten geht, führt kein Weg daran vorbei, im Kern eine Arztzentrierung aufzubauen (s. Abb. 14-1), damit notwendige Erkenntnisse über die Erkrankung und deren Ursachen gewonnen werden können und die fachgerechte Beratung initiiert werden kann.

Das arztzentrierte Gespräch (Nachfragen und Konkretisieren) beginnt oftmals deutlich schneller als bei anderen Gesprächen zwischen Wissenden und weniger Wissenden. Die Arztzentrierung erlaubt es, fachliche Überlegenheit und Autorität kenntlich zu machen. In diesem Moment besteht das Risiko, dass der Arzt den Patienten manipuliert, ihn zu einem Spielball seines Weltbildes macht.

Echte ärztliche Stärke besteht darin, in solchen Momenten eben nicht den Allwissenden herauszukehren, sondern dem Patienten so viel Raum zuzugestehen, wie er braucht. Die Grundkonstellation für ärztliche Konsultationen ist, dass der Patient mit seinem Problem, in aller Regel also mit seiner Erkrankung, eben nicht selbst fertig geworden ist. Damit besteht für den Arzt das Risiko, die Unselbstständigkeit des Patienten zu fördern, obgleich an dessen Gegenteil gearbeitet werden sollte. Das ist ein **Grunddilemma des Arztseins,** welches die Chancen der partizipativen Entscheidungsfindung durchaus fraglich erscheinen lassen.

Seien Sie sich als Arzt darüber bewusst, wenn Sie im Gespräch von der Patienten- zur Arztzentrierung wechseln: In all das wirkt hinein, ob Ihre eigenen Ziele sich wirklich mit denen Ihres Patienten in Einklang bringen lassen. Ansonsten sind die Ziele Ihres Patienten vorrangig, dürfen aber wesentliche Ihrer Ziele nicht unterwandern.

Hinzu kommt, wie stark die Beziehung zwischen Arzt und Patient durch eine dritte Kraft beeinflusst wird, es ist die Kraft der Heilung und zeitgleich die Dimension der Erkrankung. Es wäre eine maßlose Überschätzung, wenn ein Arzt meinte, er selbst habe alles oder zumindest das Wichtigste im Griff. Das Gegenteil ist der Fall: Wenn die Instanz der Heilung nicht ausreichend wirkt oder angesprochen wird oder wenn die Erkrankung eine zu starke Kraft hat, hat ärztliches Bemühen wenig Erfolg.

Der Patient tritt erst dann vor dem Arzt als Patient in Erscheinung, wenn er sich selbst nicht mehr ausreichend helfen kann. Das bedeutet, wenn ein Arzt gefragt wird, hat der Patient bereits realisiert, Hilfe, also die Kraft und das Wissen eines anderen, zu brauchen. Auch das legitimiert den Arzt zur Arztzentrierung inmitten des ärztlichen Gesprächs. Diese Stufe, die über das ärztliche Nachfragen und Konkretisieren (s. Abb. 14-1) vor der Beratung einsetzt und zu einem gewissen Teil auch der Lenkung des Patienten entspricht, ist für eine suffiziente Beratung in aller Regel notwendig.

Mit der Beratung folgt der endgültige Rückwechsel auf die Patientenzentrierung. Beratung bedeutet, der Arzt setzt sein eigenes Bezugssystem, sein Denken und sein Fühlen ein, um dem Patienten Lösungen für seine Probleme anzubieten und, wenn notwendig, ihn auch dorthin zu führen. Das bedeutet jedoch in keinem Fall, den Patienten zu den ärztlichen Wertmaßstäben bekehren zu wollen oder ihn damit zu messen.

Grundsätzlich sollte der Arzt anstreben, neben der Erkrankung auch das Bezugssystem des Patienten zu erfassen.

Das ärztliche Gespräch ist in der Regel dann erfüllend und effektiv, wenn es nicht einseitig arztzentriert, aber auch nicht einseitig patientenzentriert abläuft.

Beide Gesprächspartner müssen zufrieden sein, damit es eine gelungene Kommunikation ist. Dazu gehört, zwischen den Zentrierungen zu wechseln, durchaus auch mehrfach. Die Zentrierung wird durch die Weltsicht der Gesprächsteilnehmer beeinflusst. Bei der Arztzentrierung spielt das ärztliche Bezugssystem die ausschlaggebende Rolle, bei der Patientenzentrierung dessen Bezugssystem. Je mehr Erfahrungen und Interessensgebiete das ärztliche Bezugssystem stützen, umso effektiver wird der Rat sein. Der **Wechsel zur Patientenzentrierung** zum Gesprächsabschluss ist unabdingbar.

14.2 Freiheit der Patientenentscheidung

Die wenigsten Patienten lassen sich heute noch etwas vorschreiben. Was der Patient zu Hause mit entsprechenden ärztlichen »Anweisungen« tut, steht auf einem besonderen Blatt. Es gibt viele Varianten, nichts oder anderes zu tun als der Arzt empfiehlt. Wenn sich ein Patient für eine Behandlung nicht entscheiden mag, kann der Arzt letztlich nichts tun. Er hat die Entscheidungen seines Patienten zu akzeptieren. Eine versuchte Machtausübung des Arztes verpufft letztlich.

Wenn Sie als Arzt jemanden von etwas überzeugen müssen, weil es Ihrem besten Wissensstand entspricht, dann wird es eher funktionieren, wenn Sie Folgendes versuchen [56]:

- dem anderen die Freiheit lassen, sich eine eigene, auch andere Meinung als Ihre zu bilden
- Ihren Standpunkt mit der Kraft Ihrer Überzeugung vertreten, aber auf jede Druckausübung verzichten; Druck erzeugt Gegendruck oder Abschottung des anderen
- Argumente finden, welche individuell auf den anderen zugeschnitten sind und dies auf der Basis höchstmöglicher Empathie tun; nur wenn Sie verstehen, warum ein Patient auf Ablehnungs- oder Konfrontationskurs geht, können Sie ihn in Ihrem Sinn überzeugen
- sich anerkennend und freundlich verhalten
- grundsätzlich bereit sein, sich von den Argumenten des anderen auch (mal) überzeugen zu lassen; einseitige Machtausübung ist höchst asymmetrisch und hat in einer modernen Arzt-Patienten-Beziehung nichts verloren
- den anderen für seinen Standpunkt loben, zumindest versuchen, darin auch positive Aspekte zu erkennen
- warten können; vieles müssen sich Menschen in Ruhe durch den Kopf gehen lassen können; die heute häufig genutzte *second opinion* gehört hierzu, also Meinungen anderer – nicht nur Ärzte – einzuholen; vielleicht vereinbaren Sie einen zweiten Termin, welcher dem Prozess der Meinungsänderung ein Chance gibt
- aufgeben, ausschließlich fachlich-rational zu argumentieren

14.3 Fokussierung auf das Wesentliche

Kein Arzt hat unbegrenzt Zeit für seine Gespräche mit dem Patienten. Es geht also immer auch um die Fokussierung auf das Wesentliche. Diese Essenzbildung nimmt der Arzt vor; wenn es der Patient von sich aus täte, bräuchte es der Arzt nicht zu tun.

> Wenn die Fokussierung auf das Wesentliche ansteht, geschieht es, weil der Patient es nicht tut oder tun kann.

Die Fokussierung geschieht in der Praxis dadurch, dass der Arzt die Inhalte aus dem Gespräch herausgreift, die für die Diagnose und folgend für die Therapie von besonderer Bedeutung sind. Der Arzt sollte nur das erwähnen, was wirklich von Bedeutung ist, und das andere vernachlässigen. Er wirkt dann wie ein Brennglas, damit es zu keiner Verzettelung kommt.

Tut er diese Arbeit und beachtet zugleich vollständig die Grenzen seines Patienten, dann wird dieser es als eine besondere und tiefgehende **Form der Zuwendung** und des Verständnisses auf gleicher Augenhöhe verstehen.

Die Fokussierung des Gesprächs auf einen konkreten Inhalt, maximal auf zwei, ist wichtig, z. B.:

Heute geht es darum, dass Sie eine Entscheidung über die zukünftige Behandlung treffen.

Damit ist der Rahmen abgesteckt.

Zur Fokussierung auf das Wesentliche dienen unter anderem die folgenden Techniken [18]:

■ **Fragen zur Klärung** (Kap. 4, S. 83): Dem Arzt die Chance geben, sich durch die weiterführenden Erklärungen des Patienten besser in ihn hineindenken und einfühlen zu können. Dafür sollte der Arzt die gleiche Kommunikationsebene nutzen wie sein Patient.

■ **Neuformulierungen nutzen**: Das bedeutet, die Worte des Patienten als Arzt neu ausdrücken und ihnen eine neue Sicht geben. Neuformulierungen bringen oftmals die größte Entlastung für den Patienten. Sie zeigen ihm, dass man vieles, was ihn so belastet, auch anders sehen kann. Sie präzisieren seine eigene Weltsicht und weisen auf Zusammenhänge hin, die der Patient bisher nicht sah oder nicht zu sehen wagte. Neuformulierungen können die Ebene wechseln: Wenn der Patient die Sachebene vorgibt, kann die Neuformulierung durchaus auf einer emotionalen stattfinden. Meine Erfahrung als Coach ist: Neuformulierungen haben die stärkste Wirkung, das stärkste Potenzial. Sie ermöglichen dem Patienten eine Weiterentwicklung und sie ermöglichen ihm, endlich seine eingefahrenen Sichtweisen hinter sich zu lassen.

Sie verlocken ihn zur Wandlungsfähigkeit und Festlegung. Eine Neuformulierung, die vom Patienten angenommen wird, bestätigt Ihnen, dass Sie richtig liegen.

- **Konfrontation des Patienten mit seinen eigenen Widersprüchen:**

Beispiel

»Mein Hauptproblem ist, dass ich erschöpft bin, richtig erschöpft. Mein Vater starb vor sieben Jahren und seitdem muss ich für meine Mutter sorgen. Die hatte einen Schlaganfall und ist seitdem linksseitig gelähmt. Ich bin so froh, sie vor drei Jahren in einem wirklich guten Pflegeheim untergebracht zu haben. Da hat sie sogar auf ihre alten Tage eine Karriere hingelegt und ist nun stellvertretende Patientensprecherin. Dann gibt es noch meine Schwester. Sie hatte eine Masernmeningitis als Kind und ist seitdem geistig zurückgeblieben. Als meine Mutter noch fit war, hat sie sich um meine Schwester gekümmert. Aber jahrelang blieb das an mir hängen. Ich bin so froh, dass sie seit zwei Jahren in einer wirklich gut geführten Wohngruppe untergekommen ist.«
Wo ist das Problem? Sie schildern gerade, welche Belastungen Sie durch die Pflege hatten, aber seit zwei oder drei Jahren haben Sie doch keine direkte Last mehr mit Ihrer Mutter oder Ihrer Schwester?

Solche Widersprüche sind häufiger als manche meinen, auch im somatischen Bereich. Es sind Widersprüche zwischen
- dem, was der Patient sagt und als Ausstrahlung oder Gefühl vermittelt.
- dem Denken und dem Tun (Patient tut arztverbunden und -gläubig, ist aber vollkommen frei von Compliance).
- Behauptungen und der Realität.
- Selbst- und Fremdbild. Das ist wie der Universitätsprofessor, der sich als einen begnadeten Redner empfindet, bei dem aber die Studenten reihenweise einschlafen oder auf andere Weise den Hörsaal verlassen, oder der Patient, der meint, gesund zu leben und das Gegenteil tut.

Wenn Sie einen Patienten auf Widersprüche aufmerksam machen, empfiehlt es sich, ihn zunächst mittels einer Frage auf den Widerspruch hinzuweisen. Wenn er den Widerspruch als solchen erkennt, kann er direkt mit seinem Verhalten in diesem Kontext konfrontiert werden.

- **Zwischenzusammenfassungen nutzen (paraphrasieren):** Der Arzt wiederholt und verdichtet in seinen eigenen Worten das, was er den Aussagen des Patienten entnehmen konnte. Solche Zusammenfassungen wiederholen nicht nur, sie zeigen dem Patienten, dass sich sein Arzt noch bei ihm und seinem Weltbild befindet. Der Vorteil für den Arzt ist, dass er sich vergewissern kann, ob er seinen Patient wirklich verstanden hat. Zwischenzusammenfassungen sind auf diese Weise ein Mittel der Selbstkontrolle [18]. Die sich hierfür anbietenden Techniken wurden besprochen (Kap. 6.7, S. 106).

- **Interpretation des Gesagten:** Diese führt den Arzt von der eher passiven auf die aktive Seite. Nun beginnen das ärztliche Denken und die ärztliche Weltsicht stärker einzufließen. Der Arzt geht jetzt erstmals über die Äußerungen des Patienten hinaus und interpretiert die Bedeutung der Inhalte des Patienten. Diese Technik geht in Ordnung, solange der Arzt sich wirklich und ausschließlich auf die Aussagen seines Patienten bezieht und nicht seine Weltsicht oder seine Vorstellungen zu zementieren versucht.

- **Empfehlung:** Sie bedeutet, nicht nur die Weltsicht des Patienten integriert zu haben, sondern ihm darüber hinaus zu sagen, was er nun für sich tun kann oder möge.

14.4 Patienten motivieren

Patienten dazu zu motivieren, ihren Ärzten mehr Fragen zu stellen, haben nur geringe Auswirkungen: Letztlich haben nicht nur Ärzte, sondern ebenso Patienten eingeschliffene Kommunikationsformen und Verhaltensweisen, die nur schwer zu verändern sind [28]. Das weist darauf hin, dass Patienten grundsätzlich schwierig zu motivieren sind.

Mit folgenden zwei Fragen können Sie sich dem Thema der Patientenmotivation nähern:

- Wie sollte ich mich als Arzt verhalten, damit mein Patient bereit ist, meinen Empfehlungen zu folgen?
- Wie sollte ich mich als Arzt verhalten, damit mein Patient auf mich zukommt – und ich mich im Gegenzug weniger stark auf ihn zubewegen muss?

Für Ihre Patienten gilt das, was für alle Menschen gilt: Wenn Sie Ihnen Ziele vorgeben, die unerreichbar erscheinen, werden sie vorher aufgeben.

Beispiel

Ihnen liegt das Wohl eines Patienten mit einem Übergewicht von 25 Kilogramm am Herzen. Sie sagen ihm:
Sie müssen oder sollten innerhalb des nächsten Dreivierteljahrs 25 Kilogramm abnehmen. Wir sehen uns dann in neun Monaten wieder.
Damit werden Sie keinen Erfolg haben. Wahrscheinlich kommt der Patient schon allein deshalb in neun Monaten nicht wieder, weil er sich schämt, Ihre Vorgaben nicht im Mindesten erreicht zu haben.
Da nutzt die altbewährte Salamitaktik: Sie denken sich, der sollte schnellstmöglich 25 Kilogramm abnehmen, und sagen ihm:

Sie kommen wegen Ihres Übergewichts. Wie wäre es, wenn wir uns in zwei Wochen wiedersehen und Sie versuchen bis dahin, ein einziges Kilo abzunehmen? Dafür bräuchten Sie nur Folgendes zu ändern ...
Wenn er in zwei Wochen wiederkommt und hat das Kilo abgenommen (ich würde fast wetten, er hat zwei oder noch mehr abgenommen), dann loben Sie ihn (positives Feedback) und fragen:
War es schwer für Sie?
Er wird wahrscheinlich sagen: »Nö, so schlimm war das eigentlich nicht.« Und nachdem er geantwortet hat, fragen Sie nach:
Freuen Sie sich über Ihren Erfolg?
Später sagen Sie:
Wie wäre es mit dem nächsten Kilo Gewichtsabnahme? Und wir sehen uns in zwei Wochen wieder?

So funktioniert es, das haben Ihnen die kommerziellen Abnehmanbieter längst demonstriert.

Um Patienten durch ein ärztliches Gespräch zu motivieren [47], gibt es eine Reihe von Chancen:

- abklären, ob ein Wunsch nach Veränderung besteht
- betonen, dass der Patient alle mögliche Unterstützung bekommt
- bewusstmachen der eigenen Stärken des Patienten
- einbeziehen der Persönlichkeitseigenschaften des Patienten, die Ihnen als Arzt positiv auffallen
- erkennen, ob der Patient alles verstanden hat
- erläutern, dass ein früheres Scheitern mit heute nichts zu tun hat
- informieren, was gesund ist und welche Auswirkungen andere Verhaltensweisen haben
- informieren, wenn es Selbsthilfegruppen gibt
- Salamitaktik einsetzen

Compliance

Ich kenne keinen Menschen, dem seine Freiheit und Autonomie unwichtig wäre. Jeder Mensch will sich selbst bestimmen, das ist wohl ein überaus menschliches Ziel.

Die höchste und am weitesten fortgeschrittene Form der Selbstbestimmung erfolgt aufgrund eines inneren Bedürfnisses und wird von Freude begleitet. Selbstbestimmt sind auch Handlungen, die aus Verantwortung für etwas geschehen; das dürfte bei den meisten Tätigkeiten im ärztlichen Bereich sein. Wer jedoch arbeitet, um kein schlechtes Gewissen zu haben, nähert sich damit der Grenze zur Fremdbestimmung. Wer nur noch etwas tut, um gelobt zu werden (oder sogar um nicht bestraft zu werden, Prinzip der öffentlichen Schule), arbeitet fremdbestimmt und ist damit nicht mehr intrinsisch motiviert.

Das gilt uneingeschränkt auch für Ihre Mitarbeiter und die Patienten. Allein das ist Grund genug, Drohmedizin sofort zu unterlassen. Damit meine ich alle ärztlichen Interventionen des Typs:

Wenn Sie nicht das und das tun, dann wird das und das geschehen.

Wenn dies eine Form Ihrer Gesprächsführung sein sollte, versuchen Sie bitte, darauf ganz zu verzichten. Leistung, und Compliance ist eine Form der Leistung, korreliert mit dem Grad der Selbstbestimmung. Es kommt also darauf an, dem Patienten das Gefühl zu vermitteln, sich selbst für eine bestimmte Behandlung oder ein bestimmtes Verhalten entschieden zu haben. Das ist intrinsische Motivation, sie wirkt dauerhaft. Sie bewirkt auch Zufriedenheit mit sich selbst und mit Ihnen als Arzt. Selbstbestimmung führt darüber hinaus zu höherer Ausdauer.

Seit Langem ist klar, weshalb es zu mangelnder Therapietreue, also unzureichender Compliance des Patienten kommt: An ihr können Sie direkt ablesen, wie defizitär die Information für den Patienten war. Je besser, je effektiver und somit auch verständlicher Sie Patienten informieren, umso eher folgen sie Ihren Ratschlägen [53]. Wenn Ärzte neue Medikamente verschreiben, werden 45 % aller Patienten nicht darüber informiert, wie viel davon und wann sie die Medikamente einnehmen sollen, es wird 66 % der Patienten nicht mitgeteilt, wie lange sie das Medikament insgesamt einnehmen sollen und 65 % der Patienten wird nicht gesagt, welche unerwünschten Wirkungen möglich sind [53]. Das ist eine Basis für Non-Compliance.

14.5 Patient als Partner – partizipative Entscheidungsfindung

Man hilft den Menschen nicht, wenn man für sie tut, was sie selbst tun können. (Abraham Lincoln)

Den Patienten als Partner zu sehen, fällt nach Jahren bis Jahrhunderten stark hierarchischen Arzt-Patienten-Gefälles nicht leicht. Grundsätzlich bedeutet eine Partnerschaft, dass beide etwas geben und beide etwas nehmen können, dass beide profitieren und dafür sorgen, es dem anderen möglichst gut zu tun. Das ist der wesentliche Unterschied zur Sicht des Arztseins als Dienstleistung, welche den Patienten viel eher zu einem zu hofierten Entgegennehmenden macht. Wenn der Patient als Partner gesehen wird, übernimmt er die ihm mögliche Verantwortung für Entscheidungen, was in der Mehrzahl Therapieentscheidungen sind. Deshalb heißt es das »Prinzip der partizipativen Entscheidungsfindung«. Dessen grundsätzlicher Ablauf ist:

STEPS: Schritte der partizipativen Entscheidungsfindung [6, 38]

STEP 1 Appell
Der Arzt teilt dem Patienten mit, dass eine Entscheidung ansteht.

STEP 2 Grundsatz
Der Arzt formuliert, dass der Patient ihm gleichberechtigt entscheiden kann.

STEP 3 Basisinformation
Der Arzt unterrichtet über die Wahlmöglichkeiten.

STEP 4 Detailinformation
Der Arzt informiert über Vor- und Nachteile der Optionen.

STEP 5 Optimierung
Der Arzt erfragt Verständnis, Gedanken und Erwartungen vom Patienten.

STEP 6 Rückkopplung
Arzt und Patient ermitteln Präferenzen.

STEP 7 Entscheidung I
Beide handeln die Entscheidung aus.

STEP 8 Entscheidung II
Beide führen die gemeinsame Entscheidung herbei.

STEP 9 Umsetzung
Beide setzen die Entscheidung um und treffen entsprechende Vereinbarungen.

Es ist keine Frage der Macht, wenn Sie den Patienten fragen, wie weit er an der Entscheidungsfindung beteiligt werden will. Er wird in der Mehrzahl der Fälle sagen, dass er es Ihnen überlässt – oder allenfalls, welche Informationen er noch möchte. Wenn Sie aber ohne das Angebot, ihn zu beteiligen, für sich und zugleich für ihn die Entscheidung treffen, fühlt er sich als Erwachsener nicht angenommen.

Einige Ärzte sträuben sich – auch unbewusst – gegen die Veränderung der hierarchischen Beziehung, sie wollen keinen Rollenwechsel hin zum Patienten als Partner. Das ist nicht klug. Wenn sie nur diesen Teil ihrer Macht abgäben, würden sie nicht nur entlastet, sondern bekämen neue Freiräume. Wer nicht mehr der Allwissende oder der Papa oder die Mama ist, kann andere Forderungen stellen. Das

Beharren auf der hierarchisch über dem Patienten stehenden Position verhindert ein adäquates Honorar für die Tätigkeit. Meinen Sie, der Leiter Ihrer Autowerkstatt fühlt sich Ihnen überlegen? Wahrscheinlich nicht. Deshalb kann er Rechnungen stellen, von denen Sie in aller Regel nur träumen.

Ein Problem ist, dass sich Ärzte als Seelsorger missbrauchen lassen – und sich dabei auch noch wohlfühlen. Es wäre viel effektiver, **auf der Arztseite zu bleiben** und diese zugleich wirklich mitmenschlich und voller Empathie auszufüllen. Ärzte sind nicht vorrangig Seelsorger. Vielleicht klingt das sehr fremd, sehr ungewohnt, sehr kühl, aber das Gegenteil ist der Fall.

> **Arztsein bedeutet, die Patienten mit ihren Krankheiten voller Empathie zu begleiten. Arztsein bedeutet, die Rolle als Arzt voll und ganz mitmenschlich auszufüllen, jedoch nicht zugunsten anderer Rollen und Inhalte zu verlassen. Arztsein bedeutet nicht, Pfarrer, Seelsorger, Freund oder Mitleidender zu sein.**

Das Verlassen der originären Arztrolle führt regelhaft zur Belastung des Arztes und erschwert, den Patienten als Partner zu würdigen.

14.6 Verstehen und Verständnis

Informationen zu vermitteln geht zäher als man denkt. Ein Mensch kann etwa 13 % dessen wirklich aufnehmen, was ein anderer in einem definierten Zeitraum zu sprechen vermag [34]. Deswegen wiederholen gute Redner bei Vorträgen die wesentlichen Inhalte mehrfach, damit sich zumindest diese einprägen können. Etwa 40 % des zunächst Aufgenommenen werden darüber hinaus in den nächsten Tagen wieder vergessen.

Die 13 % als Maximalwert gelten dann, wenn Sie sich als Arzt so einfach wie nur möglich ausdrücken. Wenn Sie Fachsprache nutzen, sinkt die mögliche Menge an vermittelter Information stark. Die Erfahrung zeigt, man kann sich als Arzt nicht einfach genug ausdrücken. Es gehört Selbstbeherrschung dazu, immer eine solche Sprache zu nutzen.

Kommunikation im üblichen zwischenmenschlichen Bereich dient vorrangig der **Verständigung** zwischen den zwei Partnern, dem **Verstehen** wird weniger Bedeutung beigemessen. Das gilt nicht für ärztliche Gespräche, erst recht nicht bei einem Patienten als Partner. Hier ist unabdingbar, dass der Patient zumindest das Grundsätzliche seiner Erkrankung und der notwendigen Behandlung versteht. Ansonsten kann er nicht erwachsen und eigenverantwortlich partizipieren.

Es geht für Sie als Arzt auch darum, Ihrem Patienten mit überschaubarem Aufwand die für ihn wichtigen Informationen zu vermitteln, damit er versteht, worum es geht. Das können Sie unter Beachtung folgender zehn STEPS tun [6]:

STEPS: Optimierung der Informationsvermittlung

STEP 1 Status quo

Fragen Sie als Erstes, was Ihr Patient bereits weiß.

STEP 2 Präferenzen

Wenn Sie wissen, was er nicht weiß, entscheiden Sie, was Sie ihm sagen. Am Anfang sagen Sie ihm das Wichtigste, weil das anfangs Gesagte am besten erinnert wird. Am zweitbesten erinnern sich Menschen an das, was zum Schluss mitgeteilt wird.

STEP 3 Klarstellung

Sagen Sie ihm, dass Sie ihm das Wichtigste mitteilen:
Ich möchte mit dem Wichtigsten beginnen: Sie werden wieder ganz gesund werden!

STEP 4 Gliederung

Aus gutem Grund ist ein Buch in Kapitel gegliedert. Wenn Sie Ihrem Patienten verschiedene »Kapitel« beschreiben, sagen Sie es ihm:
Zunächst möchte ich Ihnen etwas über die Diagnose sagen. Dann gehe ich auf die Behandlungsmöglichkeiten ein.
Zum Schluss besprechen wir, wofür Sie sich entscheiden.

STEP 5 Laiensprache

Nutzen Sie kurze Sätze ohne Fachausdrücke. Wenn Sie auf diese wirklich nicht verzichten können, erläutern Sie diese genau.

STEP 6 Ausgleich

Finden Sie die Balance: so viel Information wie nötig und so wenig wie möglich.

STEP 7 Richtlinien

Geben Sie dem Patienten Verhaltensrichtlinien bis -anweisungen, wenn notwendig.

STEP 8 Klärung

Wenn Sie alles gesagt haben, was Sie sagen wollten, fragen Sie den Patienten, was er noch wissen möchte.

STEP 9 Verständnis

Klären Sie, ob der Patient Ihre wichtigste/n Botschaft/en verstanden hat. Wenn er Sie nicht verstanden hat und es auch zugibt, wiederholen Sie diese in anderen, noch einfacheren Worten und fragen Sie ihn erneut, ob er es jetzt verstanden hat. Es ist eine Kunst, als Arzt so offen und ehrlich zu sein, dass der Patient keine Hemmungen aufbaut, ein weiteres Mal nachzufragen. Was Sie heute klären können, klären Sie heute, außer bei echtem Zeitdruck. Beim zweiten oder dritten Termin wird es sich auszahlen, wenn Sie heute das Wichtige bereits vermittelt haben. Vielleicht nutzen Sie den Trick, den Patienten zu fragen, was er zu Hause seinem Partner erzählen wird.

STEP 10 Wiederholung

Repetitio est mater studiorum: Wiederholen Sie die zentrale Botschaft, wenn es geht, auch mehrfach. Es gibt Untersuchungen, die belegen, eine Anzeige für ein Produkt muss siebenmal veröffentlicht werden, bevor der Konsument das Produkt wahrnimmt. Auch als Arzt können sie nicht oft genug die wichtigste Botschaft wiederholen.

Vielleicht sind Sie Mutter oder Vater und haben mehr als ein Kind. Dann können Sie uneingeschränkt bestätigen, dass Erziehungsmethoden und -inhalte, welche bei dem einen Kind funktionieren und Sinn machen, beim nächsten überhaupt nicht klappen. Es ist nicht möglich, auch »nur« zwei Menschen wie Geschwister, die viel mehr miteinander zu tun haben als zwei Patienten, gleich zu erziehen.

Bei Patienten steht deren Individualität immer im Vordergrund. Sie verrichten Ihre Arbeit stets für den einzelnen Patienten und nicht für alle. Genau darum geht es bei optimierter ärztlicher Gesprächsführung: den einzelnen Patienten als einmaliges Wesen erkennen, anerkennen, würdigen und empathisch begleiten. Das spiegelt unaufdringlich und dennoch eindringlich ihr Sein als Arzt.

Noch eines zum Schluss dieses Buchs:

Jedes Wort ist ein Vorurteil. (Friedrich W. Nietzsche)

Anhang

Übersicht der Übungen und STEPS

Übung	Kapitel	Seite
Auf eine andere Ebene bringen	1	20
Aus Minus mache Plus	6	110
Dauerfeuer	1	28
Den Sinn beeinflussen	1	29
Ein schweres Gespräch umgehen	10	170
Facial Feedback	13	208
Fallen des Alltags	13	200
Fragen mit und ohne Bedeutung	4	69
Gegenangriff	9	149
Hm	1	27
Ich-mein-mir-mich	6	105
Konkret statt diffus	6	102
Lächeln	13	204
Mein Erscheinungsbild	3	58
Paraphrasieren	6	99
Spieglein an der Wand	13	202
Sprechen ändern	1	30
Sprechmelodie	1	28
Unwörter	11	186
Was ich höre	1	10
Wie ich antworte	1	10
Wie ich beginne	3	64

STEPS	Kapitel	Seite
Auf der eigenen Position beharren	9	146
Das würdevolle, schwere Gespräch	10	166
Feedback geben	6	108
Kommunikationsessenz von Empathie	2	48
Konfrontierende Ich-Äußerungen	6	113
Kritik annehmen	9	136
Leitfaden für Gespräche, in denen der Arzt negative Gefühle äußern möchte	6	116
Offener Umgang mit eigenen Emotionen	9	151
Optimierung der Informationsvermittlung	14	222
Redeschwall beenden	9	154
Schritte der partizipativen Entscheidungsfindung	14	220
Umgang mit unwahren Aussagen	9	133
Umgang mit weinenden Patienten	9	153
Umgang mit wütenden oder aggressiven Patienten	9	143
Vorgehen bei Missverständnissen	9	132

Literatur

1. Adam A. Das Patienten-Gespräch. Ärztliche Kardinalfehler. Dtsch Ärztebl 2004; 101: A1288.
2. Bauer J. Warum ich fühle, was du fühlst. Hamburg: Hoffmann und Campe 2005.
3. Behrendt H, Reckert W. Arzt-Patienten-Beziehung. Kommunikation als Gradmesser für Qualität. Dtsch Ärztebl 2004; 101: A3136.
4. Bergner TMH. Burnout bei Ärzten. Stuttgart: Schattauer 2006.
5. Bergner TMH. Burnout-Prävention. Das 9-Stufen-Programm zur Selbsthilfe. Stuttgart: Schattauer 2007.
6. Bergner TMH. Arzt sein. Die 7 Prinzipien für Erfolg, Effektivität und Lebensqualität. Stuttgart: Schattauer 2009.
7. Berndt C. Gesprächsführung im Arzt-Patienten-Verhältnis. Ärzte überraschend oft unprofessionell. DNP Neurol Psych 2007; 11: 8–9.
8. Birkenbihl VF. Signale des Körpers. Körpersprache verstehen. Landsberg am Lech: mvg 1998.
9. Bühring P. Ärztliches Gesprächsverhalten. Zuhören statt verhören. Dtsch Ärztebl 2000; 97: A2608.
10. Bucka-Lassen E: Das schwere Gespräch. Einschneidende Diagnosen menschlich vermitteln. Köln: Deutscher Ärzte-Verlag 2005.
11. Brewin TB. Three ways of giving bad news. Lancet 1991; 337: 1207–9.

11a. Buser K, Kaul-Hecker U. Medizinische Psychologie. Medizinische Soziologie. 5. Aufl. München: Urban & Fischer 2003.

12. Caruso DR, Salovey P. Managen mit emotionaler Kompetenz. Frankfurt am Main: Campus 2005.
13. Castro CM, Wilson C, Wang F, Schillinger D. Babel babble: physicians' use of unclarified medical jargon with patients. Am J Health Behav 2007; 31(Suppl 1): S85–95.
14. Cherniss C. Emotional intelligence and the good communitiy. Am J Community Psychol 2002; 30: 1–11.
15. Christen RN, Alder J, Bitzer J. Gender differences in physicians' communicative skills and their influence on patient statisfaction in gynaecological outpatient consultations. Soc Scien Med 2008; 66: 1474–83.

16. Covey SR. Die 7 Wege zur Effektivität. Prinzipien für persönlichen und beruflichen Erfolg. Offenbach: Gabal 2005.
17. Dahlstrand H, Hauksdóttir A, Valdimarsdóttier U, Fürst CJ, Bergmark K, Steineck G. Disclosure of incurable illness to spouses: do they want to know? A swedish population-based follow-up study. J Clin Oncol 2008; 26: 3372–9.
18. Dahmer H, Dahmer J. Gesprächsführung: Eine praktische Anleitung. Stuttgart: Thieme 2002.
19. Duran A, Extremera N, Rey L, Fernández-Berrocal P, Montalbán FM. Predicting academic burnout and engagement in educational settings: assessing the incremental validity of perceived emotional intelligence beyond perceived stress and general self-efficacy. Psicothema 2006; 18 Suppl: 158–64.
20. Ekman P. Gefühle lesen. Heidelberg: Spektrum Akademischer Verlag 2007.
21. Fagerlin A, Zikmund-Fisher BJ, Ubel PA. »If I'm better than average, then I'm ok?«: Comparative information influences beliefs about risk and benefits. Patient Educ Couns 2007; 69: 140–4.
22. Fallowfield L. Giving sad and bad news. Lancet 1993; 341: 476–8.
23. Gordon T. Patientenkonferenz. Ärzte und Kranke als Partner. München: Heyne 1999.
24. Härter M (Interview). »Es geht um die Veränderung einer hierarchischen Beziehung«. Dtsch Ärztebl 2007; 104: A2320–2.
25. Haferlach T. Das Arzt-Patienten-Gespräch. Ärztliches Sprechen in Anamnese, Visite und Patientenaufklärung. München: Zuckschwerdt 1994.
26. Irving P, Dickson D. Empathy: towards a conceptual framework for health professionals. Int J Health Care Qual Assur Inc Leadersh Health Serv 2004; 17: 212–20.
27. Jäger R. Selbstmanagement und persönliche Arbeitstechniken. Gießen: Verlag Dr. Götz Schmidt 2007.
28. Kinnersley P, Edwards A, Hood K, Ryan R, Prout H, Cadbury N, MacBeth F, Butow P, Butler C. Interventions before consultations to help patients address their information needs by encouraging question asking: systematic review. BMJ 2008; 337: a485. doi: 10.1136/bmj.a485.
29. Kochanek D. 29 Dinge, die Ihnen Ihr Arzt nicht sagt. Reader's Digest 2009; 98–104.
30. Kutscher PP. Arzt-Patienten-Kommunikation: Den Perspektivenwechsel trainieren. Dtsch Ärztebl 2008; 105: A1469.
31. Kutscher PP. Arzt-Patienten-Beziehung. Auf die Sprache achten. Dtsch Ärztebl 2008; 105: A2239–40.
32. Langewitz WA, Eich P, Kiss A, Wössmer B. Improving communication skills – a randomized controlled behaviorally oriented intervention study for residents in internal medicine. Psychosom Med 1998; 60: 268–76.
33. Langewitz WA. Arzt-Patient-Kommunikation. Mitteilen schlechter Nachrichten. In: Brähler E, Strauss B (Hrsg). Handlungsfelder in der Psychosozialen Medizin. Göttingen: Hogrefe 2002.
34. Lay R. Führen durch das Wort. Fremd- und Eigensteuer, Motivation, Kommunikation, Praktische Führungsdialektik. Frankfurt am Main: Ullstein 1996.

35. Lazare A, Putnam, SM, Lipkin, M Jr. Three functions of the medical interview. In: Lipkin M, Lazare A, Putnam SM, et al. (eds). The medical interview: Clinical Care, Teaching and Research. New York: Springer 1995.
36. Lelord F, André C. Die Macht der Emotionen und wie sie unseren Alltag bestimmen. München: Piper 2007.
37. Lermer S. Kommunikative Kompetenz. Offenbach: Gabal 2005.
38. Loh A, Simon D, Kriston L, Härter M. Patientenbeteiligung bei medizinischen Entscheidungen. Dtsch Ärztebl 2007; 104: A1483–8.
39. Martina B, Bucheli B, Stotz M, Battegay E, Gyr N. First clinical judgment by primary care physicians distinguishes well between nonorganic and organic causes of abdominal or chest pain. J Gen Intern Med 1997; 12: 459–65.
40. Müller K. Kenntnisse und Einstellungen klinisch tätiger Ärzte zum Patienten-Gespräch – eine Untersuchung zum ärztlichen Kommunikationsverhalten. Dissertation. Berlin: FU 2005.
41. Pletzer MA. Emotionale Intelligenz – Das Trainingsbuch. Planegg: Haufe 2007.
42. Pollak KI, Arnold RM, Jeffreys AS, Alexander SC, Olsen MK, Abernethy AP, Sugg Skinner C, Rodriguez KL, Tulsky JA. Oncologist communication about emotion during visits with patients with advanced cancer. J Clin Oncol 2007; 25: 5748–52.
43. Prekop J. Einfühlung oder Die Intelligenz des Herzens. München: Kösel 2002.
44. Rost W. Emotionen. Elixiere des Lebens. Berlin: Springer 2001.
45. Roter DL, Hall JA. Doctors talking with patients – patients talking with doctors. Improving communication in medical visits. London: Auburn House 1992.
46. Schubert S. Der Lügenbaron. Gehirn Geist 2006; 4: 48–51.
47. Schweickhardt A, Fritzsche K. Kursbuch ärztliche Kommunikation. Köln: Deutscher Ärzte-Verlag 2007.
48. Seidel W. Emotionale Kompetenz. Heidelberg: Springer 2004.
49. Simmenroth-Nayda A, Chenot JF, Fischer T, Scherer M, Stanske B, Kochen MM. Medizinstudium: Mit Laienschauspielern das ärztliche Gespräch trainieren. Dtsch Ärztebl 2007; 104: A847–52.
50. Sorensen L, Gyrd-Hansen D, Kristiansen IS, Nexøe J, Nielsen JB. Laypersons' understanding of relative risk reductions: randomised cross-sectional study. BMC Med Inform Decis Mak 2008; 8: 31.
51. Stratton TD, Elam CL, Murphy-Spencer AE, Quinlivan SL. Emotional intelligence and clinical skills: preliminary results from a comprehensive clinical performance examination. Acad Med 2005; 80(10 Suppl): S34–7.
52. Street RL Jr, Gordon H, Haidet P. Physicians' communication and perceptions of patients: is it how they look, how they talk, or is it just the doctor? Soc Science Med 2007; 65: 586–98.
53. Tarn DM, Heritage J, Paterniti DA, Hays RD, Kravitz RL, Wenger NS. Physician communication when prescribing new medications. Arch Intern Med 2006; 166: 1855–62.
54. Terzioglu P, Jonitz B, Schwantes U, Burger W. Kommunikative und soziale Kompetenzen. Vermittlung muss im Medizinstudium beginnen. Dtsch Ärztebl 2003; 100: A2277–9.

55. Topf C. Emotionale Intelligenz für Frauen. München: Redline Wirtschaftsverlag 2008.
56. Von Kanitz A. Gesprächstechniken. Planegg: Haufe 2007.
57. Von Kanitz A. Emotionale Intelligenz. Planegg: Haufe 2007.
58. Wachsmuth I, Gorny G. Der Körper spricht mit. Gehirn Geist 2006; 4: 40–7.
59. Waitzkin H. Doctor-patient communication: clinical implications of socail scientific research. JAMA 1984; 252: 2441–6.